MTA全書
Mineral Trioxide Aggregate

MTAの開発者
Dr.トラビネジャッドによる

MTA全書
その特性から臨床テクニックまで

Mineral Trioxide Aggregate
Properties and Clinical Applications

WILEY Blackwell

編著
Dr. Mahmoud Torabinejad

Professor of Endodontics
Director of Advanced Education in Endodontics
Department of Endodontics
Loma Linda University School of Dentistry
Loma Linda, California, USA

監訳
寺内吉継

クインテッセンス出版株式会社　2017
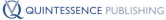

Berlin, Barcelona, Chicago, Istanbul, London, Milan, Moscow, New Delhi, Paris, Prague, São Paulo, Seoul, Singapore, Tokyo, Warsaw

This edition first published 2014 © 2014 by John Wiley & Sons, Inc.

Editorial Offices
1606 Golden Aspen Drive, Suites 103 and 104, Ames, Iowa 50010, USA
The Atrium, Southern Gate, Chichester, West Sussex, PO19 8SQ, UK
9600 Garsington Road, Oxford, OX4 2DQ, UK

For details of our global editorial offices, for customer services and for information about how to apply for permission to reuse the copyright material in this book please see our website at www.wiley.com/wiley-blackwell.

Authorization to photocopy items for internal or personal use, or the internal or personal use of specific clients, is granted by Blackwell Publishing, provided that the base fee is paid directly to the Copyright Clearance Center, 222 Rosewood Drive, Danvers, MA 01923. For those organizations that have been granted a photocopy license by CCC, a separate system of payments has been arranged. The fee codes for users of the Transactional Reporting Service are ISBN-13: 978-1-118-40128-6/2014.

Designations used by companies to distinguish their products are often claimed as trademarks. All brand names and product names used in this book are trade names, service marks, trademarks or registered trademarks of their respective owners. The publisher is not associated with any product or vendor mentioned in this book.

The contents of this work are intended to further general scientific research, understanding, and discussion only and are not intended and should not be relied upon as recommending or promoting a specific method, diagnosis, or treatment by health science practitioners for any particular patient. The publisher and the author make no representations or warranties with respect to the accuracy or completeness of the contents of this work and specifically disclaim all warranties, including without limitation any implied warranties of fitness for a particular purpose. In view of ongoing research, equipment modifications, changes in governmental regulations, and the constant flow of information relating to the use of medicines, equipment, and devices, the reader is urged to review and evaluate the information provided in the package insert or instructions for each medicine, equipment, or device for, among other things, any changes in the instructions or indication of usage and for added warnings and precautions. Readers should consult with a specialist where appropriate. The fact that an organization or Website is referred to in this work as a citation and/or a potential source of further information does not mean that the author or the publisher endorses the information the organization or Website may provide or recommendations it may make. Further, readers should be aware that Internet Websites listed in this work may have changed or disappeared between when this work was written and when it is read. No warranty may be created or extended by any promotional statements for this work. Neither the publisher nor the author shall be liable for any damages arising herefrom.

Library of Congress Cataloging-in-Publication Data

Mineral trioxide aggregate : properties and clinical applications / edited by Dr. Mahmoud Torabinejad.
    p. cm.
  Includes bibliographical references and index.
  ISBN 978-1-118-40128-6 (cloth)
  I. Torabinejad, Mahmoud, editor of compilation. [DNLM: 1. Root Canal Filling Materials.
2. Aluminum Compounds.   3. Biocompatible Materials.   4. Calcium Compounds.
5. Root Canal Therapy–methods.   6. Silicates. WU 190]
  RK351
  617.6′342059–dc23
                                                    2014003707

A catalogue record for this book is available from the British Library.

Wiley also publishes its books in a variety of electronic formats. Some content that appears in print may not be available in electronic books.

Cover design by Modern Alchemy LLC

All Rights Reserved This translation published under licenses.
any other copylright, trademark or other notice instructed by Wiley.

Set in 11/13pt Times by SPi Publisher Services, Pondicherry, India
Printed and bound in Malaysia by Vivar Printing Sdn Bhd

1 2014

Japanese translation copyright © 2017 by Quintessence Publishing Co Ltd.

Contents

執筆者	xv
はじめに	xvii
日本語版出版に寄せて	xix
監訳者より	xx

1 歯髄と根尖歯周組織への通路，病理，閉鎖　Mahmoud Torabinejad　1

歯髄と根尖歯周組織への通路	2
天然の通路	2
根尖孔	2
側枝	4
象牙細管	4
病的および医原性に生じた通路	5
う蝕	5
微生物の役割	6
歯根の穿孔	7
髄室開拡中の穿孔	7
根管形成・清掃中の穿孔	8
ポスト形成中の穿孔	10
垂直性歯根破折	10
根尖歯周病変	11
根尖周囲の病変が生じる炎症機序	11
根管系と歯周組織への通路を塞ぐ材料	12
参考文献	15

2 MTAの化学的特性　David W. Berzins　17

序論	17
MTAの組成	18
ポルトランドセメント	19
酸化ビスマスと石膏の役割	20

	MTA 粉末形状	21
	微量元素と混合物	23
	硬化機序	23
	硬化時間	26
	硬化完了まで	26
	硬化に影響を及ぼす要因：添加剤と促進剤	27
	水分と湿気の影響	27
	硬化時の環境の違いによる相互作用	28
	硬化反応領域の拡大	29
	参考文献	32

3 MTAの物性　Ricardo Caicedo, Lawrence Gettleman　37

序論		37
pH		38
溶解性		40
硬化膨張		43
エックス線不透過性		45
種々の強度		49
	圧縮強さ	49
	曲げ強さ	54
	剪断強さ	55
	押出し強さ	56
	剪断接着強さ	56
	要約	57
微小硬度		60
色と審美性		61
物理化学的特性		62
謝辞		66
参考文献		66

4 MTAによる生活歯髄療法（Vital Pulp Therapy）　71
Till Dammaschke, Joe H. Camp, George Bogen

序論	72
利点	74

覆髄材に対する歯髄の反応	74
水酸化カルシウムによる直接覆髄	75
Mineral Trioxide Aggregate (MTA)	77
物理化学的特性	77
覆髄と断髄の作用機序	82
水酸化カルシウムとの比較	85
乳歯の断髄	86
MTAによる断髄	88
乳歯	88
幼若永久歯	89
症候性永久歯	92
可逆性歯髄炎と診断された歯の覆髄	95
治療上の留意事項	97
欠点	99
まとめ	100
謝辞	100
参考文献	100

5　歯髄壊死をともなう根未完成歯の対処　　113
Shahrokh Shabahang, David E. Witherspoon

幼若歯の診断	113
幼若歯治療の歴史	116
幼若歯の感染予防	118
アペキシフィケーション	120
水酸化カルシウムによるアペキシフィケーション：結果	121
失活歯髄療法	123
根尖閉鎖法による根尖の閉鎖	123
MTAによる根尖側根管充填	125
充填方法	126
結果	128
参考文献	133

6 再生歯内療法（再活性化／血管再生）   143
Mahmoud Torabinejad, Robert P. Corr, George T. -J. Huang

序論   143
再植と自家移植後の血管再生   145
動物における感染失活歯の再活性化   147
ヒトの感染失活歯を再活性化させるための臨床的根拠   154
根管内組織の発生および再生における幹細胞の潜在的な役割   162
    再活性化と再生歯内療法におけるヒト歯髄幹細胞と
    根尖部歯乳頭由来幹細胞の役割   163
    再生歯内療法（再活性化）の足場と成長因子   164
歯髄再活性化のための臨床上の手順   170
    初回の治療   170
    2回目の治療   171
    臨床的およびエックス線写真的経過観察   172
参考文献   172

7 MTAを用いての穿孔封鎖   179
Mahmoud Torabinejad, Ron Lemon

序論   180
穿孔の種類   184
    アクセス形成に起因する穿孔   184
    根管清掃・形成に起因する穿孔（ストリップパーフォレーション）   186
    歯根吸収に関連した穿孔（内部吸収，外部吸収）   186
穿孔封鎖の予後に影響を与える要素   187
    穿孔の大きさ   187
    穿孔した場所   188
歯髄腔の穿孔   189
    原因   189
    予防   189
    歯髄腔穿孔の認識と治療   191
    側壁面の穿孔封鎖   191
    根分岐部の穿孔封鎖   192
根管清掃・形成中の穿孔   192
    歯冠側根管の穿孔   192

原因，予兆，予防	192
治療	193
予後	194
根管側方の穿孔	195
原因と予兆	195
根中央部穿孔の治療	195
予後	197
根尖側根管の穿孔	197
原因と予兆	197
治療	197
予後	197
ポスト形成中の根管穿孔	198
原因，予兆，予防	199
治療	199
予後	199
穿孔してからの経過時間	199
MTAを用いた根管内穿孔封鎖術	201
方法	201
まとめ	204
参考文献	204

8　MTAを用いた根管充填　　　　207

George Bogen, Ingrid Lawaty, Nicholas Chandler

序論	208
特色と特性	210
根管充填時の作用機序	210
粒子の大きさ	210
水和生成物とpH	211
中間層の形成	212
耐破折性	213
封鎖性と硬化膨張	213
適応と使用	215
通常の根管充填	215
再治療	218
外科処置前の根管充填	219

根管充填時の穿孔封鎖	223
MTA根管充填法によるアペキシフィケーション	225
歯の特殊な解剖学的形態に合わせた根管充填	226
根管充填法	228
標準的な根管充填法	228
Lawaty法	232
Auger法	234
修復処置を行う時の考慮	236
欠点	236
シーラー	237
酸化亜鉛ユージノール系	238
水酸化カルシウム系	238
エポキシレジン系	239
グラスアイオノマー系	239
シリコン系	239
モノブロックシーラーシステム（単一構造体シーラーシステム）	239
ケイ酸カルシウム系	240
まとめ	241
参考文献	241

9　MTAを用いた逆根管充填　Seung-Ho Baek, Su-Jung Shin　253

逆根管充填材の導入	254
逆根管充填材の目的	254
逆根管充填材の歴史	255
アマルガム	256
酸化亜鉛ユージノール系：IRM，SuperEBA	256
レジン系：RetroPlast，Geristore	257
Mineral trioxide aggregate(MTA)	258
Gray MTA vs White MTA	259
新しいタイプのMTA類似セメント	259
理想的な逆根管充填材に必要な条件	259
逆根管充填材としてのMTAの利点と欠点	260
MTAの利点	260
MTAの欠点	261
逆根管充填材としてのMTA	262

細胞毒性と生体親和性	262
生物学的活性	265
封鎖性	267
抗菌作用	267
MTAの臨床応用	268
逆根管窩洞形成と逆根管充填	268
MTAによる逆根管充填のための逆根管窩洞形成	268
混和方法	268
MTAの充填法	268
臨床成績	270
結論	274
参考文献	277

10　ケイ酸カルシウム系セメント　　283
Masoud Parirokh, Mahmoud Torabinejad

序論	286
ポルトランドセメント (PC)	287
化学成分	287
物性	288
抗菌効果	289
封鎖性	290
生体親和性	290
細胞培養研究	290
皮下埋入	290
生体内調査	291
臨床応用	291
弱点	291
MTA Angelus	292
化学成分	293
物性	293
抗菌効果	295
封鎖性	295
生体親和性	295
細胞培養研究	295
皮下埋入	296

骨内埋入	296
生体内調査	296
臨床応用	296

Bioaggregate（BA） 297

化学成分	297
物性	297
抗菌効果	298
封鎖性	298
生体親和性	298
細胞培養研究	298

Biodentine（BD） 299

化学成分	299
物性	299
生体親和性と臨床応用	299

iRoot 300

化学成分	300
物性	300
生体親和性	301

Calcium Enriched Mixture（CEM）セメント 301

化学成分	301
物性	302
抗菌効果	303
封鎖性	303
生体親和性	303
細胞培養研究	303
皮膚テストと皮下埋入	304
骨内埋入	304
生体内調査	304
臨床調査	304

MTA Fillapex 306

化学成分	306
物性	306
抗菌効果	307
生体親和性	307
細胞培養研究	307
皮下埋入	308

Endo-CPM	308
化学成分	309
物性	309
抗菌効果	309
封鎖性	309
生体親和性	309
細胞培養研究	309
皮下埋入	309
生体内調査	310
Cimento Endodontico Rapido (CER)	310
化学成分	310
物性	310
生体親和性	310
皮下埋入	310
Endosequence	311
化学成分	311
物性	311
抗菌効果	312
封鎖性	312
生体親和性	312
細胞培養研究	312
EndoSequence BC Sealer	313
化学成分	313
物性	313
生体親和性	313
ProRoot Endo Sealer	314
化学成分	314
物性	314
MTA Plus	314
化学成分	314
物性	314
Ortho MTA	315
化学成分	315
生体親和性	315
細胞培養研究	315
MTA Bio	316

化学成分	316
物性	316
生体親和性	317
細胞培養研究	317
皮下埋入	317
MTA シーラー（MTAS）	317
化学成分と物性	317
Fluoride-Doped MTA Cement	318
化学成分	318
物性	318
封鎖性	318
Capasio	318
化学成分と物性	318
Generex A	319
化学成分と物性	319
生体親和性	319
細胞培養研究	319
Ceramicrete-D	320
化学成分と物性	320
Nano-Modified MTA（NMTA）	320
化学成分と物性	320
Light-Cured MTA	321
化学成分と物性	321
生体親和性	321
皮下埋入	321
ケイ酸カルシウム（CS）	322
化学成分と物性	322
Endocem	322
化学成分と物性	322
生体親和性	322
細胞培養研究	322
他の試験的MTA類似セメント	323
結論	323
参考文献	323
Index	335

執筆者

Seung-Ho Baek, DDS, MSD, PhD
Professor, Department of
Conservative Dentistry
Seoul National University,
School of Dentistry
Jongno-Gu, Seoul, Korea

David W. Berzins, PhD
Graduate Program Director for Dental
Biomaterials
Associate Professor,
General Dental Sciences
Marquette University
Milwaukee, Wisconsin, USA

George Bogen, DDS
Private Practice, Endodontics
Los Angeles, California, USA

Ricardo Caicedo, Dr. Odont,
SE, CSHPE
Associate Professor of Endodontics
Department of Oral Health and
Rehabilitation (Endodontics Division)
University of Louisville,
School of Dentistry
Louisville, Kentucky, USA

Joe H. Camp, DDS, MSD
Private Practice of Endodontics,
Charlotte, North Carolina, USA
and
Adjunct Professor
School of Dentistry,
University of North Carolina,
Chapel Hill, North
Carolina, USA

Nicholas Chandler, BDS,
MSc, PhD
Associate Professor
of Endodontics
Faculty of Dentistry,
University of Otago
Dunedin, New Zealand

Robert P. Corr, DDS, MS
Private Practice, Endodontist
Colorado Springs, Colorado, USA

Till Dammaschke, Prof. Dr. med. dent.
Department of Operative Dentistry,
Westphalian Wilhelms-University
Münster, Germany

Lawrence Gettleman, DMD, MSD
Professor of Prosthodontics & Biomaterials
Department of Oral Health and Rehabilitation (Prosthodontics Division)
University of Louisville,
School of Dentistry
Louisville, Kentucky, USA

George T.-J. Huang, DDS, MSD, DSc
Professor & Director for Stem Cells and Regenerative Therapies
College of Dentistry,
Department of Bioscience Research
University of Tennessee Health Science Center
Memphis, Tennessee, USA

Ron Lemon, DMD
Associate Dean, Advanced Education
Program Director, Endodontics
UNLV, School of Dental Medicine
Las Vegas, Nevada, USA

Ingrid Lawaty, D.M.D.
Private Practice of Endodontics
Santa Barbara, California, USA

Masoud Parirokh, DMD, MS
Professor & Chairman,
Department of Endodontics,
Kerman University of Medical Sciences School of Dentistry
Kerman, Iran

Shahrokh Shabahang, DDS, MS, PhD
Associate Professor,
Department of Endodontics
Loma Linda University School of Dentistry
Loma Linda, California, USA

Su-Jung Shin, DDS, MSD, PhD
Associate Professor, Department of Conservative Dentistry
Yonsei University,
College of Dentistry,
Gangnam Severance Hospital
Seoul, Korea

Mahmoud Torabinejad, DMD, MSD, PhD
Professor of Endodontics
Director of Advanced Education in Endodontics
Department of Endodontics
Loma Linda University School of Dentistry
Loma Linda, California, USA

David E. Witherspoon, BDSc, MS
Private Practice, Endodontist
North Texas Endodontic Associates
Plano, Texas, USA

はじめに

　ここ何十年もの間，さまざまなう蝕予防法や歯の保存方法が考案されてきた．しかしながら，それらの試みとは裏腹に，う蝕の進行は止められず，また外傷を受けた歯の多くは依然として根管治療を必要としている．根管系と歯周組織はもともとある天然の経路を通して繋がっているが，ときには穿孔などの医原性に生じた経路により繋がることがある．歯髄組織は，象牙質に囲まれて根管系の中に収まり，根尖孔や側枝および副根管等の細い通路を経て歯周組織と交通している．う蝕や外傷によるエナメル質と象牙質の崩壊，または歯周病治療時のセメント質の除去により，根管系すなわち歯髄と歯周組織は交通する．

　医原性の経路は，根管治療中に間違った方向に歯質を削り，歯周組織へ穿孔してしまうことで生じる．う蝕や穿孔などにより露髄すると歯髄炎や根尖性歯周炎が引き起こされ，やがて歯髄組織や歯組織の崩壊が始まる．歯髄炎や根尖性歯周炎は細菌感染がないと進行することはない．したがって，歯内療法の主目的は歯髄炎や歯髄感染を起こさせないこと，病的組織の除去と細菌などの微生物の排除，処置後に再感染させないこととなる．

　ここで，Mineral Trioxide Aggregate(MTA)が開発された経緯をみてみよう．MTA以前の修復材や充塡材には適切な生体親和性がなく，歯の内部と外部を繋ぐ経路を塞ぐことができなかった．MTA開発時に，われわれは① *in vitro*で血液の混入あり・なしでの染色液漏洩試験，② *in vitro*での細菌漏洩試験，③走査型電子顕微鏡(SEM)を用いた模型上での接着面適合性検査，④硬化時間，⑤圧縮強さ，溶解性，⑦細胞毒性，⑧骨内への埋入，⑨実験動物での使用試験，を調査した．比較対象の材料には，当時よく使われていた歯科用充塡(修復)材料であるアマルガム，Intermediate Restorative Material(IRM)，スーパーEBA(*O*-ethoxybenzoicacid)を選んだ．この実験の結果，MTAは覆髄，断髄，根尖封鎖，穿孔封鎖，外科処置において逆根管充塡に用いられる修復材として，もっとも理想的な特性をもっていることが報告された．われわれはそれに基づき，MTAを既存の歯根修復材に取って代わる新たな素材として検討すべきであると提唱した．

MTAは歯科治療で使用されるようになって以降，その特性に関して数多くの研究論文が発表されている．MTAの特性や臨床的効能について実に1,000以上の研究論文が存在し，歯科材料のなかでもっとも研究された素材の１つに数えられている．公表された研究をまとめると，①MTAは生体親和性が高い，②封鎖性が高い，③覆髄，断髄，根尖封鎖，穿孔封鎖，正根管・逆根管充填，歯髄および血管再生療法で安全に使うことができる，といった特徴が挙げられる．しかし，他の歯科材料と同様，MTAにも欠点がある．それは，①硬化時間が長いこと，②歯の変色を起こす可能性があること，である．

　本書の主な目的は，MTAに関して利用可能かつ適切なエビデンスに基づいた情報を提供することである．エビデンスに基づいて治療すれば，上記の欠点にかかわらず，術者の臨床上の専門的技術力が最大限に発揮され，患者の要望や希望に添った最大の成果を治療においてあげることができる．

　本書は，歯学部の学生，一般の歯科医師，および専門医向けに書かれており，日々の臨床で役立つ歯内療法で歯を保存するための情報が満載である．とくに，歯髄や根尖歯周部への経路，それらの閉鎖方法，MTAの化学的および物理的特性，生活歯髄療法でのMTAの臨床応用，壊死歯髄や根未完成歯におけるMTAの適用，歯内再生療法におけるMTAの応用，穿孔封鎖材や根管充填材または外科処置を行った場合の逆根管充填材としてのMTAの適用などを用途に応じて分類し，わかりやすくまとめた．最後に本書の内容は，約20年前にMTAが開発されてから臨床の場で使われるようになったさまざまなケイ酸カルシウム系セメントすべてに当てはまることを明記しておきたい．また，本書の特筆すべき点は"権威ある専門家により簡潔にまとめられた最新の関連情報"および"カラー写真付きのさまざまな症例の提示"である．これらの特色により，本書は最新かつ簡潔で読みやすいものになっている．

　本書の製作にあたり，貴重な症例や各分野の専門情報を提供していただいた執筆者の方がたには心より感謝申し上げる．これらの情報により数多くの歯が救われることだろう．逆にこれらの貴重な情報がなければ，恐らく数多くの歯が以前と同様に抜歯される運命であっただろう．また，私のスタッフやJohn Wiley & Sonsの編集スタッフにも深く御礼を申し上る．彼らの献身的な協力により本書は完成にこぎ着けた．さらに，症例を提供し，本書の内容を充実させるうえで建設的な意見や提案をしてくれた私の同僚や学生に対しても感謝の意を示したい．

Mahmoud Torabinejad

日本語版出版に寄せて

　一般的に，医療で用いられるさまざまな材料についての分析結果は，高いレベルのエビデンスに基づいていなければなりません．本書では，MTAの基礎化学的な分析と，臨床的応用に関する詳細な情報を取り上げています．また本書の各章を執筆してくださったのは，大変に研究熱心かつ独立した立場にある専門分野の研究者の方がたと，20年以上にわたってMTAを臨床に用いてこられた先生がたです．

　近年，本家本元のMTAと同レベル，またはMTAよりも優れた特性および臨床結果が得られたと主張するさまざまなMTAに類似した材料が巷に溢れかえっています．残念なことにそれらの主張は科学的な研究に基づいたものではなく，たいてい個人的な経験や意見にすぎません．さらに，これと同様のことがMTA関連の出版物にも散見されます．本書は個人の意見ではなく，すべてが高レベルなエビデンスに基づいた分析結果と臨床応用の成果を忠実に反映させてまとめられていることを強調したいと思います．

　本書を日本語に翻訳してくださった寺内吉継先生には，心からの感謝をお伝えいたします．おかげさまでMTAに関する情報を日本の先生がたとシェアすることができるようになりました．寺内先生は，日本の先生がたの理解に資するように翻訳の過程で付加的情報や説明を付け加えてくださったため，日本語版のほうがオリジナルよりも充実した内容に仕上がりました．

　本書は，使い勝手のよいMTA解説書にとどまらず，読者の皆さんの知識欲を余すことなく満たしてくれることでしょう．もし皆さんがMTAを臨床で利用することをお考えなら，その前に必ず本書を一読してください．

　本書は各章を第三者的な立場の先生がたに執筆していただいたため，内容の充実度のみならず，信頼性の高さも他に類をみません．私は，本書を唯一無二のMTA専門書として自信をもって日本の先生がたにお薦めいたします．

　本書をお手に取っていただき，どうもありがとうございます．

Mahmoud Torabinejad

監訳者より

　私が初めてTorabinejad先生にお会いしたのは，1998年のロマリンダ大学において，先生主催の『サマースクールハンズオンコース』に参加させていただいたときです．そこで初めてMTAに触れ，同素材の画期的な特徴に感動し，さっそく自分の臨床に取り入れました．もう20年来のお付き合いになります．

　今回，Torabinejad先生から書籍の翻訳の話をいただいたときは，「MTAは自分も長いこと触れていて使い慣れている．翻訳もそれほど苦労なくできるのではないか」と安直に考え，二つ返事でお引き受けしました．しかし，間もなく自分の浅はかさを痛感するとともに，Torabinejad先生の考察の深さ，守備範囲の広さ，エビデンスの多さに驚嘆しました．

　歯髄内または根尖歯周組織内に存在する幹細胞はMTAに誘発されて，象牙芽細胞，セメント芽細胞，骨芽細胞等の硬組織再生にかかわる有利な細胞に分化していきます．本書では，このMTA最大の特徴である細胞活性作用や生体親和性について分子細胞レベルの話まで掘り下げ，豊富なエビデンスを交えながら説明しています．自分でも翻訳にあたっては，基礎化学や基礎医学を学びなおす必要があり，"苦労なく"どころか，大変な勉強が必要でした．

　本書は間違いなく，MTAの本家本元であるTorabinejad先生の20年にわたる研究成果が凝縮された珠玉の1冊です．さあ皆さん，ぜひページを繰って"智とエビデンスの巨匠"Torabinejad先生のMTAワールドへ旅立ちましょう．旅の終わりごろには，みなさんも"MTAマスター"の仲間入りです！

寺内吉継

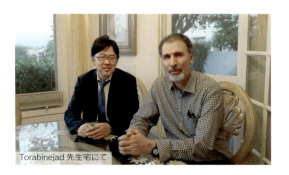

Torabinejad先生宅にて

1 歯髄と根尖歯周組織への通路，病理，閉鎖

Mahmoud Torabinejad
Department of Endodontics, Loma Linda University School of Dentistry, USA

歯髄と根尖歯周組織への通路	2
天然の通路	2
根尖孔	2
側枝	4
象牙細管	4
病的および医原性に生じた通路	5
う蝕	5
微生物の役割	6
歯根の穿孔	7
髄室開拡中の穿孔	7
根管形成・清掃中の穿孔	8
ポスト形成中の穿孔	10
垂直性歯根破折	10
根尖歯周病変	11
根尖周囲の病変が生じる炎症機序	11
根管系と歯周組織への通路を塞ぐ材料	12
参考文献	15

歯髄と根尖歯周組織への通路

　根管系と歯周組織は天然の通路や医原性の人工的な通路を介して交通している．歯髄組織は象牙質により囲まれて根管系の中に収まり，根尖孔や側枝および副根管等の細い通路を経て歯周組織と交通している．う蝕や外傷によりエナメル質と象牙質の崩壊，または歯周病治療時のセメント質の除去により根管系，すなわち歯髄と歯周組織は交通する．

天然の通路

　根管系と歯周組織は根尖孔，側枝，象牙細管を通じて交通している．

根尖孔

　歯根の根尖側の開口部は根管系およびその内容物と根尖歯周組織(セメント質，歯根膜，歯槽骨)を繋げる主な通路である．歯根の形成時はまだ根尖孔は大きく開いている(Fig.1.1)．歯の形成が進行し，歯が萌出していくと象牙質幅も増して根管径は小さくなっていく．そして，根尖孔にはセメント質が添加され，根尖は完成していく(Fig.1.2)．

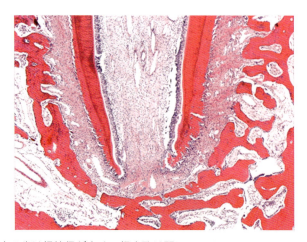

Fig.1.1 萌出中の歯は根管径が広く，根尖孔は開いている．

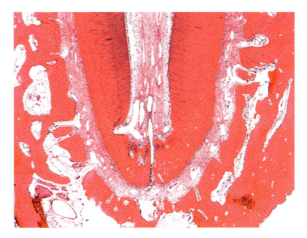

Fig.1.2 歯が萌出するにつれて根管は象牙質が添加することで細くなっていく，そして根尖孔はセメント質の添加により閉じていく．

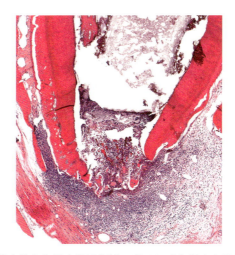

Fig.1.3 起炎物質が根尖孔から根尖歯周組織へ出ていくと根尖病変が生じ，歯根周囲の組織の崩壊が始まる．

　歯が引き続き萌出し近心方向へ移動していくと根尖孔には新たなセメント質が添加されていく．歯の萌出が完了すると根尖孔はさらに細くなる．単根歯は通常根尖孔も単数である．しかし，複根歯の根尖孔は複数あることが多い（Green 1956, 1960）．

　感染した壊死歯髄から起炎物質が根尖孔を通り根尖歯周組織へ出ていくと炎症が引き起こされる．これにより根尖周囲の歯根膜が崩壊し，そして骨・セメント質・象牙質も吸収されていくことになる（Fig.1.3）．

側枝

　象牙質が形成される前に歯根上皮鞘がなくなるか，歯嚢と歯間乳頭を結ぶ血管が残存した場合は，歯根膜と歯髄が直接的に接することもありうる．このように生じた通路が側枝や複根管と呼ばれる．一般的に側枝の発現頻度は前歯よりも臼歯，歯冠側よりも根尖側で高い(Hess 1925；Green 1955；Seltzerら 1963)(Fig.1.4)．複根歯の髄床底の側枝(髄管)については，発現率はたった2～3％しかないとの報告と，76.8％もあるとの報告がある(Burch & Hulen 1974；De Deus 1975；Vertucci & Anthony 1968)．このように，側枝の発現頻度についての報告に差はあるが，側枝を介して根管系から毒性物質が歯周組織へ出ていき，根尖性歯周炎が引き起こされることは，疑いもない事実である．

象牙細管

　象牙細管は歯髄からエナメル‐象牙境やセメント‐象牙境まで伸びている．歯髄に近い象牙細管の直径は約2.5μmでエナメル‐象牙境やセメント‐象牙境では1μmと小さくなっている(Garberoglio & Brännström 1976)．実際の象牙細管の数は計算されていないが，セメント‐エナメル境の近くでは1mm²あたり15,000もの象牙細管があると言われている(Harrington 1979)．象牙細管内には組織液，象牙芽細胞突起，神経線維が含まれている(Fig.1.5)．

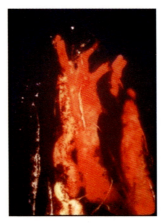

Fig.1.4　上顎第一大臼歯の近心頬側根管の先端部には，複数の側枝が存在している．(John West先生のご厚意による)

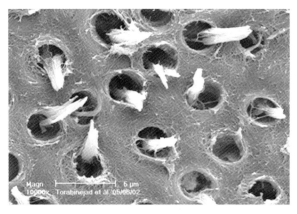

Fig.1.5 象牙細管のSEM画像で象牙芽細胞突起が内部に認められる．

　歯の加齢や象牙質への刺激により，象牙細管は細くなるか，石灰化が起きて通過性が落ちていく．根表面に連続したセメント質層が存在すれば，細菌やその産生物が根管系に侵入するのを効果的に防いでくれるが，先天的にセメント質がない，う蝕，または歯周病治療によるセメント質の除去や激しいブラッシングにより，歯周組織と歯髄を繋げる多くの小さな通路が開いてしまう．理論的には，象牙細管は歯髄や歯周組織からの感染により発生した有毒な代謝物を含んでいる．

病的および医原性に生じた通路

　口腔内と根管系および根管系と歯周組織を繋げる病的または医原性の通路は，う蝕の進行による露髄，窩洞形成中の穿孔，根管形成・清掃，ポスト形成および根管充填時の垂直性歯根破折などにより生じる．

う蝕

　象牙質やエナメル質のう蝕には，*Streptococcus mutans*やlactobacilli, actinomycesなど多くの種類の細菌が含まれている(McKay 1978)．このような微生物が存在すると象牙細管を通して歯髄へ毒素が送り込まれることになる．エナメル質のごく小さな病巣からはるか遠い歯髄組織に炎症性細胞の浸潤が引き起こされることがわかっている(Brännstörm & Lind 1965；Baume 1970)．

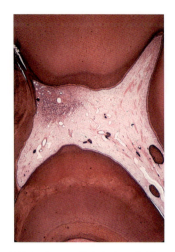

Fig.1.6 ヒト臼歯のう蝕性露髄部において重度炎症反応が認められる．

　象牙質内に微生物やその産生物が存在するだけで歯髄（う蝕内にある象牙細管の歯髄末端側）ではマクロファージやリンパ球，形質細胞などの慢性の炎症性細胞の浸潤が生じる．う蝕が歯髄へ向かって進行すると，浸潤した炎症性細胞の数と種類が劇的に変化する（Fig.1.6）．細菌が歯髄に達するとその周辺は多形核白血球で埋め尽くされ，歯髄が溶解し壊死する（Lin & Langeland 1981）．続いて細菌は歯髄が融解壊死した場所に入り込み，住みつき，繁殖を繰り返す．歯髄組織は長期的な炎症状態が続き最終的に壊死していくものもあれば，すぐに壊死してしまうものもある．歯髄壊死に至る過程では，細菌の毒性，免疫力，循環量，そしてとくに排膿量により進行速度に差が生じる．

微生物の役割

　露髄により歯髄が口腔内の環境に曝されると，細菌やその産生物は髄腔内に入り込めるようになる．歯髄は，位置的にも閉鎖空間なので，二次的なバックアップ用の循環系がないこと，そして免疫応答性が低いこと（Van Hassel 1971；Heyeraas 1989）から，髄腔に入り込む細菌を防御することができない．遅かれ早かれ細菌感染は髄腔から根管全体に広がり，細菌やその産生物は根尖歯周組織へ出ていき根尖周囲に病変が形成されることになる．

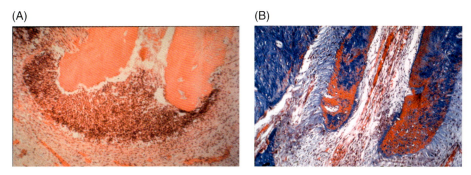

Fig.1.7 (A)口腔常在菌を保有するラットの臼歯を露髄させると根尖周囲に病変が生じた．(B)無菌ラットの臼歯を露髄させても歯髄や根尖周囲には病変は認められなかった．(Kakehashi 1965より．Elsevierの許諾を得て転載)

　歯髄や根尖歯周組織の炎症の原因が細菌感染であることを証明するため，Kakehashiら(1966)は無菌ラットと口腔常在菌を保有するラットを使い，それぞれの歯を切削し露髄させた．その結果，有菌ラットでは歯髄や根尖歯周組織に炎症が生じたが，無菌ラットでは生じなかった(Fig.1.7)．Möllerと共同研究者ら(1981)は，サルの歯の歯髄を無菌的に切断し封鎖したものと感染させて歯髄切断して封鎖したものに分けて調査した．6〜7か月後，無菌的に歯髄を切断したグループでは，エックス線写真的にも，組織学的にも，歯髄や根尖歯周組織に炎症などの病的所見は認められなかった．一方で，細菌感染させたグループの根尖歯周組織には炎症性細胞の浸潤を認めた．これらの研究からわかったことは，細菌感染が歯髄や根尖歯周組織の病変に大きくかかわっていることである．

歯根の穿孔

　歯根の穿孔は髄腔開拡(アクセスキャビティー)，根管形成，ポスト形成中に発生することが多い．

髄腔開拡中の穿孔

　アクセスキャビティー形成中には側壁や根分岐部への穿孔が起こる可能性がある(Fig.1.8)．隣接歯を参考にして歯の長軸の傾斜角を予測し，バーを長軸に平行にして行わないと不用意な穿孔を生じさせてしまう(Chapter 7 参照)．
　アクセスキャビティー形成をする前に髄床底や根管口を見つけようとすることはトラブルの元である．臼歯で髄腔が狭窄または石灰化して平坦になっ

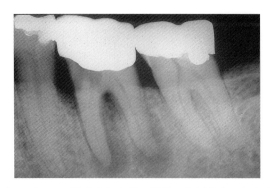

Fig.1.8 アクセスキャビティー形成を行う前に根管口を探索すると本症例のように側壁を穿孔してしまうことがある．

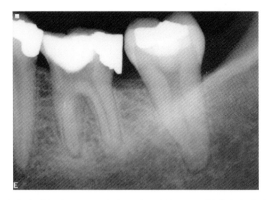

Fig.1.9 バーの長さを考慮しないでアクセスキャビティー形成を行うと根分岐部の穿孔や何もないところに凹みをつくることなる．

ているような場合では，バーが髄床底を通過するのがわかりにくいので根分岐部へ穿孔や凹みが生じやすい(Fig.1.9)．根分岐部の穿孔は，ポスト形成時にも起こりうることである．

根管形成・清掃中の穿孔

　根管形成・清掃時は，さまざまな場所で根管穿孔が起こりうる．ここで問題になってくるのは，どの場所に根管穿孔してしまったかである．なぜなら，根管穿孔部が根尖側なのか，中央部なのか，歯冠側なのかが，処置方法や予後に影響を与えるからである．穿孔部が歯槽骨頂から離れていれば離れているほど予後は良くなる．根尖側根管の穿孔は，根尖孔を含む場合と含まない場合がある．解剖学的根尖孔を越えて根管形成すると根尖孔が広がり穿孔になる．不適切な作業長で，または適切な作業長を維持できない状態での根管形成は，根尖側根管の穿孔に繋がる．

歯髄と根尖歯周組織への通路，病理，閉鎖　**9**

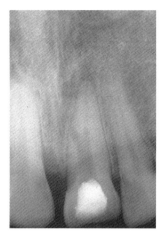

Fig.1.10　根管形成・清掃中に間違った方向に圧力をかけて無理やりファイルを押し込むと側方に根管穿孔する可能性がある．

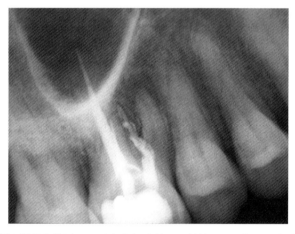

Fig.1.11　歯冠側の根管穿孔はファイルまたはゲーツグリッデンドリルやピーソーリーマーなどで根管を大きく拡大することで起こる．（George Bogen 先生のご厚意による）

　エックス線写真像で根尖孔からファイルが突き出ていれば根尖孔の穿孔を意味する．根管側壁への穿孔は，ネゴシエーション中や根管内にレッジができてしまった場合に，術者が湾曲根管中央部にとどまれず，外湾側へ逸脱してしまった場合に生じることが多い．レッジ根管のネゴシエーションは容易ではない．ファイルを間違った方向へ押し込むことで人工根管をつくってしまい，その結果，根管の側方に穿孔が生じる(Fig.1.10)．歯冠側での穿孔は，とくに根管口を探索する際に間違った方向にバーを向けて切削することで起こる場合が多い．また，高速切削用バーだけでなく，低速の根管形成用のファイルやゲーツグリッデンドリル，ピーソーリーマーなどでも起こりうる(Fig.1.11)．

ポスト形成中の穿孔

　ポスト形成時の根管穿孔は，形成幅が大きすぎる場合や形成方向を間違えてしまった場合に起きる．理想的には脱落しないだけのポストの長さがあり，またポスト形成後でも根管充填材で根尖側根管の封鎖性を得るのに十分な根管長が残される最小限の形成量に抑えておくべきである．また，ポストは歯根の長軸に平行にすべきである．ポストの幅は歯根径の1/3以上，長さは作業長の2/3以上になってはならない(Fig.1.12)．なるべくなら，ポスト形成は主に手用器具で行うべきである．

垂直性歯根破折

　垂直性歯根破折の発生要因としてはポスト装着や補綴なども考えられるが，それらは副要因にすぎず，主要因はあくまでも根管治療由来である(Gherら 1987)．垂直性歯根破折は，根管形成量が不十分または過剰な根管に過度な根管充填圧を加えることで起こることは明白である(Holcombら 1987)．垂直性歯根破折を予防するうえでもっとも効果的なのは，適度な根管形成形態と根管充填時の加圧は根管壁に対して均等に行うことである．

　エックス線像では，単に歯根の破折を認めるか(Fig.1.13)，根管充填材に連続性や緊密性がなく，根管壁との間に明瞭な境界線がないことにより垂直性歯根破折の可能性が疑われる．長期的な垂直性歯根破折を起こしている症例では，限局的に深い歯周ポケット，またはサイナストラクトの開口部が存在することが多い．また，エックス線写真上で根側面から根尖部へ透過像があ

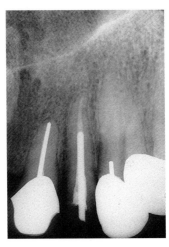

Fig.1.12 ポストは歯根の長軸に平行にすべきである．ポストの幅は歯根径の1/3以上，そして長さは作業長の2/3以上になってはならない．

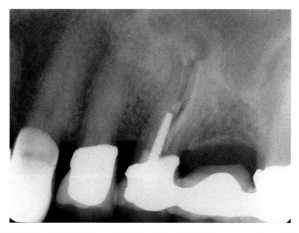

Fig.1.13 垂直性歯根破折の特徴は，限局的に深い歯周ポケット，またはサイナストラクトの開口部の存在，そして根側面から根尖部への透過像である．

る場合は，垂直性の歯根破折の典型例である．

根尖歯周病変

　歯髄組織と異なり，根尖歯周組織(歯根膜や歯槽骨)には未分化細胞がほぼ無限に存在している．そして，これらの細胞は炎症だけでなく修復に関与する．これに加え，根尖歯周組織には豊富な血液供給とリンパ管による排泄機能も備わっている．このため，根尖歯周組織は根管から降りてくる起炎物質などの破壊因子に対して抵抗することができるのである．

根尖周囲の病変が生じる炎症機序

　起炎物質の量やその持続時間，免疫反応の程度により，歯髄炎や医原性の根尖歯周病変には軽度の炎症から破壊的な重度の炎症まで存在する．根尖歯周組織が傷害を受けるとその部分の細胞も傷つき，炎症反応を引き起こす特定または不特定の免疫メディエーターが放出される(Torabinejadら 1985) (Fig.1.14)．根管治療中，物理的または化学的に根尖歯周組織が傷害を受けると血管作用性アミンが放出される．つまり，ヒスタミンの放出やハーゲマン因子(第XII因子)の活性化，キニン系の活性化，凝固因子，線維素溶解因子，そして補体系の補体第3成分などが根尖歯周組織の病変から放出される(Pulverら 1978)．これらの因子が放出されると根尖性歯周炎が進行し，腫脹や痛みが生じて根尖歯周組織の崩壊が始まる．ネコにインドメタシンを全身

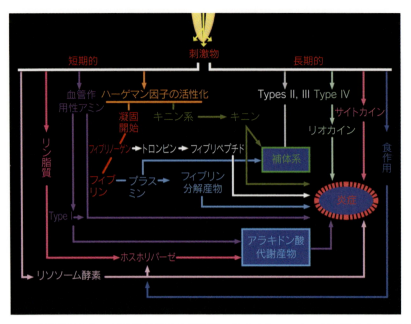

Fig.1.14 感染根管からの刺激物が根尖歯周組織に放出されることで特異的および非特異的な炎症を起こす免疫メディエーターが活性化される．

投与して根尖歯周病変の発現を抑制した研究により，病変が進行するには別の非特異的炎症性メディエーター(アラキドン酸の代謝産物)が関与していることがわかった(Torabinejadら 1979)．

　非特異的炎症性メディエーターに加え，免疫反応も根尖歯周病変の発生や拡大に関与している(Fig.1.14)．さまざまな免疫因子(炎症性の歯髄や根尖歯周病変に介在する抗原やIgEなどの免疫グロブリンや肥満細胞など)が存在するかぎり，根尖歯周組織にもⅠ型の免疫反応が生じることが考えられる．実際，多形核白血球やマクロファージ，ＢおよびＴ細胞，そしてＣ３補体因子，免疫複合体などの各種免疫グロブリンやさまざまなタイプの免疫担当細胞がヒトの根尖歯周病変で見つかっている(Torabinejad & Kettering 1985)．これらの免疫グロブリンや細胞が根尖歯周病変内に存在することから，Ⅱ，Ⅲ，Ⅳ型の免疫反応もそれらの病変の発生にかかわっているといえる．

根管系と歯周組織への通路を塞ぐ材料

　根管系と歯の外側を結ぶ通路を封鎖するのに多くの材料が使用されてきた．

これらの材料としては，ガッタパーチャやポリカルボン酸セメント，リン酸亜鉛セメント，酸化亜鉛ユージノールセメント，IRMセメント，EBAセメント，Cavit，グラスアイオノマー，コンポジットレジンがあり，また金箔，シルバーポイント，シアノアクリレート，ポリヘマ，ハイドロン，Diaketシーラー，チタンスクリュー，テフロンなどもある．しかし，長年使用されてきたこれら既存の材料は，修復材料として理想的とはいえなかったため，1993年に試作型のMineral Trioxide Aggregate(MTA)が開発された．Torabinejadおよびその共同研究者らは，MTAに関する一連の研究において，以下について調査を行った．血液混入時または血液混入のない環境下での染色液漏洩(in vitro)，細菌漏洩(in vitro)，走査型電子顕微鏡(SEM)下での規格模型におけるマージン部の適合性，硬化時間，圧縮強さ，溶解性，細胞毒性，骨内埋入，そして動物実験での使用方法(Torabinejadら 1993；Higaら 1994；Pitt Fordら 1995；Torabinejadら 1995a, b, c, d, e, f, g；Tangら 2001)．比較のための材料には，アマルガム，IRM，SuperEBA(O-ethoxybenzoic acid)が使用された．MTAの封鎖性はアマルガムやSuperEBAよりも高く，染色液と細菌漏洩，そして内毒素漏洩のすべてにおいて優れており，血液の混入があっても封鎖性に悪影響はなかった(Torabinejadら 1993, 1995a；Higaら 1994；Tangら 2001)．また，マージン部の適合性はアマルガム，IRM，SuperEBAよりも優れていた(Torabinejadら 1995g)．硬化時間は3時間以内でアマルガムやIRMよりも長いことがわかった．圧縮強さと溶解性は，IRMやSuperEBAに類似していた(Torabinejadら 1995c)．また，MTAは口腔常在菌の幾種類かに対して抗菌効果があることがわかった(Torabinejadら 1995e)．

MTAの毒性については，寒天重層法と放射性クロムの放出量測定試験の2つの方法により調査された．放射性クロムの放出量測定試験では，MTAの毒性はIRMやSuperEBAよりも低かった(Torabinejadら 1995f)．また，モルモットの下顎と脛骨に埋入した研究では，他のどの材料よりも生体親和性が高いことがわかった(Torabinejadら 1995d)．イヌの歯の逆根管充填や根分岐部の穿孔封鎖，またサルの歯の逆根管充填にアマルガムとMTAを用い，組織学的に調査した研究(Pitt Fordら 1995；Torabinejadら 1995b, 1997)では，MTAで逆根管充填した歯根端周辺の炎症は少なく，その周囲組織も明らかに治癒していた．さらに，長期予後ケースでは，逆根管充填や根分岐部の穿孔部を封鎖したMTAの表層にセメント質の添加が認められた．一方でアマルガムではこのような組織像は認められなかった(Fig.1.15)．このような研究結果から，MTAは逆根管充填材として新たな選択肢になりうることがわかる．

その登場以来，さまざまな観点からMTAを研究した論文が出版されてきた．ParirokhとTorabinejad(2010a)は，1993年11月～2009年の9月までの間

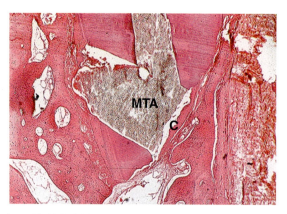

Fig.1.15 イヌの歯に逆根管充填材として使用されたMTAの表層にセメント質(C)が認められた．

に登場したMTAの化学的および物理的特性と抗菌性について文献を調査している(インターネット上と紙面上で)．その結果，MTAの特性とケイ酸カルシウムおよび酸化ビスマスから構成される材料に関して非常に多くの報告があることがわかった．これらの文献から，MTAの硬化時間は長く，pHは高く，圧縮強さは低いことがわかった．また，粉液比によりばらつきはあるものの，抗菌作用と抗真菌作用があることがわかった．さらにMTAは，充填された部位周囲の環境を変化させるほどの生物学的活性作用をもつ材料であることがわかった．2回目の調査(2010)では，MTAの封鎖性と生体親和性に関して，1993年11月〜2009年9月までに出された文献をインターネットと紙面上で調べたところ関連する多くの文献が存在しており，MTAは封鎖性が高く，生物学的適合性のある材料であることがわかった．3回目の調査(2010b)では，MTAのヒトおよび実験動物における臨床応用と封鎖性と生体親和性，さらにはその作用機序とMTAを使用した場合の欠点について，1993年11月〜2009年9月までに出された文献をインターネットと紙面上で調べた．その結果，MTAは逆根管充填材，穿孔封鎖材，生活歯髄療法材(覆髄や断髄材)，根未完成歯や歯髄壊死した歯の根尖封鎖材(根管充填材)として有望な材料であることがわかった．一方，欠点として硬化時間が長いこと，高価であること，そして変色を起こす可能性があることが挙げられている．作用機序に関しては，MTAが組織液と接触するとヒドロキシアパタイト結晶がMTA上に添加されることがわかった．このヒドロキシアパタイト結晶があることで，石灰化組織形成の起点となりうることがわかり，歯内療法でMTAが使われるようになった．

　これらの調査結果により，根管系と歯根外側を結ぶ通路を塞ぐ材料として

MTAは適切であると結論された．

参考文献

Baume, L.J. (1970) Dental pulp conditions in relation to carious lesions. *International Dental Journal* **20**, 309–37.
Brännström, M., Lind, P.O. (1965) Pulpal response to early dental caries. *Journal of Dental Research* **44**, 1045–50.
Burch, J.G., Hulen, S. (1974) A study of the presence of accessory foramina and the topography of molar furcations. *Oral Surgery, Oral Medicine, Oral Pathology* **38**, 451–5.
De Deus, Q.D. (1975) Frequency, location, and direction of the lateral, secondary, and accessory canals. *Journal of Endodontics* **1**, 361–6.
Garberoglio, R., Brännström, M. (1976) Scanning electron microscopic investigation of human dentinal tubules. *Archives of Oral Biology* **21**, 355–62.
Gher, M.E. Jr, Dunlap, R.M., Anderson, M.H., *et al.* (1987) Clinical survey of fractured teeth. *Journal of the American Dental Association* **114**, 174–7.
Green, D. (1955) Morphology of the pulp cavity of the permanent teeth. *Oral Surgery, Oral Medicine, Oral Pathology* **8**, 743–59.
Green, D. (1956) A stereomicroscopic study of the root apices of 400 maxillary and mandibular anterior teeth. *Oral Surgery, Oral Medicine, Oral Pathology* **9**, 1224–32.
Green, D. (1960) Stereomicroscopic study of 700 root apices of maxillary and mandibular posterior teeth. *Oral Surgery, Oral Medicine, Oral Pathology* **13**, 728–33.
Harrington, G.W. (1979) The perio-endo question: differential diagnosis. *Dental Clinics of North America* **23**, 673–90.
Hess, W. (1925) *The Anatomy of the Root-Canals of the Teeth of the Permanent Dentition.* John Bale Sons, and Danielsson, Ltd, London.
Heyeraas, K.J. (1989) Pulpal hemodynamics and interstitial fluid pressure: balance of transmicrovascular fluid transport. *Journal of Endodontics* **15**, 468–72.
Higa, R.K., Torabinejad, M., McKendry, D.J., *et al.* (1994) The effect of storage time on the degree of dye leakage of root-end filling materials. *International Endodontics Journal* **27**, 252–56.
Holcomb, J.Q., Pitts, D.L., Nicholls, J.I. (1987) Further investigation of spreader loads required to cause vertical root fracture during lateral condensation. *Journal of Endodontics* **13**, 277–84.
Kakehashi, S., Stanley, H.R., Fitzgerald, R.J. (1965) The effects of surgical exposures of dental pulps in germfree and conventional laboratory rats. *Oral Surgery, Oral Medicine, Oral Pathology* **20**, 340.
Lin, L., Langeland, K. (1981) Light and electron microscopic study of teeth with carious pulp exposures. *Oral Surgery, Oral Medicine, Oral Pathology* **51**, 292–316.
McKay, G.S. (1976) The histology and microbiology of acute occlusal dentine lesions in human permanent molar teeth. *Archives of Oral Biology* **21**, 51–8.
Möller, A.J., Fabricius, L., Dahlén, G., *et al.* (1981) Influence on periapical tissues of indigenous oral bacteria and necrotic pulp tissue in monkeys. *Scandinavian Journal of Dental Research* **89**, 475–84.

Parirokh, M., Torabinejad, M. (2010a) Mineral trioxide aggregate: a comprehensive literature review – Part I: chemical, physical, and antibacterial properties. *Journal of Endodontics* **36**(1), 16–27.

Parirokh, M., Torabinejad, M. (2010b) Mineral trioxide aggregate: a comprehensive literature review – Part III: Clinical applications, drawbacks, and mechanism of action. *Journal of Endodontics* **36**(3), 400–13.

Pitt Ford, T.R., Torabinejad, M., Hong, C.U., *et al.* (1995) Use of mineral trioxide aggregate for repair of furcal perforations. *Oral Surgery* **79**, 756–63.

Pulver, W.H., Taubman, M.A., Smith, D.J. (1978) Immune components in human dental periapical lesions. *Archives of Oral Biology* **23**, 435–43.

Seltzer, S., Bender, I.B., Ziontz, M. (1963) The interrelationship of pulp and periodontal disease. *Oral Surgery, Oral Medicine, Oral Pathology* **16**, 1474–90.

Tang, H.M., Torabinejad, M., Kettering, J.D. (2001) Leakage evaluation of root end filling materials using endotoxin. *Journal of Endodontics* **28**(1), 5–7.

Torabinejad, M., Kettering, J.D. (1985) Identification and relative concentration of B and T lymphocytes in human chronic periapical lesions. *Journal of Endodontics* **11**, 122–5.

Torabinejad, M., Parirokh, M. (2010) Mineral trioxide aggregate: a comprehensive literature review – part II: leakage and biocompatibility investigations. *Journal of Endodontics* **36**(2), 190–202.

Torabinejad, M., Clagett, J., Engel, D. (1979) A cat model for the evaluation of mechanisms of bone resorption: induction of bone loss by simulated immune complexes and inhibition by indomethacin. *Calcified Tissue International* **29**, 207–14.

Torabinejad, M., Eby, W.C., Naidorf, I.J. (1985) Inflammatory and immunological aspects of the pathogenesis of human periapical lesions. *Journal of Endodontics* **11**, 479–88.

Torabinejad, M., Watson, T.F., Pitt Ford, T.R. (1993) The sealing ability of a mineral trioxide aggregate as a retrograde root filling material. *Journal of Endodontics* **19**, 591–5.

Torabinejad, M., Falah, R., Kettering, J.D., *et al.* (1995a) Bacterial leakage of mineral trioxide aggregate as a root end filling material. *Journal of Endodontics* **21**, 109–21.

Torabinejad, M., Hong, C.U., Lee, S.J., *et al.* (1995b) Investigation of mineral trioxide aggregate for root end filling in dogs. *Journal of Endodontics* **21**, 603–8.

Torabinejad, M., Hong, C.U., Pitt Ford, T.R. (1995c) Physical properties of a new root end filling material. *Journal of Endodontics* **21**, 349–53.

Torabinejad, M., Hong, C.U., Pitt Ford, T.R. (1995d) Tissue reaction to implanted SuperEBA and mineral trioxide aggregate in the mandibles of guinea pigs: A preliminary report. *Journal of Endodontics* **21**, 569–71.

Torabinejad, M., Hong, C.U., Pitt Ford, T.R., *et al.* (1995e) Antibacterial effects of some root end filling materials. *Journal of Endodontics* **21**, 403–6.

Torabinejad, M., Hong, C.U., Pitt Ford, T.R., *et al.* (1995f) Cytotoxicity of four root end filling materials. *Journal of Endodontics* **21**, 489–92.

Torabinejad, M., Wilder Smith, P., Pitt Ford, T.R. (1995g) Comparative investigation of marginal adaptation of mineral trioxide aggregate and other commonly used root end filling materials. *Journal of Endodontics* **21**, 295–99.

Torabinejad, M., Pitt Ford, T.R., McKendry, D.J., *et al.* (1997) Histologic assessment of MTA as root end filling in monkeys. *Journal of Endodontics* **23**, 225–28.

Van Hassel, H.J. (1971) Physiology of the human dental pulp. *Oral Surgery, Oral Medicine, Oral Pathology* **32**, 126–34.

Vertucci, F.J., Anthony, R.L. (1986) A scanning electron microscopic investigation of accessory foramina in the furcation and pulp chamber floor of molar teeth. *Oral Surgery, Oral Medicine, Oral Pathology* **62**, 319–26.

2 MTAの化学的特性

David W. Berzins
General Dental Sciences, Marquette University, USA

序論	**17**
MTAの組成	**18**
ポルトランドセメント	19
酸化ビスマスと石膏の役割	20
MTA 粉末形状	21
微量元素と混合物	23
硬化機序	**23**
硬化時間	26
硬化完了まで	26
硬化に影響を及ぼす要因：添加剤と促進剤	27
水分と湿気の影響	27
硬化時の環境の違いによる相互作用	28
硬化反応領域の拡大	**29**
参考文献	**32**

序論

　MTA(Mineral Trioxide Aggregate)が最初に科学論文に登場したのは1993年(Leeら 1993)で，ケイ酸三カルシウム，アルミン酸三カルシウム，酸化三カルシウム，酸化ケイ素に酸化鉱石を添加した三酸化物の複合体として紹介された．後にMTAとして知られるようになったこの材料の最初の特許(United States Patent #5,415,547から#5,769,638まで)は，Mahmoud Torabinejadと Dean Whiteによりポルトランドセメントから成る歯科用充填材として，その前年の4月に申請された．そして，1997年にTulsa Dental Products(現 Dentsply Tulsa Dental Specialties)は，米国食品医薬品局(Food and Drug

Administration：FDA)より，MTAの用途と技術的特性は市場にでている覆髄材などと実質的に同等であるという審査結果を受け取った．MTAは，根管充填に用いられることからClass II医療器機に分類され，ProRoot MTAとして販売されることとなった．商品として最初に販売されたMTAはグレーのタイプ(gray MTA)だったが，2002年には一般的に"white MTA"と呼ばれる歯の色に近い白色のMTAが発売された(Fig.2.1，Fig.2.2)．最初の研究報告以来，初期型試作セメントおよび商品化されたProRoot MTA(各々のMTAの構成要素や類似セメントについても含めて)について数多くの研究がなされた．試作段階のものと市販されたものとではいくらか違いがあるが，本章ではMTAの種類についてはとくに重要な場合を除いて言及しない．

MTAの組成

特許にも記載されているが，MTAの主成分はポルトランドセメントである．ProRoot MTAの化学物質安全データシート(Material Safety Data Sheet：MSDS)によると約75wt％がポルトランドセメントで，20wt％が酸化ビスマス(Bi_2O_3)，5wt％が硫酸カルシウム二水和物または石膏($CaSO_4・2H_2O$)となっている．これに加えて他の成分がごくわずか含まれている．

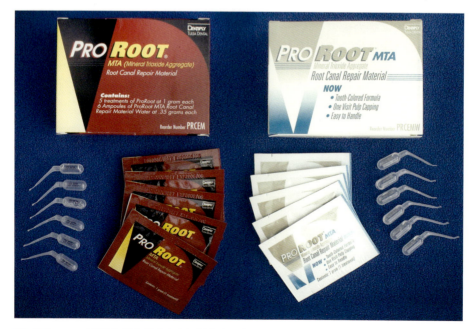

Fig.2.1 gray MTAと歯の色の(white)MTA．(James Brozek 先生のご厚意による)

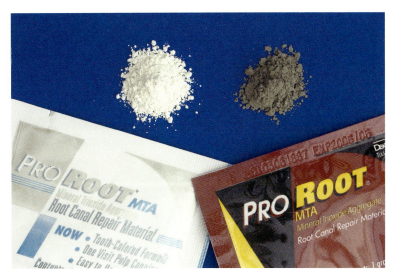

Fig.2.2 gray MTAとwhite MTAの粉末．（James Brozek先生のご厚意による）

ポルトランドセメント

　ポルトランドセメントの歴史は1800年代の前半〜中頃の英国でアスプディン家がセメントの製造に携わった頃に遡るとされる．ポルトランドセメントという名前は，イングランド南西部ドーセットにあるポートランド島(Isle of Portland)で産出されるポルトランド石と呼ばれる石灰岩に似ていることから名付けられた．今日では，コンクリートや漆喰，モルタルに使われているきわめて一般的な水硬性セメントである．ASTMインターナショナル(前米国材料試験協会)によるとポルトランドセメントは10種類(ASTM Standard C150/C150M - 122012)あるとされるが，MTAに使われているポルトランドセメントはⅠ型のポルトランドセメントのみに制限されている．ポルトランドセメントの成分比は厳密には決まっておらず，成分の割合のばらつきが許容されている．さらに，さまざまな製造業者がそれぞれに調達する原材料の種類や製造方法の違いも想定されることから，MTAとポルトランドセメントを比較する研究報告を考察する際には，この点に注意すべきである．

　通常のポルトランドセメントの製造工程は，原材料(石灰岩や炭酸カルシウム，粘土などがよく使われる)を調達し，それぞれの原材料を砕いて粒子の大きさを細かく整ったものにすることから始まる．次に，細かくなった原材料を特定の割合で混ぜてさらに砕き，合成して円筒状の回転釜に入れ，1,430〜

1,650℃に加熱する．この一連の工程により，水の蒸発，粘土の脱水，炭酸カルシウムから炭素を除去すること（二酸化炭素を取り除き酸化カルシウムを産生）がくり返され，それぞれの原材料が化合する．この化合した混合物の塊はクリンカーと呼ばれる．クリンカーを冷やし，粉末状に粉砕したものがポルトランドセメントである．

　MTAに使用されるポルトランドセメントの組成は，ケイ酸三カルシウム（3CaO・SiO_2あるいはCa_3SiO_5，アリットとしても知られている），ケイ酸二カルシウム（2CaO・SiO_2あるいはCa_2SiO_4，ベリットとしても知られている），アルミン酸三カルシウム（3CaO・Al_2O_3あるいは$Ca_3Al_2O_6$）である．gray MTAと比較するとwhite MTAのケイ酸二カルシウムとアルミン酸三カルシウムの含有量は少ないが，存在しないわけではない（Asgaryら 2005）．一方で鉄アルミン酸四石灰（4CaO・Al_2O_3・Fe_2O_3）はgray MTAには存在するがwhite MTAには存在しない．またMTAに使われているポルトランドセメント由来の微少成分は酸化カルシウム（石灰），酸化ケイ素（ケイ土），酸化アルミニウム（アルミナ）の混合物として見なされていて，gray MTAはこれに酸化鉄を含んでいる．一般的なポルトランドセメント粉末の主成分はケイ酸三カルシウムとケイ酸二カルシウムで含有量はだいたいセメントの75〜80％，他にはアルミン酸三カルシウムと鉄アルミン酸四石灰がそれぞれ約10％含まれている（Ramachandranら 2003）．しかし，MTAはポルトランドセメントと比べてアルミン酸三カルシウムの含有量が少なく，white MTAのCa_3SiO_5，Ca_2SiO_4，$Ca_3Al_2O_6$，$CaSO_4$，およびBi_2O_3は，それぞれ51.9wt％，23.2wt％，3.8wt％，1.3wt％，および19.8wt％となっていることが確認されている（Belío-Reyesら 2009）．このことは，MTAは工場の釜の中ではなく研究施設内で作られているということを示唆している（Camilleri 2007, 2008）．しかし一方で，MTAもポルトランドセメントと同じ方法で製造されているとも言われている（Darvell & Wu 2011）．またCaO，SiO_2，Al_2O_3，Fe_2O_3の含有量はそれぞれ50〜75wt％，15〜25wt％，2wt％以下，0〜0.5wt％，あたりの範囲であると考えられている（Darvell & Wu 2011）．

酸化ビスマスと石膏の役割

　MTAには酸化ビスマスが造影剤として添加されている．理由は，ポルトランドセメントを歯科用として使用するには，エックス線不透過性が十分でないためである．酸化ビスマスは一般的に水不溶性であるとされるが，わずかながらケイ酸カルシウム水和物の一部に含まれ（以下で解説），経時的に溶解することが報告されている（Camilleri 2007, 2008）．このことから，まったく化学反応を起こさないわけではなく，MTAの硬化に微妙に影響を及ぼしてい

ることが推測される．この考えに否定的な研究者もいる（Darvell & Wu 2011）が，酸化ビスマスをポルトランドセメントに添加すると圧縮強さが低下し，多孔性が増すことから（Coomaraswamyら 2007），造影性以外にも影響を及ぼしていることがわかる．

ポルトランドセメントには石膏も添加されており，主にアルミン酸三カルシウムの化学反応を起こさせて硬化時間を調整している．しかし，MTAに含まれているのが，硫酸カルシウム二水和物なのか，硫酸カルシウム半水和物（$CaSO_4・1/2H_2O$）なのか，あるいは水和物のない硫酸カルシウム（$CaSO_4$）なのかについては，対立する報告もいくつか存在している（Camilleri 2007, 2008；Belío-Reyesら 2009；Gandolfiら 2010b；Darvell & Wu 2011）．MTAと比較すると通常のポルトランドセメントには約2倍の硫酸カルシウム類が含まれている．

MTA 粉末形状

MTAの粉末粒子の形態と大きさについては，数名の研究者によって調べられている（Fig.2.3）．white MTAの粉末に使われるポルトランドセメント粒子の大きさは，一般的に1μm以下から30〜50μmの範囲にあり，酸化ビスマスの粉末粒子の大きさは10〜50μmである（Camilleri 2007）．gray MTAと比較してwhite MTAの粉末粒子の大きさのほうがばらつきが少なく均等になっており（Komabayashi & Spångberg 2008），大きな粉末粒子はほとんど入っていない（Camilleriら 2005）．gray MTAよりもwhite MTAのほうが操作性が良いのは，そのせいかもしれない．形態的には，粉末粒子の多くはどちらかというと不規則で,針のように見えるものもある（Camilleriら 2005）．前述したように，販売されているポルトランドセメントにはさまざまな種類があるためポルトランドセメントとの比較は妥当ではないが，Dammaschkeと共同研究者らがwhite MTAとポルトランドセメントの粉末粒子を顕微鏡で比較したところ，white MTAの粉末粒子のほうが均等でより小さいことがわかった（Fig.2.4）（Dammaschkeら 2005）．しかし，粉末粒子の形態については，MTAとポルトランドセメントで差はほとんど認められなかった（Komabayashi & Spångberg 2008）．硬化前のMTAの粉末粒子の大きさがポルトランドセメントよりも小さいのであれば，硬化した（水に浸した）MTAの粒子の大きさも同様にポルトランドセメントよりも小さいのは当然のことであろう（Asgaryら 2004）．このことは，white MTAとgray MTAを比較した場合にももちろん言えることである（Asgaryら 2005, 2006）．まとめると，MTAに使われているポルトランドセメント粒子の大きさは，工業用に通常使われているポルトランドセメントのものよりもきめ細かく精製されているということである．

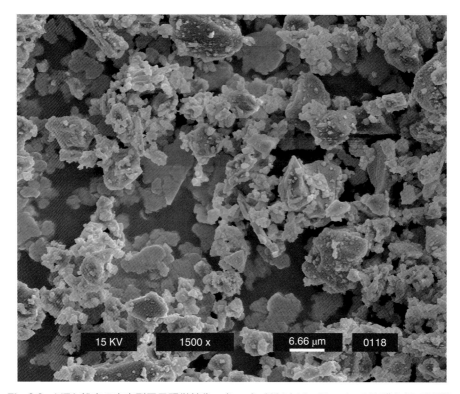

Fig.2.3 MTA粉末の走査型電子顕微鏡像. (Leeら 2004より. Elsevierの許諾を得て掲載)

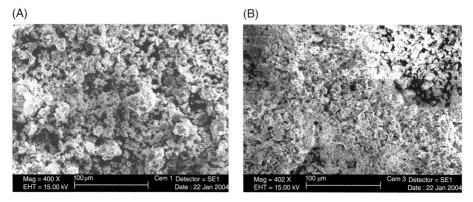

Fig.2.4 ポルトランドセメント(A)と MTA 粉末(B)の走査型電子顕微鏡像の比較. (Dammaschkeら 2005より. Elsevierの許諾を得て掲載)

微量元素と混合物

　gray MTAには鉄分が認められるのに対して，white MTAには認められないとの報告がいくつかある(Camilleriら 2005；Songら 2006)．一方でwhite MTAにもわずかながら鉄分が含まれているとの報告もある(Belío-Reyesら 2009)．また，マグネシウム(酸化マグネシウムの形態で)の含有量はwhite MTAと比べてgray MTAのほうが遥かに多いことが認められており(Songら 2006)，この含有量の差が色の差となっているのである．他のMTAに含有される微量元素と混合物は，As, Ba, Cd, Cl, Cr, Cu, Ga, In, K, Li, Mn, Mo, Ni, P_2O_5, Pb, Sr, TiO_2, Tl, V, Znである(Funteasら 2003；Dammaschkeら 2005；Monteiro Bramanteら 2008；Comin-Chiaramontiら 2009；Changら 2010；Schembriら 2010)．これらの成分のいくつかは毒性に関して一般的に問題があるかもしれないが，含有量が微量であることとMTAの生体親和性が高いことを考慮すると，人体に悪影響を及ぼすことはないであろう．前述のように水酸化カルシウムは化学反応による生成物であるが，MTAにも実際はいくらか含有されているので，大気中の湿気との反応によるものと考えられる(Camilleri 2008；Chedella & Berzins 2010)．ポルトランドセメントと比較するとMTAの重金属(Cu, Mn, Sr)の含有量は少なく(Dammaschkeら 2005)，代わりに酸化ビスマス(造影剤としてのBi_2O_3)がより多く含まれている．したがって，MTAのポルトランドセメント由来の成分は不純物の含有がより少ない精錬されたものになっている．組成が似ていることからMTAの代わりにポルトランドセメントを臨床で使用できるかについて，その可否が研究論文上で議論されているが，MTAは正式にFDAより歯科治療での患者への使用認可を受けており，滅菌もされていることは再度強調されるべきである．よって，MTAの代わりにポルトランドセメントを臨床で使用するとは勧められない．

硬化機序

　MTAは水硬性セメントである．つまり水と化学反応(水和反応)を起こして硬化し，その後は水の中で安定した状態を維持する．MTAの粉末を水と混和すると発熱し硬化する．MTAの構成成分を水にそれぞれ浸したときの反応を分析すると，MTAの硬化機序はポルトランドセメントと同様であることがよくわかる．ケイ酸三カルシウムとケイ酸二カルシウムの2つは，水和反応に必要な最重要構成成分である．ケイ酸三カルシウムは，以下の反応で硬化する(Bhatty 1991；Ramachandranら 2003)．

$$2(3CaO \cdot SiO_2) + 6H_2O \rightarrow 3CaO \cdot 2SiO_2 \cdot 3H_2O + 3Ca(OH)_2$$

ケイ酸二カルシウムの硬化機序も同様で，次のような化学反応になる（Bhatty 1991；Ramachandranら 2003）．

$$2(2CaO \cdot SiO_2) + 4H_2O \rightarrow 3CaO \cdot 2SiO_2 \cdot 3H_2O + Ca(OH)_2$$

主な生成物はケイ酸カルシウム水和物と水酸化カルシウムである（ポルトランダイトとしても知られている）．水酸化カルシウムはたいてい結晶状になっており，エックス線回析法（XRD：X-ray diffraction；Camilleri 2008）により検知することができるが，ケイ酸カルシウム水和物は基本的には無定型であり，さまざまな形態をとっている．よって，水はMTAと化学反応を起こす物質であり，また化学反応後の生成物にも含まれている．このことは，以下に解説する特性に関して，水の効果を理解するのに重要である．ケイ酸カルシウム水和物はゲル状になっており，ケイ酸カルシウムの粒子の上に形成されていき，そして時間が経つにつれて小さな隙間や気泡部に入り込んだ水酸化カルシウムと反応して硬化していくのではないかと考えられている（Gandolfiら 2010b）．MTAの中で生成される水酸化カルシウムの割合は水和物全体の10〜15％に留まっており（Camilleri 2008；Chedella & Berzins 2010），ポルトランドセメントでの生成量の割合が20〜25％であることを考えると（Ramachandranら 2003），意外に少ない．さらに水酸化カルシウムは生理液（生理食塩水）に含まれる二酸化炭素にさらされると，その一部は炭酸カルシウムに変換されてしまうといわれている（Chedella & Berzins 2010；Darvell & Wu 2011）．

ポルトランドセメントの2つの微量成分の水和反応は石膏により影響を受ける．石膏と水があれば，アルミン酸三カルシウムは以下の化学反応によりエトリンガイト[$Ca_6(AlO_3)_2(SO_4)_3 \cdot 32H_2O$]を生成する．

$$Ca_3(AlO_3)_2 + 3CaSO_4 + 32H_2O \rightarrow Ca_6(AlO_3)_2(SO_4)_3 \cdot 32H_2O$$

エトリンガイトは硬化したMTAに小さな針状の結晶として認められる（Gandolfiら 2010a）．石膏の反応が完了するとアルミン酸三カルシウムはエントリガイトと反応して以下の化学反応によりモノサルフェートを生成する（Bhatty 1991；Ramachandranら 2003）．

$$Ca_6(AlO_3)_2(SO_4)_3 \cdot 32H_2O + Ca_3(AlO_3)_2 + 4H_2O \rightarrow 3Ca_4(AlO_3)_{22}(SO_4) \cdot 12H_2O$$

MTAの化学的特性 **25**

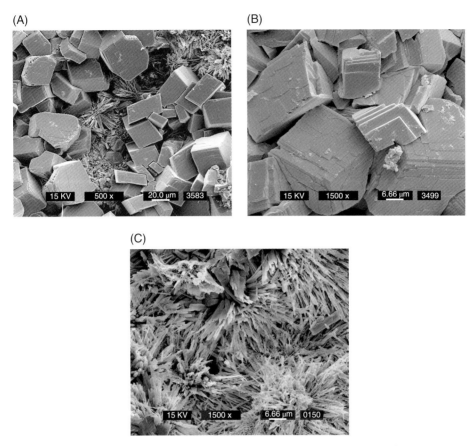

Fig.2.5 硬化したMTAの走査型電子顕微鏡像．硬化過程で生成されたさまざまな形態の粒子を認める(A)．高倍率での立方体状粒子(B)と針状粒子(C)．(Leeら 2004より．Elsevierの許諾を得て掲載)

石膏がなければアルミン酸三カルシウムは六角形や立方体状のアルミン酸カルシウム水和物(六角状のもの：$4CaO・Al_2O_3・13H_2O$，立方体状のもの：$3CaO・Al_2O_3・6H_2O$)を生成する．これらのアルミン酸カルシウム水和物は，エントリガイト生成前の中間体であるとも考えられる．最終的には石膏の存在する環境で以下の反応により鉄アルミン酸四石灰が生成される(Bhatty 1991；Ramachandranら 2003)．

$$2Ca_2AlFeO_5 + CaSO_4 + 16H_2O \rightarrow Ca_4(AlO_3/FeO_3)_2(SO_4)・12H_2O + 2Al/Fe(OH)_3$$

硬化反応を進める主な3つの物質のうち，最初に反応するのはアルミン酸カルシウムで，次がケイ酸三カルシウム，そして最後に反応するのがケイ酸二カルシウムであると考えられている．さまざまな分析法からもMTAでは実際に上記の3つの物質の硬化反応が起こるとわかっている．しかし，MTAはそれらの物質すべてが混ざり合った複合体であることに加え，含まれる微量成分によっても硬化機序は影響されることを考慮すると，それらの物質間でも相互的に複雑な硬化反応が引き起こされている可能性もあることを理解しないといけない．さらには，粉末のすべてが硬化反応しない可能性もあり，実際，1週間後(Leeら 2004)および30日後(Camilleri 2008)の時点でいくらかのケイ酸カルシウムが粉末の状態で残存していたことが報告されている．そして，硬化したMTAでも顕微鏡下で未反応のケイ酸カルシウム粉が認められている(Camilleri 2007)．Fig.2.5に硬化したMTAの走査型電子顕微鏡像を掲載しているので参照されたい．

硬化時間

　MTAの使用説明書によると作業時間は5分あり，硬化するまでに4時間が必要であるとされている．また研究者らによって，MTAの硬化時間は，165分(Torabinejadら1995)，初期硬化に45分で最終硬化に140分(Chngら 2005)，初期硬化に40分で最終硬化に140分(Islamら 2006)，50分(Koganら 2006)，220〜250分(Dingら 2008)，151分(Huangら 2008)，そして150分(Porterら 2010)とさまざまな報告がされている．報告によって硬化時間が違うのは，計測方法が違うことに原因があるのかもしれない．つまり，セメントの硬化の有無を調べるために突き刺す針の形状や重さが異なるからである．

硬化完了まで

　グラスアイオノマーセメントやアマルガムなど他の歯科用充填材と同様に，MTAも経時的に硬化していく．MTAの硬化測定は上記で述べたように単純な方法がとられているが，熱量測定法でMTAの硬化過程を調べると水酸化カルシウムが最大限に生成されるのは7日後であり(Chedella & Berzins 2010)，無定形状のケイ酸カルシウム水和物が生成されるにはさらに長い日数が必要であることが報告されている．また，同じように硬度を測定すると，経時的に硬化反応が促進されていくということが他の研究でも認められている．Sluykと共同研究者らは，根分岐部の穿孔部封鎖のために充填したMTAの強度が24〜72時間後の間に著しく増加したことを突き止めた(Sluykら 1998)．また，VanderWeeleと共同研究者らは，24〜72時間後と7日後で根分岐部に充填したMTAの耐除去性が高くなっていたことを確認した(VanderWeeleら

2006)．さらに，Torabinejadと共同研究者らは，MTAの圧縮強さが24時間後の40MPaから21日後には67MPaへと増加したことを報告している(Torabinejadら 1995)．

硬化に影響を及ぼす要因：添加剤と促進剤

　MTAの操作性と硬化時間の長さを改善するために，さまざまな添加剤が試されてきた．MTA(またはポルトランドセメントや同じ種類のセメント)に混ぜられている添加剤には，塩化カルシウム($CaCl_2$)，次亜塩素酸ナトリウム(NaOCl)，グルコン酸クロルヘキシジン，K-Y ゼリー，塩酸リドカイン，グルコン酸乳酸カルシウム，フッ化ケイ素酸ナトリウム(Na_2SiF_6)，オルトリン酸水素二ナトリウム(Na_2HPO_4)，フッ化ナトリウム(NaF)，塩化ストロンチウム($SrCl_2$)，ヒドロキシアパタイト[$Ca_{10}(PO_4)_6(OH)_2$]，リン酸三カルシウム[$Ca_3(PO_4)_2$]，クエン酸($C_6H_8O_7$)，ギ酸カルシウム，亜硝酸カルシウム，メチルセルロース，メチルヒドロキシルアミンセルロース，可溶性ポリマーがある(Ridiら 2005；Bortoluzziら 2006a, b, 2009；Koganら 2006；Berら 2007；Wiltbankら 2007；Dingら 2008；Hongら 2008；Huangら 2008；Camilleri 2009；Gandolfiら 2009；Hsiehら 2009；AlAneziら 2011；Jiら 2011；Leeら 2011；Appelbaumら 2012)．多くの添加剤により硬化時間，操作性，または他の特性は向上したが，臨床的に生物学的活性への効果に関してはあまり示されていない．よって，オリジナルのMTA以外の材料を使う場合は，その効果がはっきりするまでは慎重になったほうが無難である．

水分と湿気の影響

　MTAは水硬性セメントであるので，水分や湿気はMTAの硬化に必須であり，最高の特性(パフォーマンス)を得るためになくてはならない要素である．しかし，湿気がない場合や過剰にある場合は，硬化と特性に悪影響を与えてしまう．過剰に湿気があるとセメントは多孔質になり，硬化中に崩れるか，あるいは硬化後の強度が弱くなり劣化すると考えられる(Walkerら 2006)．

　一方で，MTAを混和する際は水分を使用するが，臨床的には歯や周辺の組織からの水分でMTAを硬化させることは可能である．たとえば，乾燥したMTAの粉末を根管内に填入するだけでも十分な時間が経てばセメント質や分岐根管，側枝などからの水分によって，最終的に硬化させることは可能である(Budig & Eleazer 2008)．そうはいっても，乾燥気味の環境下で硬化したMTAは，湿気のある環境下で硬化したMTAほど高い性能は発揮しない(Gancedo-Caravia & Garcia-Barbero 2006)．水分のある環境かそうでないかは，MTAの他の性質にも影響を与える．たとえば，硬化の過程で最初に起こる現

象である膨脹は，水分の吸収をともなう(Gandolfiら 2009)．

硬化時の環境の違いによる相互作用

　臨床応用では，MTAは根管治療中に使用される薬液はもちろんのこと，さまざまな生理液などに触れることとなる．硬化中であろうと硬化後であろうと，それらの薬液に触れる以上，MTAの性能や化学的性質が影響を受ける可能性がある．硬化中に酸性の環境に曝されると，たとえば炎症性の歯髄や根尖歯周組織などの場合，MTAの硬化反応物質は影響を受ける．Leeと共同研究者らは，MTA(混和後2分)をpH 5の薬液と接触させると水酸化カルシウムの生成量が減ることを突き止めた(Leeら 2004)．さらには，この反応物質の粒子表層が溶解することも明らかであるため，酸性環境下において微小硬度が減少することでセメントは脆弱化するといえる．これについては，別の研究でも同様な結果が示されている(Namazikhahら 2008)．しかし，他の圧縮強さに関する研究において，MTAを水で混和し，pH5.0またはpH7.4のリン酸緩衝生理食塩水(PBS)に接触させたところ，まったく差が生じなかった(Wattsら 2007)．一方，血清に触れた場合は，セメントの表層形状や化学反応が起きた範囲(Tingeyら 2008)，さらには硬度に差が生じた(Kangら 2012；Kimら 2012)ことから，MTAの硬化に悪影響があったことが報告されている．また，根分岐部の穿孔封鎖でMTAが血液に触れると，触れなかった場合と比べて封鎖性が低下することが示されている(VanderWeeleら 2006)．さらに，血液に触れた場合，MTAの圧縮強さ(Nekoofarら 2010)や微小硬度(Nekoofarら 2011)も低下することが報告されている．

　同様に，MTAはだいたい50〜75wt％の酸化カルシウムを含んでいるので，硬化中にエチレンジアミン四酢酸(EDTA)洗浄溶液のようなカルシウムキレート剤に触れてしまうと大きな問題となる．上記略述したように，ケイ酸カルシウムの硬化は水に溶解し，化学反応を起こして生成物が沈殿することで進行していくものである．しかし，EDTA溶液は放出されたカルシウムを積極的にキレートするので，MTAの硬化反応が妨げられ，水酸化カルシウムが生成されず(Leeら 2007)，ケイ酸カルシウム水和物の生成も阻害されることになる．特性に関しては，MTAの硬化中に根管洗浄用溶液(次亜塩素酸ナトリウム，グルクロン酸クロルヘキシジン，EDTA，BioPure MTAD)に曝された場合は，蒸留水の場合と比較すると7日後で曲げ強さや微小硬度が低下することが報告されている(Aggarwalら 2011)．これらの洗浄液のなかでも，EDTAとBioPureMTADはMTAにもっとも悪影響を与える．後者は酸(pH 2)でありカルシウムを排除してしまう．臨床的にみると根管洗浄剤が頻繁に接触してもMTAの硬化過程への影響は少なそうである．しかし，MTAを充填

したところに根管洗浄剤（とくにEDTAやBioPureMTAD）を少しでも使用したならば，蒸留水で十分に洗浄し，少量であっても残存した薬剤を除去すべきである．

硬化したMTAに関しては，BioPureMTADおよびEDTA（BioPureMTADより影響力は少ないが）を使用するとMTAの表層が荒れ（混和後72時間），カルシウムが取り除かれ，わずか5分後には表層が溶解することが報告されている（Smithら 2007）．しかしながら，それらの溶液に接触する時間は短いことと，象牙質のような他の場所も同じように影響されることを覚えておかなければならない．よって硬化したMTAが洗浄溶液に接することは，臨床的にはあまり大きな問題にはならないといえる．

硬化反応領域の拡大

MTAが登場して以来，数多くの研究がなされ，MTAは非常に生体親和性に優れ，他の歯科材料を同じ用途で使用した場合と比較して封鎖性が高いことが報告されている．また，まったく別の研究によって，MTAをリン酸溶液に浸漬していたところ，表層が結晶化するという特徴が偶然発見された．一方，水に浸した場合には結晶化が起こらないことが確認されている（Camilleriら 2005）．Sakarと共同研究者らは，このような現象があることから，MTAに生体親和性があることを初めて報告している（Sarkarら 2005）．彼らは，PBS溶液と接触したときにMTA上に形成される球状の沈殿物の成分を調べたところ，ヒドロキシアパタイトと似たものであったと報告している．

これに加えて，MTAと周囲の象牙質との間に中間層（Fig.2.6）の存在が確認されている．このことより，MTAの生理活性は以下の反応によりもたらされると考えられる．まずはカルシウムが溶解し，そしてリン酸と複合体をつくり，これがヒドロキシアパタイトの結晶になり増加してMTAと象牙質の隙間を埋めていく．時間経過とともに，この機械的に積み上がった層は化学的に接着し封鎖される．この中間層について，研究者らは本質的にはただのアパタイトであるとみなしていたが，後の研究でこの層はヒドロキシアパタイトに類似していることが確認された（Bozemanら 2006）．それでも，上記に略述したように生理活性があるおかげでMTAは他のほとんどの歯科用材料と比較して高い封鎖性を有しており，また精製水と比較すると生理溶液で混和したほうが接着性は高くなる（Reyes-Carmonaら 2010）．アパタイトが生成された層の形成過程を理解するため，数名の研究者がさらに調査を行った．はじめに核となるのは無定型のリン酸カルシウムで，炭酸アパタイトが形成される前の

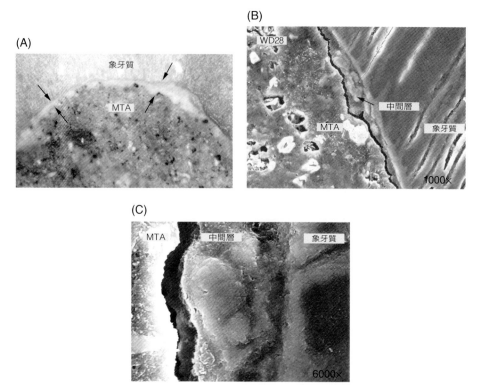

Fig.2.6 MTAと象牙質の境界部の光学顕微鏡画像(A)，MTAと象牙質の境界水平断面部の走査型電子顕微鏡画像(B)，(B)の一部分の高倍率画像(C)．(Sarkarら 2005より．Elsevier の許諾を得て掲載）

前駆体と考えられる(Tayら 2007；Reyes-Carmonaら 2009；Hanら 2010)．沈殿物が表層に生じるのは意外に早く，わずか5時間足らずで生じ，時間の経過とともに急速に進行していく．それから1週間以内には厚みが均等になっていく(Fig.2.7)(Gandolfiら 2010)．

MTA中のケイ酸カルシウムが水和されることで水酸化カルシウムが生成されたことと，MTAと水酸化カルシウムの生物学的反応で同様のことが起きたため(Pitt Fordら 1996；Faraco & Holland 2001)，当初はMTAの生理活性物質として水酸化カルシウムを中心に研究が行われた．しかし，ケイ酸カルシウム水和物にも生理活性があることが証明されており(Theriotら 2008)，またケイ酸カルシウム含有量が多いことからMTAの生物学的適合性に関して水酸化カルシウムよりも重要であると考えられている．水酸化カルシウムにより炭酸アパタイトに変換される過程は，主に溶解・沈殿が進行してなされる

MTAの化学的特性 31

(A)

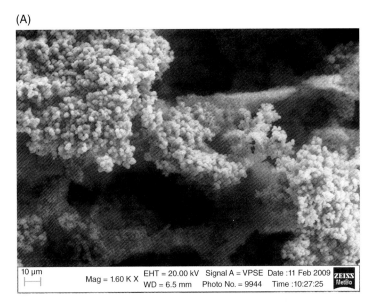

(B)

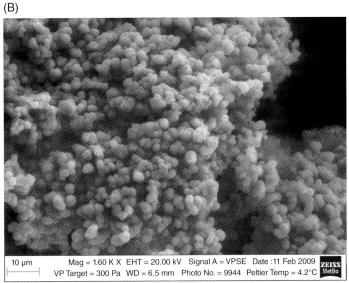

Fig.2.7 PBS溶液に1週間浸漬したMTA．アパタイト様の沈殿物が表層に認められる．1,600倍(A), 3,200倍(B). (Gandolfiら 2010より．John Wiley & Sons社の許諾を得て掲載)

と考えられているが，ケイ酸カルシウム水和物上に炭酸アパタイトが生じることには陰イオン交換によるものと表層での核生成がかかわっていることが示唆されている(Fig.2.8)(Theriotら 2008).

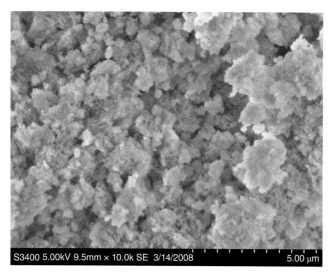

Fig.2.8 ケイ酸カルシウム水和物表層に出現するアパタイト様の沈殿物．（Nikhil Sarkar 先生のご厚意による）

参考文献

Aggarwal, V., Jain, A., Kabi, D. (2011) In vitro evaluation of effect of various endodontic solutions on selected physical properties of white mineral trioxide aggregate. *Australian Endodontics Journal* **37**, 61–4.

Alanezi, A. Z., Zhu, Q., Wang, Y. H., *et al.* (2011) Effect of selected accelerants on setting time and biocompatibility of mineral trioxide aggregate (MTA). *Oral Surgery, Oral Medicine, Oral Pathology, Oral Radiology, and Endodontics* **111**, 122–7.

Appelbaum, K. S., Stewart, J. T., Hartwell, G. R. (2012) Effect of sodium fluorosilicate on the properties of Portland cement. *Journal of Endodontics* **38**, 1001–3.

Asgary, S., Parirokh, M., Eghbal, M. J., *et al.* (2004) A comparative study of white mineral trioxide aggregate and white Portland cements using X–ray microanalysis. *Aust Endod J*, **30**, 89–92.

Asgary, S., Parirokh, M., Eghbal, M. J., *et al.* (2005) Chemical differences between white and gray mineral trioxide aggregate. *Journal of Endodontics* **31**, 101–3.

Asgary, S., Parirokh, M., Eghbal, M. J., *et al.* (2006) A qualitative X–ray analysis of white and grey mineral trioxide aggregate using compositional imaging. *Journal of Materials Sciience: Materials in Medicine* **17**, 187–91.

ASTM Standard C150/C150M – 12, 2012, "Standard Specification for Portland Cement", ASTM International, West Conshohocken, PA.

Belío-Reyes, I. A., Bucio, L., Cruz-Chavez, E. (2009) Phase composition of ProRoot mineral trioxide aggregate by X-ray powder diffraction. *Journal of Endodontics* **35**, 875–8.

Ber, B. S., Hatton, J. F., Stewart, G. P. (2007) Chemical modification of ProRoot MTA to improve handling characteristics and decrease setting time. *Journal of Endodontics* **33**, 1231–4.

Bhatty, J. I. (1991) A review of the application of thermal analysis to cement-admixture systems. *Thermochimica Acta* **189**, 313–50.

Bortoluzzi, E. A., Broon, N. J., Bramante, C. M., et al. (2006a) Sealing ability of MTA and radiopaque Portland cement with or without calcium chloride for root-end filling. *Journal of Endodontics* **32**, 897–900.

Bortoluzzi, E.A., Juárez Broon, N., Antonio Hungaro Duarte M., et al. (2006b) The use of a setting accelerator and its effect on pH and calcium ion release of mineral trioxide aggregate and white Portland cement. *Journal of Endodontics* **32**, 1194–7.

Bortoluzzi, E. A., Broon, N. J., Bramante, C. M., et al. (2009) The influence of calcium chloride on the setting time, solubility, disintegration, and pH of mineral trioxide aggregate and white Portland cement with a radiopacifier. *Journal of Endodontics* **35**, 550–4.

Bozeman, T. B., Lemon, R. R., Eleazer, P. D. (2006) Elemental analysis of crystal precipitate from gray and white MTA. *Journal of Endodontics* **32**, 425–8.

Budig, C. G., Eleazer, P. D. (2008) In vitro comparison of the setting of dry ProRoot MTA by moisture absorbed through the root. *Journal of Endodontics*, **34**, 712–4.

Camilleri, J. (2007) Hydration mechanisms of mineral trioxide aggregate. *International Endodontics Journal* **40**, 462–70.

Camilleri, J. (2008) Characterization of hydration products of mineral trioxide aggregate. *International Endodontics Journal* **41**, 408–17.

Camilleri, J. (2009) Evaluation of selected properties of mineral trioxide aggregate sealer cement. *Journal of Endodontics* **35**, 1412–7.

Camilleri, J., Montesin, F. E., Brady, K., et al. (2005) The constitution of mineral trioxide aggregate. *Dental Materials* **21**, 297–303.

Chang, S. W., Shon, W. J., Lee, W., et al. (2010) Analysis of heavy metal contents in gray and white MTA and 2 kinds of Portland cement: a preliminary study. *Oral Surgery, Oral Medicine, Oral Pathology, Oral Radiology, and Endodontics* **109**, 642–6.

Chedella, S. C., Berzins, D. W. (2010) A differential scanning calorimetry study of the setting reaction of MTA. *International Endodontics Journal* **43**, 509–18.

Chng, H. K., Islam, I., Yap, A. U., et al. (2005) Properties of a new root–end filling material. *Journal of Endodontics* **31**, 665–8.

Comin-Chiaramonti, L., Cavalleri, G., Sbaizero, O., et al. (2009) Crystallochemical comparison between Portland cements and mineral trioxide aggregate (MTA). *Journal of Applied Biomaterials and Biomechanics* **7**, 171–8.

Coomaraswamy, K. S., Lumley, P. J., Hofmann, M. P. (2007) Effect of bismuth oxide radioopacifier content on the material properties of an endodontic Portland cement-based (MTA-like) system. *Journal of Endodontics* **33**, 295–8.

Dammaschke, T., Gerth, H. U., Züchner, H., et al. (2005) Chemical and physical surface and bulk material characterization of white ProRoot MTA and two Portland cements. *Dental Materials* **21**, 731–8.

Darvell, B. W., Wu, R. C. (2011) "MTA" – an hydraulic silicate cement: review update and setting reaction. *Dental Materials* **27**, 407–22.

Ding, S. J., Kao, C. T., Shie, M. Y., et al. (2008) The physical and cytological properties of white MTA mixed with Na_2HPO_4 as an accelerant. *Journal of Endodontics* **34**, 748–51.

Faraco, I. M., Holland, R. (2001) Response of the pulp of dogs to capping with mineral trioxide aggregate or a calcium hydroxide cement. *Dental Traumatology* **17**, 163–6.

Funteas, U. R., Wallace, J. A., Fochtman, E. W. 2003. A comparative analysis of mineral trioxide aggregate and Portland cement. *Australian Endodontics Journal* **29**, 43–4.

Gancedo-Caravia, L., Garcia-Barbero, E. (2006) Influence of humidity and setting time on the push–out strength of mineral trioxide aggregate obturations. *Journal of Endodontics* **32**, 894–6.

Gandolfi, M. G., Iacono, F., Agee, K., *et al.* (2009) Setting time and expansion in different soaking media of experimental accelerated calcium-silicate cements and ProRoot MTA. *Oral Surgery, Oral Medicine, Oral Pathology, Oral Radiology, and Endodontics* **108**, e39–45.

Gandolfi, M. G., Taddei, P., Tinti, A., *et al.* (2010a) Apatite-forming ability (bioactivity) of ProRoot MTA. *International Endodontics Journal* **43**, 917–29.

Gandolfi, M. G., Van Landuyt, K., Taddei, P., *et al.* (2010b) Environmental scanning electron microscopy connected with energy dispersive x–ray analysis and Raman techniques to study ProRoot mineral trioxide aggregate and calcium silicate cements in wet conditions and in real time. *Journal of Endodontics* **36**, 851–7.

Han, L., Okiji, T., Okawa, S. (2010) Morphological and chemical analysis of different precipitates on mineral trioxide aggregate immersed in different fluids. *Dental Materials Journal* **29**, 512–7.

Hong, S. T., Bae, K. S., Baek, S. H., *et al.* (2008) Microleakage of accelerated mineral trioxide aggregate and Portland cement in an in vitro apexification model. *Journal of Endodontics* **34**, 56–8.

Hsieh, S. C., Teng, N. C., Lin, Y. C., *et al.* 2009. A novel accelerator for improving the handling properties of dental filling materials. *Journal of Endodontics* **35**, 1292–5.

Huang, T. H., Shie, M. Y., Kao, C. T., *et al.* (2008) The effect of setting accelerator on properties of mineral trioxide aggregate. *Journal of Endodontics* **34**, 590–3.

Islam, I., Chng, H. K., Yap, A. U. (2006) Comparison of the physical and mechanical properties of MTA and portland cement. *Journal of Endodontics*, **32**, 193–7.

Ji, B. (1991) A review of the application of thermal analysis to cement–admixture systems. *Thermochimica Acta* **189**, 313–350.

Ji, D. Y., Wu, H. D., Hsieh, S. C., *et al.* (2011) Effects of a novel hydration accelerant on the biological and mechanical properties of white mineral trioxide aggregate. *Journal of Endodontics* **37**, 851–5.

Kang, J. S., Rhim, E. M., Huh, S. Y., *et al.* (2012) The effects of humidity and serum on the surface microhardness and morphology of five retrograde filling materials. *Scanning* **34**, 207–14.

Kim, Y., Kim, S., Shin, Y. S., *et al.* (2012) Failure of setting of mineral trioxide aggregate in the presence of fetal bovine serum and its prevention. *Journal of Endodontics* **38**, 536–40.

Kogan, P., He, J., Glickman, G. N., *et al.* (2006) The effects of various additives on setting properties of MTA. *Journal of Endodontics* **32**, 569–72.

Komabayashi, T., Spångberg, L. S. (2008) Comparative analysis of the particle size and shape of commercially available mineral trioxide aggregates and Portland cement: a study with a flow particle image analyzer. *Journal of Endodontics* **34**, 94–8.

Lee, B. N., Hwang, Y. C., Jang, J. H., *et al.* (2011) Improvement of the properties of mineral trioxide aggregate by mixing with hydration accelerators. *Journal of Endodontics* **37**, 1433–6.

Lee, S. J., Monsef, M., Torabinejad, M. (1993) Sealing ability of a mineral trioxide aggregate for repair of lateral root perforations. *Journal of Endodontics* **19**, 541–4.

Lee, Y. L., Lee, B. S., Lin, F. H., *et al.* (2004) Effects of physiological environments on the hydration behavior of mineral trioxide aggregate. *Biomaterials* **25**, 787–93.

Lee, Y. L., Lin, F. H., Wang, W. H., *et al.* (2007) Effects of EDTA on the hydration mechanism of mineral trioxide aggregate. *Journal of Dental Research* **86**, 534–8.

Monteiro Bramante, C., Demarchi, A. C., De Moraes, I. G., *et al.* (2008) Presence of arsenic in different types of MTA and white and gray Portland cement. *Oral Surgery, Oral Medicine, Oral Pathology, Oral Radiology, and Endodontics* **106**, 909–13.

Namazikhah, M. S., Nekoofar, M. H., Sheykhrezae, M. S., *et al.* (2008) The effect of pH on surface hardness and microstructure of mineral trioxide aggregate. *International Endodontics Journal* **41**, 108–16.

Nekoofar, M. H., Stone, D. F., Dummer, P. M. (2010) The effect of blood contamination on the compressive strength and surface microstructure of mineral trioxide aggregate. *International Endodontics Journal* **43**, 782–91.

Nekoofar, M. H., Davies, T. E., Stone, D., *et al.* (2011) Microstructure and chemical analysis of blood-contaminated mineral trioxide aggregate. *International Endodontics Journal* **44**, 1011–8.

Pitt Ford, T. R., Torabinejad, M., Abedi, H. R., *et al.* (1996) Using mineral trioxide aggregate as a pulp-capping material. *Journal of the American Dental Association* **127**, 1491–4.

Porter, M. L., Bertó, A., Primus, C. M., *et al.* (2010) Physical and chemical properties of new-generation endodontic materials. *Journal of Endodontics* **36**, 524–8.

Ramachandran, V. S., Paroli, R. M., Beaudoin J. J., *et al.* (2003) *Handbook of Thermal Analysis of Construction Materials*. Noyes Publication/William Andrew Publishing, New York.

Reyes-Carmona, J. F., Felippe, M. S., Felippe, W. T. (2009) Biomineralization ability and interaction of mineral trioxide aggregate and white portland cement with dentin in a phosphate-containing fluid. *Journal of Endodontics* **35**, 731–6.

Reyes-Carmona, J. F., Felippe, M. S., Felippe, W. T. (2010) The biomineralization ability of mineral trioxide aggregate and Portland cement on dentin enhances the push-out strength. *Journal of Endodontics* **36**, 286–91.

Ridi, F., Fratini, E., Mannelli, F., *et al.* (2005) Hydration process of cement in the presence of a cellulosic additive. *A calorimetric investigation. Journal of Physical Chemistry B* **109**, 14727–34.

Sarkar, N. K., Caicedo, R., Ritwik, P., *et al.* (2005) Physicochemical basis of the biologic properties of mineral trioxide aggregate. *Journal of Endodontics* **31**, 97–100.

Schembri, M., Peplow, G., Camilleri, J. (2010) Analyses of heavy metals in mineral trioxide aggregate and Portland cement. *Journal of Endodontics* **36**, 1210–5.

Sluyk, S. R., Moon, P. C., Hartwell, G. R. (1998) Evaluation of setting properties and retention characteristics of mineral trioxide aggregate when used as a furcation perforation repair material. *Journal of Endodontics* **24**, 768–71.

Smith, J. B., Loushine, R. J., Weller, R. N., *et al.* (2007) Metrologic evaluation of the surface of white MTA after the use of two endodontic irrigants. *Journal of Endodontics* **33**, 463–7.

Song, J. S., Mante, F. K., Romanow, W. J., *et al.* (2006) Chemical analysis of powder and set forms of Portland cement, gray ProRoot MTA, white ProRoot MTA, and gray MTA-Angelus. *Oral Surgery, Oral Medicine, Oral Pathology, Oral Radiology, and Endodontics* **102**, 809–15.

Tay, F. R., Pashley, D. H., Rueggeberg, F. A., *et al.* (2007) Calcium phosphate phase transformation produced by the interaction of the portland cement component of white mineral trioxide aggregate with a phosphate-containing fluid. *Journal of Endodontics* **33**, 1347–51.

Theriot, S. T., Chowdhury, S., Sarkar, N. K. (2008) Reaction between CSH and phosphate buffered saline solution. *Journal of Dental Research* **87**, Special issue A. Abstract #1068.

Tingey, M. C., Bush, P., Levine, M. S. (2008) Analysis of mineral trioxide aggregate surface when set in the presence of fetal bovine serum. *Journal of Endodontics* **34**, 45–9.

Torabinejad, M., Hong, C. U., McDonald, F., *et al.* (1995) Physical and chemical properties of a new root-end filling material. *Journal of Endodontics* **21**, 349–53.

VanderWeele, R. A., Schwartz, S. A., Beeson, T. J. (2006) Effect of blood contamination on retention characteristics of MTA when mixed with different liquids. *Journal of Endodontics* **32**, 421–4.

Walker, M. P., Diliberto, A., Lee, C. (2006) Effect of setting conditions on mineral trioxide aggregate flexural strength. *Journal of Endodontics* **32**, 334–6.

Watts, J. D., Holt, D. M., Beeson, T. J., *et al.* (2007) Effects of pH and mixing agents on the temporal setting of tooth–colored and gray mineral trioxide aggregate. *Journal of Endodontics* **33**, 970–3.

Wiltbank, K. B., Schwartz, S. A., Schindler, W. G. (2007) Effect of selected accelerants on the physical properties of mineral trioxide aggregate and Portland cement. *Journal of Endodontics* **33**, 1235–8.

3 MTAの物性

Ricardo Caicedo[1], Lawrence Gettleman[2]
[1] Department of Oral Health and Rehabilitation (Endodontics Division), University of Louisville, School of Dentistry, USA
[2] Department of Oral Health and Rehabilitation (Prosthodontics Division), University of Louisville, School of Dentistry, USA

序論	37
pH	38
溶解性	40
硬化膨張	43
エックス線不透過性	45
種々の強度	49
圧縮強さ	49
曲げ強さ	54
剪断強さ	55
押出し強さ	56
剪断接着強さ	56
要約	57
微小硬度	60
色と審美性	61
物理化学的特性	62
謝辞	66
参考文献	66

序論

　1995年以来，2種類のMTA(grayとwhite)が歯内療法で使用され，臨床的な成功を収めている．"gray MTA"の色がなぜグレーかというと，それはポルトランドセメントに鉄の成分，すなわち鉄アルミン酸四石灰($4CaO\text{-}Al_2O_3\text{-}Fe_2O_3$)が含まれているからである(ProRoot® MTAの製品説明書より)．2002年に組成から酸化鉄を取り除くことで白さを得た"white MTA"が登場した．

本章では，これら2種類のMTAを区別するために"gray MTA"をGMTA, "white MTA"をWMTAと呼ぶことにする．また，表中の「〜」で始まる数値は参考文献からのものであり，表や本文からの数値ではない．

pH

　化学ではpHは水溶液中の水素イオン濃度を示す．定義では水のpHは7.0に近い値になっている．pHが7.0より小さい溶液は酸性，大きい溶液であれば塩基性またはアルカリ性と呼ばれる．溶液のpHはガラス電極や化学指示薬を使い測定する．いくつかの研究から，MTAのpHは混和直後に〜10.2となり，3時間後には12.5まで上昇，そしてそのままの値にとどまることがわかっている(Torabinejadら 1995)．GMTAとWMTAのpHを比較すると後者のほうが混和後からつねに有意に高いpHを示すことが確認されている(Chngら 2005；Islamら 2006)．GMTAとWMTAのpH値を一般的なポルトランドセメントおよび白色ポルトランドセメントを用いて60分にわたって比較した．これら4種類のセメントのpH値は混和開始から20分以内に上昇し，60分までの間に安定する．白色ポルトランドセメントと一般的なポルトランドセメントのpH値は，GMTAとWMTAよりも早く頂点に達する(Table 3.1)(Islamら 2006)．

　長期的な研究によると，MTAは78日間にわたり高いpHを維持したとされている(Fridland & Rosado 2005)．

　試作セメントの特性およびpH値をブラジル製のMTA(MTA Angelus：AMTA)と15日間経過するまで比較した研究では，期間内での違いはほとんどなかったが，pH値は他の研究結果と比べて非常に低かった(Table 3.2)(Santosら 2005)．

　Porterと共同研究者らは，WMTAと3種類の試作MTAのpH値の測定とその他の特性についての調査を行っている(Porterら 2010)．Ceramicrete-Dの

Table 3.1　2種類のMTAおよびポルトランドセメントのpH値(初期と60分経過時)．(Islamら 2006より．Elsevierの許諾を得て転載)

使用セメント	初期pH	60分後のpH
一般的なポルトランドセメント	〜12.3	〜13.0
白色ポルトランドセメント	〜11.9	〜13.1
Gray PMTA	〜11.3	〜12.8
White WMTA	〜11.9	〜13.0

Table 3.2 ブラジル製のMTA（AMTA）と試作セメントの15.4日後までのpH値．（Santosら 2005より．John Wiley & Sonsの許諾を得て転載）

時間	0	25	50	100	200	250	370
MTA-A（Angelus）	～6.0	～10.4	～9.5	～7.2	～9.4	～7.5	～7.6
試作セメント	～6.0	～10.3	～9.8	～7.2	～9.4	～7.6	～7.6

Table 3.3 WMTAと3種類の試作MTAの混和直後のpH値．（Porterら 2010より．Elsevierの許諾を得て転載）

	混和直後のpH
White ProRoot MTA	12.6
Capasio 150	10.3
Ceramicrete-D	2.2
Generex-A	10.8

Table 3.4 蒸留水で混和したWMTAとリン酸水素ナトリウム緩衝液で混和したWMTAのpH値．（Dingら 2008より．Elsevierの許諾を得て転載）

WMTAと混和したもの	初期pH	6時間後のpH
蒸留水	～11.0	～13.5
15%リン酸ナトリウム緩衝液	～11.1	～13.3

pHは2.2で酸性度が強かった．その他は全体的に塩基性であった（Table 3.3）．

WMTAに関して行われた大型研究の一環として，混和後6時間経過するまでのpH値が測定されているが，蒸留水で混和した場合と15%リン酸水素ナトリウム緩衝液で混和した場合とでは有意な差は生じなかった（Table 3.4）（Dingら 2008）．

White MTA Angelus，試作MTA，白色ポルトランドセメント，AH Plusエポキシシーラーを1.5mmのチューブに入れ，水を入れた10mlのフラスコに浸漬して，それらの溶液のpH値を28日後までにさまざまな間隔で調べた研究では，実験に使用したサンプル量が少なかったことが原因かもしれないが，pHの変化はあまり大きくなかった．しかし，文献で報告されているpH値よりもかなり低い値が測定されている．AH PlusシーラーのpH値は低下したが，他の3種類のセメント材ではpH値は上昇した（Table 3.5）．（Massiら 2011）．

Santosら（2005）およびMassiら（2011）以外のほとんどの文献ではMTAのpH値は10～13とされている．一般的に，混和後MTAのpHは上昇し，歯内療法で用いられる水酸化カルシウムと同様にアルカリ性のpH値を示す．MTAにこの類似性があるため，生体親和性が良好なのかもしれない．

Table 3.5 28日後までの試作MTA，白色ポルトランドセメント，WMTA，エポキシレジンシーラーのpH値．（Massiら 2011より．Elsevierの許諾を得て転載）

pH	試作MTA	白色ポルトランドセメント	WMTA Angelus	AH Plus
3時間	9.83	8.46	7.66	6.14
6時間	8.18	7.79	8.06	5.77
12時間	9.49	7.96	7.64	6.06
24時間	8.76	7.62	7.62	5.88
48時間	8.16	7.67	7.66	6.04
7日	7.97	7.82	8.00	4.97
14日	7.90	7.82	8.00	4.96
28日	8.08	8.03	8.10	6.75

溶解性

　物質の溶解性は，基本的には温度や圧力はもちろんのこと，溶媒の種類によっても変化するものである．特殊な溶媒による物質の溶解性は，飽和濃度で測定される．飽和濃度は，溶液に溶質を追加しても溶けない（溶液の濃度が上昇しない）濃度のことをいう．MTAの溶解性が米国歯科医師会要綱（ANSI/ADA 1991）の改定版に従い測定されているが，ほとんどの研究でMTAの溶解性は低いか溶解しないと報告されている（Torabinejadら 1995；Daneshら 2006；Poggioら 2007；Shieら 2009）．しかし，78日間にわたる長期研究では，MTAは部分的に溶解し，時間経過とともにその溶解性は下がっていくことが報告されている（Fridland & Rosado 2005）．

　粉液比も溶解性に影響を及ぼし，水の割合が高いとMTAの溶解性が上がり，また多孔性になる（Fridland & Rosado 2005）．

　MTAからカルシウムイオンが放出されるとの報告がいくつかある（Sarkarら 2005；Bortoluzziら 2006；Bozemanら 2006；Ozdemirら 2008）．水酸化カルシウムによる根尖部での硬組織形成の成功率は高いが，水酸化カルシウムは根尖歯周組織と接触するとすぐに吸収されるため，臨床においては根尖が封鎖されるまで長期間経過を観察する必要がある．しかし，同様のケースでもMTAを使用することで硬組織形成は予測可能となるため，長期間にわたり経過観察をする必要はない．MTAは，もともと非常に高い封鎖性と生体親和性を有しているため，硬組織による封鎖性においても優れている（Lin-suwanont 2003）．WMTAへの塩化カルシウム（$CaCl_2$）の添加により，最初の24時間で大量のカルシウムが放出されることが確認されている（Bortoluzziら 2006）．しかし興味深いことに，細胞培養では高濃度のカルシウムが存在すると逆に細胞増殖率が低下することが報告されている（Midyら 2001）．この

MTAの物性　41

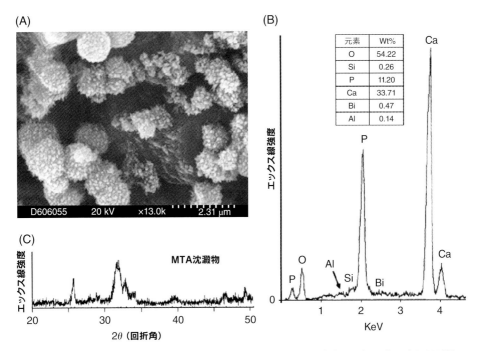

Fig.3.1 （A）MTA沈殿物の典型的な電子顕微鏡画像：合成組織液との相互作用（13,000倍）．（B）Aに示した沈殿物のエネルギー分散型エックス線分析スペクトル（グラフ）とおおまかな化学成分（表）．（C）MTAのエックス線回折パターン：合成組織液と混和したMTA沈殿物．（Sarkarら 2005より．Elsevierの許諾を得て転載）

ことは，MTAから放出されたカルシウムイオンは組織液内のリン酸と反応してヒドロキシアパタイトの生成に使われてしまうことを示唆している．以上により，なぜMTAが臨床的に有効であるのかについて物理化学的に説明がつく（Fig.3.1）（Sarkarら 2005）．MTAからカルシウムを放出させるには，ある臨床的な条件が整っていなければならない可能性がある．Islamと共同研究者らにより，WMTAの溶解性は，白色ポルトランドセメント，通常のポルトランドセメント，そしてとくにGMTAよりも高いことが判明している（Islamら 2006）．このように，MTAには多少の溶解性があるため，MTAの構成成分は溶解し，歯とMTAの間に新たな生成物が形成される．この生成物は，大半が水酸化カルシウムであり，これにより生物学的封鎖がなされる．このような反応が起こるために，MTAを使うメリットがあるのだと言える（Table 3.6）．

FridlandとRosado（2003）らは，WMTAの粉液比で水分比率が高ければ高いほど24時間後の溶解度と多孔性は高くなることを突き止めた（Fridland & Rosado 2003）．このことは，水分過多で混和すると化学反応は延長され，硬化

Table 3.6 2種類のMTAと2種類のポルトランドセメントの任意の時点での溶解度.（Islamら 2006より．Elsevierの許諾を得て転載）

	溶解度（%±SD）
White WMTA	1.28 ± 0.02
Gray PMTA	0.97 ± 0.02
白色ポルトランドセメント	1.05 ± 0.02
一般的なポルトランドセメント	1.06 ± 0.07

Table 3.7 粉液比による24時間後のWMTAの溶解度と多孔性.（Fridland & Rosado 2003より．Elsevierの許諾を得て転載）

WMTAの粉液比	溶解度（W/W%）	多孔性（%）
0.26	1.76	30.25
0.28	2.25	35.72
0.30	2.57	35.19
0.33	2.83	38.39

も未完了になるとの考えと一致している．水分が多いほうがWMTAの臨床的な成功率は高くなる（Table 3.7）．

後にFridlandとRosado（2005）らは，粉液比が0.33でWMTAの溶解率は9日の間に0.37%から0.02%に減少したことを報告している．この報告では計算上の累積溶解率は80日目に24.02%まで到達している．同溶解率は，粉液比を0.28%にすると大いに低下した（Table 3.8）．

Poggioと共同研究者らは，4種類の根管封鎖材を用いて，1日後と2か月後にどのくらい重量が減少したかを測定することで，それらの溶解率を調べた．しかし，結果に有意差はなかった．ProRoot WMTAの溶解率は，2か月経過時で0.91%であった（Table 3.9）（Poggioら 2007）．

塩化カルシウムを添加した白色ポルトランドセメントとWMTAの溶解率が調べられている．硬化時間は大きく短縮され，72時間後までにWMTAの重量は増加した．白色ポルトランドセメントの溶解率は低下したが，WMTAも白色ポルトランドセメントもpH値は上昇した（Table 3.10）（Bortoluzziら 2009）．

一般的にMTAの溶解性は低いとされている．しかし，MTA混和後初期の段階では，十分なカルシウムが放出され，高アルカリ性の環境となるような十分な溶解性を有している．このような環境が作り出されるため，水酸化カルシウムが生成され，ヒドロキシアパタイトの形成へと繋がっていく．

ゼオライト銀は結晶性アルミノケイ酸塩であり，ほとんどの微生物に対

Table 3.8 WMTAの1日～80日目までの溶解率と累積溶解率．(Fridland & Rosado 2003より．Elsevierの許諾を得て転載)

	液／粉比率	1日あたりの溶解率(W/W％)
1日目	0.28	～2.9
	0.33	～3.7
2日目	0.28	～1.2
	0.33	～1.8
9日目	0.28	～0.1
	0.33	～0.2
80日目	0.28	計算上の累積溶解率 16.13
	0.33	計算上の累積溶解率 24.02

Table 3.9 根管封鎖材4種類の24時間～2か月後までの重量減率．(Poggioら2007より．Elsevierの許諾を得て転載)

材料(n=6)	24時間後の重量減％ (SD)％	2か月後の重量減％ (SD)％
IRM	0.65(0.19)	1.01(0.22)
ProRoot MTA	0.70(0.26)	0.91(0.29)
Superseal	0.23(0.25)	0.40(0.24)
Argoseal	0.97(0.33)	1.50(0.35)

して抗菌効果を有する銀イオンを放出する．硝酸ナトリウムを用いてイオン交換法により銀イオンを添加したゼオライトナトリウム($Na_2O：Al_2O_3：2SiO_2：XH_2O$)をMTA(Dentsply, DeTrey, Germany)の粉末と0.2％あるいは2.0％の質量分率で反応させ，無修正のMTAをコントロールとして1週間後のカルシウム放出量，硬化時間，溶解度が測定されている(Cinarら 2013)．

カルシウムの放出量は24時間で2％が最高値となり，差はなかった．0.2％ゼオライトナトリウムMTAの水の吸収率は8.59％，溶解率は1.38％であった．2.0％ゼオライトナトリウムMTAではそれぞれ6.79％，7.09％で，コントロールナトリウムMTAではそれぞれ8.98％，1.01％であった．2.0％ゼオライトナトリウムを加えると硬化時間は有意に短縮され，0.2％ゼオライトナトリウムMTAや無修正のMTAよりも有意に溶解度が高くなった．これらのことから，ゼオライトナトリウムをMTAに添加するメリットはないことがわかった(Cinarら 2013)．

硬化膨張

MTAの封鎖性が高い理由の1つは，硬化時に若干膨張することである．

Table 3.10 WMTAとポルトランドセメントとそれら2種類の改良型セメントの組成詳細と溶解率．（Bortoluzziら 2009より．Elsevierの許諾を得て転載）

WMTA (1.0g)	1.0g WMTA＋0.26mL H_2O
WMTA＋$CaCl_2$	1.0g WMTA＋0.1g $CaCl_2$, ＋0.18mL H_2O
白色ポルトランドセメント（WPC）	0.8g 白色ポルトランドセメント＋0.2g Bi_2O_3＋0.26mL H_2O
白色ポルトランドセメント＋$CaCl_2$	0.8g 白色ポルトランドセメント＋0.2g Bi_2O_3＋1g WPC with 0.1g $CaCl_2$＋0.18mL H_2O

	24時間		72時間		7日		14日		28日	
	M	MP	M	MP	M	MP	M	MP	M	MP
WMTA	−0.468	15.50	−0.659	15.50	−0.331	15.5	−0.721	15.5	−0.499	15.5
WMTA＋$CaCl_2$	−0.593	9.333	3.462	18.66	3.875	19.00	3.991	19.16	4.112	19.50
WPC	−0.199	19.00	−4.696	6.333	−5.064	6.00	−5.863	6.000	−6.777	6.00
WPC＋$CaCl_2$	−0.878	6.166	−1.267	9.500	−1.920	9.500	−2.646	9.333	−2.809	9.00

マイナスがつく数値は重量減を意味する．
M：median（中央値），MP：それぞれの時間における水に浸したセメントの平均溶解率（%）

GMTAおよびWMTAの約75％はポルトランドセメントで構成されている．GMTAとWMTAの違いは，WMTAのほうが鉄アルミン酸四カルシウムの含有量が少ない点である．このような成分の違いがあるだけで，硬化膨張に影響がでてくる．研究者らによっていくつかの異なるタイプのMTAの硬化膨張率が測定されており，GMTAはWMTAやポルトランドセメントよりも膨張率かなり高いこと，そして粉液比の違いは膨張率にはほとんど影響しないことがわかった(Table 3.11，Table 3.12)(Stormら 2008；Hawleyら 2010)．

エックス線不透過性

MTAのエックス線不透過性はISO 規格6876・7.7項に記載されている方法で測定されている．アルミ階段はアルミニウムの厚みを変えることでエックス線不透過性に濃度勾配がつくようにして対象物のエックス線不透過性を比較できるように設計されている．(国際標準化機構(ISO)2001年)．造影剤として酸化ビスマスが添加されているため，WMTAとGMTAは無修正のポルトランドセメントよりも6倍以上のエックス線不透過性があることがわかった(Islamら 2006)．しかし，Porterと共同研究者らは同じ方法によりさらに高

Table 3.11 粉液比の違いによる25時間後のMTAの膨張率．(Hawleyら 2010より．Elsevierの許諾を得て転載)

粉液比	WMTA	GMTA
0.26	0.084 ± 0.012	2.42 ± 0.324
0.28	0.058 ± 0.044	2.38 ± 0.034
0.30	0.093 ± 0.013	2.56 ± 0.393
0.35	0.086 ± 0.029	2.15 ± 0.337

Table 3.12 蒸留水またはハンクス緩衝生理食塩水(HBSS)に浸漬したGMTA・WMTAと水に浸漬したポルトランドセメント(PC)の線硬化膨張率の平均．(Stormら 2008より．Elsevierの許諾を得て転載)

Groups	5時間(SD)(n)	7.7時間(SD)(n)	24時間(SD)(n)
GMTA／水	0.47(0.09)(5)	0.74(0.15)(3)	1.02(0.19)(3)
GMTA/HBSS	0.34(0.04)(3)	0.45(0.06)(3)	0.68(0.12)(3)
WMTA／水	0.04(0.01)(5)	0.06(0.01)(5)	0.08(0.01)(3)
WMTA/HBSS	0.09(0.03)(3)	0.10(0.03)(3)	0.11(0.03)(3)
PC／水	0.24(0.05)(5)	0.26(0.04)(5)	0.29(0.04)(5)

度なエックス線不透過性を認めている．また，他の歯科用シーラントについてもアルミニウムとの相対的エックス線不透過性を調べている(Table 3.13)．(Porterら 2010)

　Húngaro Duarteと共同研究者らは，ポルトランドセメントの造影剤として使えそうな重金属や酸化物を20％の割合で配合し，それらの相対的エックス線不透過性を測定している(Húngaro Duarteら 2009)．酸化ビスマスは造影剤のなかでもっとも造影性が高く，純正ポルトランドセメントのほぼ6倍のエックス線不透過性を認めた(Table 3.14)．

　エックス線不透過性を有することは，歯科および医科で使われるすべての材料や器具が基本的に具備すべきことである．なぜならば，外傷など偶発的な事故が起きた場合には，体内に埋め込まれたり，飲み込んだり，あるいは吸い込んだりしても体内での場所を特定できなければならないからである．重金属粉，金属酸化物や化合物，無定型金属，ポリマー添加剤など重金属を含むものにはすべて利点と欠点がある．酸化ビスマスはMTAのエックス線不透過性を高めるのに成功している．他の造影性をもつ材料も将来の研究でエックス線不透過性を高めるのに使われるようになるかもしれない．

　ケイ酸カルシウムを主成分とするシーラー(MTA Fillapex, Angelus, Brazil)およびエポキシレジンを主成分とするシーラー(AH Plus, Dentsply, Germany)の細胞毒性，エックス線不透過性，pH，フローが3時間，24時間，72時間，168時間後で測定されている．細胞毒性はMTT試験を用いてBALB/c 3T3細胞の生存能力を4週間後まで確認することで評価された(Silvaら 2013)．

　シーラーのエックス線不透過性(mm Al：アルミ当量)はAH Plusで8.59 mm Al，MTA Fillapexで7.06 mm Alであった．それぞれの数値に有意差はあったが，両シーラーとも3 mm厚のアルミニウムと比較して十分にエックス線不透過性を有していた．混和した1 gのシーラーをガラスの板に挟み，180秒間にわ

Table 3.13 純アルミニウムと同等のエックス線不透過性を有するそれぞれの材料の厚み．

Islam ら(2006)	
WMTA	6.74mm
PMTA	6.47mm
白色ポルトランドセメント	0.95mm
一般的なポルトランドセメント	0.93mm
Porter ら(2010)	
ProRoot WMTA	8.5mm
Capasio 150	4.2mm
Ceramicrete-D	3.2mm
Generex-A	6.8mm

Table 3.14 ポルトランドセメント，ヒト象牙質，さまざまな添加剤を加えたポルトランドセメントのエックス線不透過性．（Húngaro Duarteら 2009より．Elsevierの許諾を得て転載）

	アルミ当量：mm Al（±SD）
純ポルトランドセメント	1.01±0.01
ポルトランドセメント + 20% 炭酸ビスマス	3.25±0.38
ポルトランドセメント + 20% ヨードホルム	4.24±0.32
ポルトランドセメント + 20% 酸化ビスマス	5.93±0.34
ポルトランドセメント + 20% 酸化鉛	5.74±0.66
ポルトランドセメント + 20% 酸化亜鉛	2.64±0.02
ポルトランドセメント + 20% 酸化ジルコニウム	3.41±0.19
ポルトランドセメント + 20% 硫化バリウム	2.80±0.18
ポルトランドセメント + 20% 次硝酸ビスマス	4.66±0.42
ポルトランドセメント + 20% タングステン酸カルシウム	3.11±0.25
象牙質	1.74±0.02

Table 3.15 任意の時間が経過した後のpH平均値と細胞毒性．（Silvaら 2013より）

	pH					毒性（コントロールと対比率%）					
時間(時)	3	24	48	72	168	時間(週)	0	1	2	3	4
AH Plus	7.08[a]	6.93[a]	6.78[a]	6.90[a]	6.92[a]		37[c]	70[c]	92[c]	100[c]	98[c]
MTA Fillapex	9.68[b]	9.34[b]	8.25[b]	8.02[b]	7.76[b]		4[d]	15[d]	13[d]	23[d]	30[d]
コントロール	6.50	6.50	6.50	6.50	6.50						

上付き文字は有意差があることを示す（p<0.05）

たり120 gの圧をかけたところ，MTA Fillapex（31.09±0.67mm）はAH Plus（25.80±0.83mm）よりも有意にフローがあった．

　pHや細胞毒性については，どの時点においても2種類のシーラー間で有意な差があった．AH Plusは，MTA Fillapexよりも細胞毒性が高かったが，どちらも根管治療用のシーラーとしては十分である（Table 3.15）．

　10, 20, 30wt%の酸化ビスマス（Bi_2O_3），ジルコニア（ZrO_2），フッ化イッテルビウム（YbF_3）を添加したポルトランドセメント，およびコントロールにProRoot MTA（Dentsply, Tulsa, USA）と純ポルトランドセメントを用いて，咬合面用のエックス線フィルムにアルミの板を付けて歯の断面切片の横に設置し，エックス線不透過性が測定されている．また，圧縮強さ，水銀圧入法による多孔度，硬化時間も測定され，形態についても走査型電子顕微鏡を用いて調べられた（Antonijevicら 2013）．

　すべてのセメントで多孔度は有意に上昇した．酸化ビスマスの添加により硬化時間が90分から115分に延長した．酸化ジルコニウム（ジルコニア）とフッ化イッテルビウムの添加は，硬化時間にまったく影響しなかった．少なくと

Table 3.16 さまざまな粉液比で混和したWAMTAの特性の平均値（±SD）．（Cavenagoら 2014より）

粉液比	平均エックス線不透過値 (mm Al)	平均溶解性 (%)	硬化時間 (分) 初期硬化	硬化時間 (分) 最終硬化	pH 3	pH 24	pH 72	pH 168	水酸化カルシウム放出量 (mg/L) (時間) 3	24	72	168
4:1	6.94[a]	1.62 (1.27)[e]	57.0 (2.0)[g]	112 (2.0)[g]	7.75[j]	7.84[j]	7.31[j]	7.71[j]	5.29[n]	4.46[n]	2.15[n]	5.48[n]
3:1	5.70[b]	1.83 (0.77)[e]	105 (1.52)[h]	135 (2.0)[h]	7.87[j]	7.89[j]	7.34[j]	7.78[j]	6.33[n]	4.70[n]	3.16[np]	6.20[n]
2:1	5.31[c]	6.46 (1.83)[f]	120 (2.51)[i]	321 (2.0)[i]	9.47[k]	8.00[j]	7.59[j]	8.43[j]	9.21[p]	6.73[p]	3.92[p]	9.72[p]
象牙質	0.79[d]											

各群間と縦の段での異なる上付き文字は，有意差がある（$p<0.05$）．

も酸化ビスマスを10wt％，酸化ジルコニウムを20wt％またはフッ化イッテルビウム20wt％添加すると，3mm厚のアルミニウムよりもエックス線不透過性は高くなった．ポルトランドセメントの圧縮強さは酸化ジルコニウムとフッ化イッテルビウムを添加すると高くなるが，有意には上昇しなかった．また酸化ビスマスを添加すると有意に低くなった．酸化ジルコニウムやフッ化イッテルビウムを添加することによる物性の悪化はなかった．このことは，酸化ビスマスの代わりにこれらの材料をMTAに添加できる可能性があることを示唆している(Antonijevicら 2013)．

粉液比を4：1，3：1，2：1にして混和したwhite MTA Angelus(Angelus, Brazil)を用いて，エックス線写真上の密度を象牙質を円柱状にくり抜いたものおよびアルミニウムの厚みを勾配させた板と比較して測定した．溶解度，硬化時間，pH，カルシウムイオンの放出量(原子吸光分析法により測定)の平均値を3時間，24時間，72時間，168時間後に調べた(Table 3.16)．逆根管充填したアクリル製人工歯30本をマイクロCTでスキャン後，これらを超純水に168時間浸漬し，再度スキャンした(Cavenagoら 2014)．

粉液比4：1でより高いエックス線不透過性が得られていた．混和時の液体比率が高いと硬化時間が延長し，さらにpH値とカルシウムイオンの放出量も有意に高くなった($P<0.05$)．粉液比2：1だと他の場合と比較して溶解性は有意に高くなった(6.46％)．粉液比は，white MTA Angelusの物性や化学的性質に大いに影響を与える(Cavenagoら 2014, Table 3.16)．

種々の強度

圧縮強さ

歯科用材料の"圧縮強さ"は，ISO6876で推奨される方法により測定される．圧縮強さは，強度測定器機を使いパスカル($Pa = N/m^2$)で算出される．つまり，ニュートン($kg\ m/s^2$)で出した最大荷重を標本の直径から算出した面積で割ると圧縮強さが算出できるということである．この強度の値は通常大きくなるので，MPa(メガパスカル)を単位として圧縮強さ，引っ張り強さ，押出し強さ，剪断強さに用いられている(押出し強さと剪断強さは標本に接触する円柱部の円周や材料の厚みから荷重を算出して，これを接触部の面積で割った値である)．2種類の試作ポルトランドセメントの強さを基準に，市販のMTAと一般的なポルトランドセメントの圧縮強さを1週間後まで測定したところ，MTAと一般的なポルトランドセメントはとくに3日後にもっとも高い数値を記録した(Hwangら 2011)．同様に，他の市販されているMTA 4種類

Table 3.17 さまざま試作セメントと市販セメントの1日, 3日, 7日, 28日後の圧縮強さ.

圧縮強さ (MPa)	1日後	3日後	7日後
ポルトランドセメント	28.06 ± 4.31[b]	43.36 ± 4.39[b]	32.10 ± 1.01[b]
試作ポルトランドセメント	5.81 ± 1.17[a]	10.47 ± 1.54[a]	14.88 ± 1.13[a]
試作ポルトランドセメント + $CaSO_4$	8.51 ± 0.55[a]	9.66 ± 0.76[a]	13.82 ± 2.99[a]
MTA	27.41 ± 3.83[b]	43.65 ± 8.35[b]	30.77 ± 0.51[b]

Hwangら (2011)

圧縮強さ (MPa)	7日後
ProRoot WMTA	27.0 ± 7.0
Capasio 150	30.7 ± 5.1
Ceramicrete-D	6.60 ± 3.5
Generex-A	38.9 ± 10.9

Porterら (2010)

圧縮強さ (MPa)	3日後	28日後
一般的なポルトランドセメント	48.06 ± 6.14	50.66 ± 1.37
白色ポルトランドセメント	40.39 ± 2.86	48.53 ± 1.37
WMTA	45.84 ± 1.32	86.02 ± 10.32
PMTA	50.43 ± 1.30	98.62 ± 5.74

試料：6 mm × 12 mm
ばね定数は指定せず

についても調べられている(Porterら 2010). Islamと共同研究者らによる研究では, 3日後と28日後の両日でより高い圧縮強さを示すことが確認された(Table 3.17)(Islamら 2006).

　Koganと共同研究者らは, さまざまな成分をWMTAに添加し, 圧縮強さを測定している(Koganら 2006). 生理食塩水で混和した場合の圧縮強さは39.2MPaとなり, 2％リドカインの32.6MPa, そして滅菌水の28.4MPaと比較してもっとも高くなった. 他の添加剤を用いた場合の圧縮強さは, かなり小さくなった(Table 3.18)(Koganら 2006).

　2 × 2 × 2の標本を使用した研究で, MTAを①2％塩酸リドカイン(10万分の1エピネフリン)または滅菌水で混和, ②pHを5.0または7.4にして混和, そして③7日後と28日後にそれらの圧縮強さを測定した. すると, 混和に用いた液体の違いにより硬化反応に差が生じ, 滅菌水のほうが2％リドカインよりも圧縮強さは高くなることがわかった. また, GMTAよりもWMTAのほうがどちらのpHの環境下でも高い値を示した. 全体的にpHが7.4のほうが5.0のときよりも圧縮強さはすべて高くなった(Table 3.19, Fig.3.2)(Wattsら 2007). しかし, これらの圧縮強さは, Koganと共同研究らの行った研究でのものよりもかなり高くなっている(Koganら 2006).

　Hwangと共同研究らは, $CaSO_4$を添加した試作セメントとWMTAとポルト

Table 3.18 さまざまな添加物を加えたWMTAの圧縮強さ（MPa）．（Koganら 2006より．Elsevierの許諾を得て転載）

MTAへの添加物	7日後の圧縮強さ（MPa）
滅菌水	28.4
次亜塩素酸ナトリウムゲル（NaOCl gel, ChlorCid V）	17.1
K-Y Jelly	18.3
2％塩酸リドカイン（1万分の1エピネフリン）	32.6
生理食塩水	39.2
3％塩化カリウム	19.3
5％塩化カリウム	19.6

試料：6 × 14mm

Table 3.19 2つのpH値で滅菌水または2％リドカインで混和したGMTAおよびWMTAの7日後と28日後の圧縮強さ．（Wattsら 2007より．Elsevierの許諾を得て転載）

	pH	日数	圧縮強さ（MPa ± SD）
GMTA リドカイン	5.0	7	38.2 ± 19.51
GMTA 滅菌水	5.0	7	47.8 ± 25.54
GMTA リドカイン	7.4	7	55.9 ± 25.08
GMTA 滅菌水	7.4	7	66.6 ± 27.10
WMTA リドカイン	5.0	7	62.3 ± 19.04
WMTA 滅菌水	5.0	7	92.3 ± 22.69
WMTA リドカイン	7.4	7	74.3 ± 23.87
WMTA 滅菌水	7.4	7	81.8 ± 25.48
GMTA リドカイン	5.0	28	23.3 ± 18.02
GMTA 滅菌水	5.0	28	65.5 ± 18.59
GMTA リドカイン	7.4	28	46.3 ± 20.62
GMTA 滅菌水	7.4	28	57.4 ± 17.99
WMTA リドカイン	5.0	28	51.3 ± 19.24
WMTA 滅菌水	5.0	28	70.8 ± 26.21
WMTA リドカイン	7.4	28	60.0 ± 20.88
WMTA 滅菌水	7.4	28	76.3 ± 19.24

ランドセメントとを比較している（Hwangら 2011）．試作セメントと比較するとWMTAとポルトランドセメントの圧縮強さは7日間を通してすべて非常に高かったが，3日後にはピークに達していた（Table 3.20）．

Appelbaumと共同研究者らは，MTAの75％がポルトランドセメントであることから，硬化を促進させる目的でフッ化ケイ酸ナトリウム（Na_2SiF_6）を（コンクリートに使われているように）ポルトランドセメントに添加することを試みた．重量比1〜15％になるようにフッ化ケイ酸ナトリウムを滅菌生

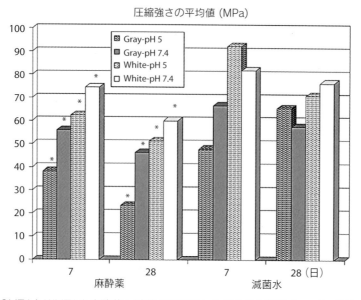

Fig.3.2 GMTAとWMTAを麻酔薬と滅菌水で混和した場合の圧縮強さ，pH，混和後圧縮強さを測定したときの日数．
* 局所麻酔薬で混和した場合，GMTAよりもWMTAにおいて有意に圧縮強さが増加した（$p < 0.0001$）．pH5.0よりもpH7.4のほうが有意に圧縮強さが増加した（$p < 0.0001$）．28日後よりも7日後のほうが有意に圧縮強さが増加した（$p < 0.001$）．（Wattsら 2007より．Elsevierの許諾を得て転載）

Table 3.20 試作ポルトランドセメントとMTAの1週間後までの圧縮強さ．（Hwangら 2011より．Elsevierの許諾を得て転載）

圧縮強さ（MPa）（n=6）	1日後	3日後	7日後
ポルトランドセメント	28.06 ± 4.31	43.36 ± 4.39	32.10 ± 1.01
試作ポルトランドセメント	5.81 ± 1.17	10.47 ± 1.54	14.88 ± 1.13
試作ポルトランドセメント + $CaSO_4$	8.51 ± 0.55	9.66 ± 0.76	13.82 ± 2.99
MTA	27.41 ± 3.83	43.65 ± 8.35	30.77 ± 0.51

Table 3.21 フッ化ケイ酸ナトリウム（SF）の添加によるポルトランドセメント（PC）の圧縮強さへの影響．（Appelbaumら 2012より．Elsevierの許可を得て転載）

群	n数	24時間（平均値）	n数	3週間（平均値）
PC	6	23.4	8	42.1
1％ SF in PC	9	18.9	8	41.6
2％ SF in PC	7	10.7	8	40.9
3％ SF in PC	8	10.0	9	38.7
4％ SF in PC	8	15.6	7	35.1
5％ SF in PC	6	17.9	–	–
10％ SF in PC	6	2.00	–	–
15％ SF in PC	6	1.80	–	–

Table 3.22 混和方法や充填方法がMTAの圧縮強さに与える影響．(Basturkら 2013より．Elsevierの許可を得て転載)

MTAの種類	混和方法／充填方法	平均値(MPa)	標準偏差(MPa)
ProRoot	MM + US	101.7	18.64
ProRoot	MM	90.85	25.25
ProRoot	Man M + US	90.78	33.60
ProRoot	Man M	90.77	27.21
Angelus	MM + US	81.36	24.94
Angelus	MM	74.14	28.43
Angelus	Man M + US	54.96	17.47
Angelus	Man M	53.47	22.31

Man M：手動混和，MM：機械的混和，US：超音波を間接的にかけて流し込む．

Table 3.23 水で混和した改良型MTAの硬化時間，圧縮強さ(MPa)および曲げ強さ(n=3)．(Akbariら 2013より)

群	硬化時間(SD)	圧縮強さ(SD)		曲げ強さ(SD)
		1日	1週間	3点曲げ試験
MTA	229.66分(0.31[a])	1.16(0.31[a])	2.19(0.87[a])	0.93(0.65[b])
MTA+8% nano-SiO$_2$	202.33分(0.31[b])	2.7(0.66[a])	2.75(0.81[a])	1.96(0.33[b])
MTA+10% nano-SiO$_2$	199.33分(0.31[b])	1.92(1.29[a])	2.39(0.52[a])	1.99(0.73[b])

縦の列で同じ上付き文字があるものは群間での有意差がないことを示す．($p>0.05$)．

食塩水に混ぜ，圧縮強さ(MPa)と硬化時間(1％濃度のみ)を測定した．その結果，フッ化ケイ酸ナトリウムを添加しても硬化時間に影響はなかったが圧縮強さは逆に低下したため，フッ化ケイ酸ナトリウムの添加は禁忌である(Appelbaumら 2012)(Table 3.21)．

Basturkと同僚の研究者らは(2013)，歯と同色のProRoot MTA(Dentsply Maillefer, Switzerland)とwhite MTA Angelus(Brazil)の圧縮強さを測定している．MTAは手動で水と混和した場合と，水を飽和状態にしてカプセルに入れ3.22MPaの圧力を1分間加えて機械的に4,500rpmで30秒間混和した場合と，それらに超音波振動を間接的に加えた場合とに分け，4日後の圧縮強さを測定した(Table 3.22)．

ProRoot MTAはMTA Angelusよりも有意に圧縮強さは高かった．MTAを機械的に混和して圧縮させたものは，手動で混和したものよりも圧縮強さは高くなった．混和方法がどうであれ，超音波振動を加えると圧縮強さが改善されている(Basturkら 2013)．ProRoot MTA(Dentsply, Switzerland)とwhite MTA Angelus(Angelus, Brazil)の圧縮強さを，カプセルに入れて機械的に混和(4,500rpmで30秒間)した場合と手動で混和した場合に分け，それぞれの混

Table 3.24 圧縮強さ（平均値 ± 標準偏差）．（Basturk et al. 2013より）

MTAの種類	混和方法 / 充填方法	圧縮強さ（MPa）
ProRoot	MechM + US	101.71 ± 18.64
ProRoot	MechM	90.85 ± 25.25
ProRoot	ManM + US	90.78 ± 33.60
ProRoot	ManM	77.27 ± 21.58
Angelus	MechM + US	81.36 ± 24.94
Angelus	MechM	74.14 ± 28.43
Angelus	ManM + US	54.96 ± 17.47
Angelus	ManM	53.47 ± 22.31

ManM：手動混和，MechM：機械的混和，US：超音波による混和．

和物を型に入れ3.22MPaの圧力を1分間かけた後，測定した（Basturkら 2013）．また，両混和物（粉1gに対して水0.34gの割合で混和したもの）を30秒間超音波振動を与えながら6×4mmの円柱状の型に流し込んだものと超音波振動を与えなかったものに分け，すべての標本は水中に4日間浸した状態にした．

ProRoot MTAの圧縮強さはMTA Angelusよりも有意に高かった（Table 3.24；$p<0.05$）．超音波振動を与えて流し込んだものは，混和方法にかかわらず圧縮強さは高くなった（$p<0.001$）．手動で混和したものと比較すると機械的に混和したもののほうが圧縮強さは高くなっていた（$p<0.05$）．

WMTA粉末にナノシリカ（8％および10％）を添加して水で混和し，硬化時間，圧縮強さ，曲げ強さを純MTAと比較したところ（Akbariら 2013, Table 3.23），ナノシリカを添加したことで硬化時間は有意に短くなった（230分から199分まで短縮された）．しかし，圧縮強さや曲げ強さにはまったく影響がなかった．

曲げ強さ

MTAは臨床的に湿気のある環境でゆっくりと硬化することから，Walkerと共同研究者らは，WMTAの片面あるいは両面を濡らした場合の24時間後と72時間後の硬化度合いを調べることで曲げ強さを評価した（Walkerら 2006）．臨床的には露髄した歯髄側（内面）は血液や組織液によって必ず水分に触れるが，表面側（外面）は窩洞を封鎖する前に湿綿球で濡らす必要がある（Torabinejad & Chivian 1999）．通常の実験では，曲げ強さの計測用標本は厚板状になっており，片面または両面とも濡らすことも乾燥させることも容易にできる．この研究で伸長側または圧縮側が濡れていたかどうかは不明であるが，このことは結果に影響を与えた可能性がある．もっとも高い数値は24時間後に記録され，両面とも濡らした場合であった（Table 3.25）．

ProRoot MTAとwhite MTA Angelusの曲げ強さと多孔性が，3点曲げ試験

Table 3.25 混和後，片面あるいは両面を濡らした場合の24時間と72時間後におけるWMTAの3点曲げ強さ（MPa±SD）．（Walkerら 2006より．Elsevierの許諾を得て転載）

両面を濡らして24時間後	14.27 ± 1.96[sd]
片面を濡らして24時間後	10.77 ± 1.44[nsd]
両面を濡らして72時間後	11.16 ± 0.96[nsd]
片面を濡らして72時間後	11.18 ± 0.99[nsd]

sd：有意差あり，nsd：有意差なし

Table 3.26 MTAの曲げ強さと多孔性（平均 ±SD）．（Basturkら 2014より）

MTAの種類	混和方法 / 充填方法	曲げ強さ（MPa）	多孔性（%）
ProRoot	MechM + US	10.5 ± 1.82	1.81 ± 1.25
ProRoot	MechM	9.99 ± 1.36	1.29 ± 1.34
ProRoot	ManM + US	11.3 ± 1.71	1.11 ± 0.46
ProRoot	ManM	10.5 ± 2.14	1.58 ± 1.62
Angelus	MechM + US	8.73 ± 2.11	1.85 ± 1.37
Angelus	MechM	8.91 ± 1.99	1.11 ± 0.33
Angelus	ManM + US	8.96 ± 1.45	1.44 ± 0.28
Angelus	ManM	9.52 ± 2.12	1.48 ± 0.42

ManM：手動で混和，MechM：機械で混和，US：超音波振動

とマイクロCTによって調べられている．それぞれ，カプセルに入れて機械的に混和（4,500rpmで30秒）したものと，手動で混和したものとに分けられ，型に流し込んで3.22MPaの圧力を1分間かけられた．また，別のグループとして双方の混和物（粉1gに対して水0.34gの割合で混和したもの）を30秒間超音波振動を与えながら型に流し込んだものと超音波振動を与えなかったものに分けた．すべての標本は水の中に4日間浸した状態にされた（Basturkら 2014）．

曲げ強さと多孔性に関して有意差は生じなかった（Table 3.26）．機械的に混和することにより時間は短縮されたが，手動での混和と比べて利点はなかった．

剪断強さ

コンポジットレジンとMTA，カルシウム含有量の多いMTA，レジン強化型グラスアイオノマーセメント間の剪断強さが測定されている．詳しいデータは提示されていないが，グラスアイオノマーセメントとの剪断強さがもっとも大きかった．通常のMTAとカルシウム含有量の多いMTA間で剪断強さに差はなかった．また，酸処理を行ってもMTAの剪断強さには影響はなかった．実験結果が得られなかったものは，どれも接着ではなく密着していただけであった（Oskoeeら 2011）．

押出し強さ

　Loxleyと共同研究者らは，MTA，SuperEBA，IRMをウシ象牙質に充填し，NaOCl，35% H_2O_2（過酸化水素水），$NaBO_3/H_2O$およびそれらの薬液を組み合わせたものに1週間浸して押出し強さを測定した（Loxleyら 2003）．MTAの押出し強さは，生理食塩水に浸漬した場合にもっとも高く，$NaBO_3/H_2O$と生理食塩水に浸漬した場合にもっとも低くなった．SuperEBAの押出し強さの値は象牙質を乾燥させた場合にもっとも高く，$NaBO_3/H_2O$と生理食塩水に浸漬した場合にもっとも低くなった．IRMでは35% H_2O_2に浸漬した場合がもっとも高くなった（Loxleyら 2003）．

　Yanと共同研究者らは，MTAを充填した象牙質のディスクを高濃度NaOCl，2％クロルヘキシジン，Glyde™ FilePrep（EDTA＋過酸化尿素のジェル），および生理食塩水にそれぞれ2時間浸漬した場合の押出し強さを測定した．Glyde™ FilePrepでは，他のものよりも有意に押出し強さは低くなった（Yanら 2006）．

剪断接着強さ

　2種類のボンディング剤を使用し，WMTAに対するコンポジットレジン（Dyract）およびポリ酸改良型レジン（"コンポマー"Z250）の剪断接着強さが測定されているが，一方のボンディング剤はもう一方のものよりも接着強さが有意に高かった．また，"コンポマー"のほうがコンポジットレジンよりもWMTAに対する接着力は高かった（Table 3.27）（Tunçら 2008）．

　Tanomaru-Filhoと共同研究者らは，白色ポルトランドセメント（重量比20％で4種類の造影剤を添加したもの）の24時間後と21日後の硬化時間と圧縮強さを測定し，それをMTA Angelusと比較している．何も添加されていないポルトランドセメントと比較すると，わずかではあるが圧縮強さの面で統計的に有意な差が生じた（21日後の圧縮強さ41.2ª±3.4MPa）．酸化ビスマスを添加した場合の圧縮強さは，21日後で最小となった（22.9ᶜ±4.8MPa）．酸化ジルコニア（37.1ª±7.4MPa）やタングステン酸カルシウム（36.6ª±8.3MPa）を添加

Table 3.27　2種類のボンディング剤および2種類のレジン系修復材のWMTAに対する剪断接着強さ（MPa±SD）．（Tuncら 2008より．Elsevierの許諾を得て転載）

	3 M/ESPE single bond	3 M/ESPE Prompt L-Pop (n = 10)
Z250	13.22 ± 1.22ª	10.73 ± 1.67ᵇ
Dyract	15.09 ± 2.74ª	5.44 ± 0.86ᶜ

同じ上付き記号＝有意差なし

した場合の圧縮強さは，MTA Angelus(43.4[a]±6.5MPa)や何も添加されていないポルトランドセメントと同じくらいであった(Tanomaru-Filhoら 2012)(同じ上付き記号が付与してある数値には有意差がないことを示す)．

要約

　圧縮強さをみる限り，MTA系のセメントは弱いが，その強度は時間とともに増してくる．しかし，MTAが少なくとも初めから歯の構造を支える材料として使われていないのは良いことである．つねに水分に触れていて，口腔内の温度が保たれていれば，MTAは正常な化学反応を起こして硬化する．MTAに最新のボンディング剤を用いて構造的に頑丈な修復材を組み合わせれば，たいていの場合，咬合力に耐えうる適度な強度を発揮する．しかし，内部構造を守るためにも，最終補綴物は少なくとも数日以内に装着したほうが良い．それでも，最新の研究では，MTAの充填から最終補綴物装着までの時間は長いほうが圧縮強さが高くなるので，構造的にメリットが高いといえることが示唆されている．

　若年者で外傷により歯が陥入した場合，たいてい歯髄壊死を起こす．これにより歯根の成長は止まることになる．修復処置や根管治療を行う場合，根未完成歯や根管壁が薄い幼若歯は非常に厄介である．その設定や実行が比較的に容易な押出し試験や剪断破損試験は，以下に示す近年の研究論文で紹介されているように，MTAの重要な特性を評価するのによく使われる．

　硬化後48時間のProRoot MTAが象牙質に接着する初期の強さを評価するのに押出し強さが使われた．MTAは，塩化カルシウムを硬化促進剤として添加したものと，何も添加していないものが用意された．どちらのMTAも3.5％NaOClまたは２％のクロルヘキシジンで30分間洗浄された．NaOClまたはクロルヘキシジンで洗浄された硬化促進剤を添加したMTAは，同様に洗浄された何も添加していないMTAよりも押し出し強さは高かった．NaOClで洗浄された硬化促進剤を添加したMTAがもっとも高い数値を記録した．クロルヘキシジンで洗浄された何も添加していないMTAは，コントロール群(混和したMTAの上に湿綿球を置いただけのもの)よりも押し出し強さは弱かった(Table 3.28)(Hongら 2010)．

　形成したヒト髄腔壁に充填されたWMTAに対してBiopure® MTAD® 抗生剤入り洗浄剤と半導体レーザーの両方を組み合わせて使用した場合と，それぞれを単独で使用した場合の押出し強さが，これらを何も使用しなかった場合をコントロールとし，比較検討された．結果は，何も使用しなかったコントロール群(7.88±0.37MPa)の押し出し強さがもっとも高く，続いて半導体レーザー(6.74±0.48MPa)で処理したもの，そしてBiopure® MTAD® 洗浄(6.86

Table 3.28 2種類の洗浄剤で洗浄したMTAと硬化促進剤を加えたMTAの48時間後の押し出し強さ（MPa）．（Hongら 2010より．Elsevierの許諾を得て転載）

群	洗浄剤	押し出し強さ
MTA（1.0g MTA ＋ 0.3mL H_2O）	3.5% NaOCl	63.13 ± 18.03[b]
MTA（1.0g MTA ＋ 0.3mL H_2O）	2％クロルヘキシジン	31.33 ± 13.40[c]
硬化促進剤を加えたMTA （1g MTA+0.1g $CaCl_2$+0.25mL H_2O）	3.5% NaOCl	98.06 ± 9.18[a]
硬化促進剤を加えたMTA （1g MTA+0.1g $CaCl_2$+0.25mL H_2O）	2％クロルヘキシジン	82.18 ± 13.68[ad]
コントロール（湿綿球）		66.34 ± 6.74[bd]

平均値 ± 標準偏差，同じ上付き記号：有意差なし（p＞0.05）．

Table 3.29 3種類の方法により混和したMTAの3日後の押出し強さ（MPa）．（Shahiら 2012より．Elsevierの許諾を得て転載）

超音波混和	105.67 ± 12.79
通法混和	118.95 ± 12.76
磨砕混和	99.60 ± 14.27

±0.66MPa）したものという順になった．両方組み合わせた場合は，押し出し強さがもっとも低かった（5.95±0.40MPa）ため推奨できない（Saghiriら 2012）．

　WMTAをヒト根管内に充填し72時間後の押出し強さを調べた研究で，WMTAの混和を超音波振動を与えた場合と，機械的に磨砕した場合と，通法どおり手動で行った場合とに分けて押し出し強さが測定されている（Table 3.29）．しかし，それぞれの混和方法間で有意な差は生じなかった（Shahiら 2012）．

　ヒト抜去大臼歯の根分岐部で人工的に生じさせた穿孔部にMTAとBioAggregateセメントを充填し，4日後にpH7.4またはpH5.4の環境下で押出し強さを測定し，さらにそれらをpH7.4の環境下に30日間置いたところ，MTAのほうがBioAggregateよりも有意に高い押し出し強さを示したが，pH5.4の環境下に4日間曝されることで押出し強さは有意に低下した．しかし，MTAは低pHの環境に曝されたのち34日後には再び押し出し強さが増し，BioAggregateよりも高い数値を示した（Table 3.30）（Hashem & Wanees Amin 2012）．

　20本のヒト抜去歯の髄腔部の切片にProRoot WMTAを充填して4日間置き，pH7.4，pH6.4，pH5.4，pH4.4の溶解液に浸漬後，それらの押出し強さを測定したところ，押出し強さはpHが下がるにつれて有意に低下し，pH4.4では2.27MPaにまで低下していた（Table 3.31）（Shokouhinejadら 2010）．

　上記の研究と類似した別の研究で，20本のヒト抜去歯の髄腔部にWMTAを充填し，さまざまな異なるpH値の環境下に3日間置いたところ，pH7.4とpH8.4とpH9.4とpH10.4の間で押出し強さの有意な差が生じた．もっとも高

Table 3.30 2種類のpH環境下における34日間後までのMTAとBio-Aggregateセメントの押出し強さ．(Hashemら 2012より．Elsevierの許諾を得て転載)

	MTA		BioAggregate	
	pH 7.4*	pH 5.4**	pH 7.4*	pH 5.4**
4日間	8.49	5.36	4.66	4.72
34日間	7.56	10.12	7.83	6.71

*酢酸 pH5.4で4日間＋**リン酸緩衝生理食塩水(PBS)pH7.4で30日間

Table 3.31 異なるpH値における4日後の押出し強さ．(Shokouhinejadら 2010より．Elsevierの許可を得て再掲載)

	4日後の押し出し強さ(MPa)
pH 7.4	〜7.28
pH 6.4	〜5.80
pH 5.4	〜3.60
pH 4.4	〜2.47

クロスヘッド速度 1 mm/分；圧倒的に接着不足．

Table 3.32 WMTAの3日後の押出し強さ(MPa)．(Shahiら 2012より．Elsevierの許可を得て転載)

pH 7.4	7.68
pH 8.4	9.46
pH 9.4	7.10
pH 10.4	5.68

い数値を示したのは，pH8.4の環境下に置いたもので，もっとも低い数値を示したのはpH10.4の環境下に置いたものであった．光学顕微鏡下では，すべての標本で接着不良が認められた(Table 3.32)(Shahiら 2012)．

　Gancedo-CaraviaとGarcia-Barberoは，MTAを乾燥した状態または濡れた状態で28日間保存した場合の押出し強度を測定した．乾燥した状態のものでは強度は最大で5.0MPaだったが，濡れた状態のほうは10.4MPaまでの強度が確認された．MTAが完全に硬化を完了するためには，外側からも濡らす必要があることがわかった(Gancedo-Caravia & Garcia-Barbero 2006)．

　Atabekと共同研究者らは，同一のメーカーから販売されている3種類のボンディングシステムを使用して，コンポジットレジンと比較しての剪断接着強さを調べた．2ステップのボンディングシステム(One-Step Plus)のほうが96時間後の時点で1ステップのもの(All-Bond SE, 15.1MPa)や3ステップのもの(All-Step 3, 14.9MPa)よりも有意に高い数値(18.4MPa)を示した(Atabekら 2012)．

微小硬度

硬度とは，ある材料の耐圧痕性に関連した複合的な特性であり，非常に容易に計測できる特性でもある．硬度は圧接部の荷重を圧痕部分の面積で除した数値として表現される(gf/m^2または$178F/d^2$．ここでのFはkg単位の荷重で，dはmm単位の直径を表す)．また硬度はその材料の圧縮強さ，引っ張り強さ，そして曲げ強さとも関係している．歯科での微小硬度の測定には圧子が使われる．この圧子は円錐型の研磨された金剛石からできており，歯先には小さなドーム状の出っ張りがある．この圧子により凹んだ部分の大きさを金属用顕微鏡下で測定する．

微小硬度は，圧縮強さや押出し強さ，剪断強さと比べて容易に測定できる指標であるため，有用である．他の材料と精密に比較する場合は標本の厚みは少なくとも6 mm，幅は12mm必要で，磨いて平面は均等にしておくべきであり，また臨床上歯内療法で用いないような環境は除外して研究するべきである．よって，この種の実験は主に各実験内で出た数値を相対比較することが重要である．

44本のヒト歯根を用いて根未完成歯を人工的に作製し，これらをProRoot GMTAあるいはWMTAで根尖から2 mmまたは5 mmまで充填してその上からすぐにガッタパーチャとシーラーでバックフィルしたものと，MTAで根尖側根管を充填して24時間待ってからバックフィルしたものに分け，メチレンブルーに48時間浸漬し，それぞれの標本を切片にして微小漏洩と微小硬度(HV_{100})が測定された．GMTA(〜30%)で充填したものはWMTA(95%)のものよりも漏洩は少なかった．また，1回法で充填したほう(〜73%)が2回法で充填したもの(〜55%)よりも漏洩は多かった．著者は，5 mmの長さに充填したほうが2 mmのものよりも有意に硬度は高かったと述べているが，数値は公表されていない．根未完成歯の根管充填では，GMTAで2回法により24時間後に5 mmの長さになるように充填することが推奨される(Mattら 2004)．

ProRoot WMTAまたはAureosealを64個のステンレススチール製の容器に充填し，pH値が4.4あるいは7.4の溶液に入れて1週間保存した．微小硬度は

Table 3.33 2種類のMTAで充填した場合の1週間後ビッカース微小硬度(HV_{50}, 50gf荷重, 10秒間)．±(標準偏差)．(Giulianiら 2010より．Elsevierの許諾を得て転載)

	pH 4.4	pH 7.2
ProRoot WMTA	30.24 ± 1.47	37.54 ± 1.52
Aureoseal	28.67 ± 1.07	40.63 ± 1.35

Table 3.34 4種類のpH値におけるWMTAの3日後のビッカース微小硬度（HV$_{50}$）± 標準偏差．（Shahiら 2009より．Elsevierの許諾を得て転載）

pH 7.4	58.28 ± 8.21
pH 8.4	68.84 ± 7.19
pH 9.4	67.32 ± 7.22
pH 10.4	59.22 ± 9.14

Table 3.35 4種類のpH値におけるWMTAの4日後のビッカース微小硬度（HV$_{50}$）± 標準偏差．（Namazikhahら 2008より．John Wiley & Sonsの許諾を得て掲載）

pH 4.4	14.34 ± 6.48
pH 5.4	37.75 ± 1.75
pH 6.4	40.73 ± 3.15
pH 7.4	53.19 ± 4.124

pH7.4の溶液に浸したほうが両標本とも有意に高かった（Table 3.33）．SEM画像で観察すると，WMTAではpH7.4よりもpH4.4のほうに水和反応しなかった粒子がより認められた．また，Aureosealでは両pHにおいて無定型の構造体が認められた（Giulianiら 2010）．

WMTAを60本のガラス製チューブに充填し，pH7.4，pH8.4，pH9.4，pH10.4の中性からアルカリ性の溶液に3日間曝した．微小硬度は，pH8.4，pH9.4でもっとも高く，有意差が認められた．SEM画像では，pH7.4，pH10.4で表面の多孔性と水和未反応の構造体を認め，pH9.4では針状構造が目立ち，pH10.4では無定型構造を認めた（Table 3.34）（Saghiriら 2009）．

Namazikhahと共同研究者らは，pHが下がるとWMTAの微小硬度も有意に低下することを発見した（Table 3.35）（Namazikhahら 2008）．

色と審美性

MTAおよびその周辺の歯質の変色は臨床家にとって大きな問題である．またMTAの操作性の悪さ（砂のような性状）や硬化時間の長さ，硬化後の硬度が高くなるため再治療を行う際に除去が困難になることも同様に厄介な問題である（Wattsら 2007；Boutsioukisら 2008）．そこで，GMTAの改善版としてDentsply Tulsa Dental Specialtiesは歯の色に近いWMTAを開発した（Glickman & Koch 2000）．断髄に用いられたMTAにより歯質の変色が生じた3つの症例が報告されている（Marotoら 2005；Naik & Hegde 2005；Percinotoら 2006）．WMTAをリン酸緩衝生理食塩水に浸漬したところ，3日で変色

が観察された(Wattsら 2007). 水に10日間浸漬した抜去歯を再度根管形成しWMTAで根管充填したところ, ほとんどの標本が変色し色調が暗くなった(Boutsioukisら 2008). この研究の著者らは, WMTA充填材を回転切削器具で除去するのは困難であることも述べている. 変色の原因は, 鉄塩やマンガン塩であると考えられている(Asgaryら 2005；Dammaschkeら 2005；Bortoluzziら 2007).

上顎中切歯の唇側穿孔をGMTAで充填した症例が報告されている. 6か月経過後に唇側歯肉が灰色に変色してきたため, GMTAを除去し, WMTAとシーラーで再充填することにより変色は改善したとのことである(Bortoluzziら 2007). また, 上顎中切歯にWMTAを用いて断髄したところ, 17か月後に変色を起こした症例が報告されている. MTAを少し除去したところ, MTAの下にはデンティンブリッジがしっかりと形成されていた. そこで, WMTAの最外側部をいくらか取り除き漂白したところ, 変色は改善された(Belobrov & Parashos 2011).

WMTAを使用しても変色の問題が生じているケースが散見される. したがって, 審美領域(前歯の歯冠側)でMTAを使用する場合には注意が必要である. 術者は患者に前もってMTAの使用による変色の可能性を伝えるべきである. しかし, 変色はMTAの他の多くの利点を考慮すると些細なことと言える.

物理化学的特性

前述のように, GMTAとWMTAは多少異なってはいるものの生物学的環境下ではMTAからのカルシウムイオンの放出により物理化学的反応が促進される. WMTAから放出されるカルシウムイオンの放出量は, 他のどのイオンよりも著しく多い. MTAと象牙質間で起こる物理化学的反応では, カルシウムの拡散が制御された状態になり, 最終的にヒドロキシアパタイトが生成される. これにより, WMTAは象牙質と化学的に強固に接着し, 両者間のいかなる隙間も埋めてしまう(Table 3.36, Fig.3.3)(Sarkarら 2005).

Table 3.36 Fig.3.3CのM, I, Dと表記された部位の半定量測定による主要元素(wt%). (Sarkarら 2005より. Elsevierの許諾を得て転載)

	Ca	Al	Si	Bi	Fe	Mg	O	S	C	P
GMTA(M)	1.1	2.6	11.8	7.8	7.5	1.4	41.5	1.3	5.0	–
中間層(ヒドロキシアパタイト層)(I)	21.5	0.6	3.0	5.6	–	0.1	60.6	–	4.9	3.7
象牙質(D)	31.7	–	–	–	–	0.4	50.8	–	6.0	11.1

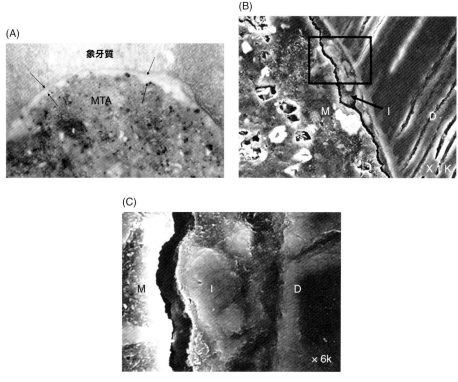

Fig.3.3 (A)根分岐部におけるMTAから象牙質にまたがる水平断面の典型的な光学顕微鏡像(200倍).(B)GMTAと象牙質の水平断面の典型的な走査型電子顕微鏡像(1,000倍).M:MTA,I:中間層,D:象牙質.(C)Bの四角内の高倍率像(6,000倍).(Sarkarら 2005より.Elsevierの許諾を得て転載)

　これらの構造上の特性および大量のカルシウムイオンが放出されることはGMTAもWMTAも同様である.したがって,MTAを白くするための成分の変更や製造工程の変更は,in vitroでの物理化学的特性にはほとんど影響を及ぼさなかったようにみえる.この研究の著者らは,報告されているGMTAの良好な封鎖性や生体親和性,象牙質形成能を有していることは,主にこの特性があるためだと考えている(Sarkarら 2005).GMTAとWMTAが生体内で起こす反応には差はなかったことから,これらの研究の著者らは,どちらのMTAも臨床的には同様の効果があると結論づけた.この結論は,他の2つの研究からも支持されている.その2つの研究では,イヌの歯の断髄で両MTAとも同じ効果があったこと(Menezesら 2004)と,ラットの結合組織における両MTAの同様な石灰化のメカニズムが確認されている(Hollandら 2002).

　MTAの"自動封鎖"特性は二次的にヒドロキシアパタイトが生成されるために起きることである.この現象は,一般的な歯科用アマルガムの歯と充填

Table 3.37 Endo-CPM シーラー（CPM），MTA Fillapex(FLX)，AH Plus シーラー(AHP)を用いた標本での象牙質接着力．（Assmannら 2012より）

	N数	接着力中央値	25%	75%
CPM	15	8.265[b]	6.143	9.687
FLX	15	2.041[a]	1.490	3.039
AHP	15	3.034[a]	2.358	3.634

押出し強さの中央値と%値(MPa)．異なる上付き記号が統計的な有意差を示す($p < 0.05$)．

物の間に経時的にスズの化合物が形成されていく"自動封鎖"作用と似ている．しかし，このMTAの"自動封鎖現象"の解明にはさらなる研究が必要である．

2種類のMTA系シーラー(Endo-CPM sealer, EGEO SRL, Argentina)，MTA Fillapex(Angelus, Brazil)およびエポキシレジン系シーラー(AH Plus sealer, Dentsply-De Trey, Germany)の接着力がガッタパーチャを側方加圧充填したヒト抜去歯で調べられている(Assmannら 2012)．2.5% NaOClと17% EDTA，そして精製水で根管洗浄した後に歯根を切断し，根管内のシーラーの押出し強さが測定された(Table 3.37)．

押出し強さに関しては，Endo-CPMシーラー(CPM．オリジナルのMTAとほぼ同じ成分)は，MTA Fillapex(FLX)やAH Plusシーラー(AHP)と比較して2～3倍高いと測定された．FLXには，他のレジンやシリカそしてMTAが含まれている．FLXとAHPが剥がれた部位は，すべてシーラーと象牙質の境界部であったが，CPMでは根管充填材の中か，シーラーと象牙質の境界部であった．実験歯を切断する前にエックス線で調べたところ，CPMには小さな空洞が認められたが，FLXとAHPやAHPには認められなかった．

Nagasら(2012)は，押出し接着強さを根管内がどれだけ湿っているかを指標にして測定した．95%エタノールで根管洗浄し，Dry：ペーパーポイントでの乾燥後37℃で保存して完全に乾燥，Normal moisture：ペーパーポイントで視覚的に乾燥，Moist：バキュームの吸引力を弱くして根管乾燥し，続いて1秒間だけ1本のペーパーポイントを挿入して湿気を残す，Wet：根管は完全に乾燥させず濡れた状態にする，という4パターンに以下の4種類のシーラーが使われた．① AH Plus(Dentsply-Tulsa, USA)，② iRoot SP(Innovative BioCeramix, Canada)，③ MTA Fillapex(Angelus, Brazil)，④ Epiphany (Pentron, USA)．

象牙質との接着力が有意に高かったのはiRoot SPで，AH Plus，Epiphany＋Resilon，MTA Fillapexの順に続いた．また，根管内に湿気があった場合に接着力が非常に高くなった．つまり，シーラーを塗布する前の根管内には多少湿気が残っていたほうが象牙質との高い接着力が得られるということになる(Table 3.38)．

MTAの物性　65

Table 3.38　押出し接着強さの試験時の破断部位の分布と破断時の圧力（MPa）．（Nagasら 2012より）

湿気の度合	乾燥（Dry）					通常の湿度（Normal moisture）					湿っている（Moist）					濡れている・多湿（Wet）				
根管充填材	MPa	A1	A2	C	M	MPa	A1	A2	C	M	MPa	A1	A2	C	M	MPa	A1	A2	C	M
AH Plus+GP	**1.0**	15	2	8	0	**1.7**	3	12	7	3	**1.8**	1	14	6	4	**0.4**	14	0	11	0
iRoot SP+GP	**2.5**	13	3	8	1	**2.9**	2	15	6	2	**3.1**	0	16	7	2	**1.7**	16	1	8	0
MTA Fillapex+GP	**0.25**	13	0	12	0	**0.5**	1	11	11	2	**1.2**	2	12	9	2	**0**	23	0	2	0
Epiphany+Resilon	**0.70**	15	2	7	1	**0.8**	3	10	10	2	**1.1**	3	10	9	3	**0.3**	13	0	12	0

A：接着部（A1：シーラーと象牙質の境界部，A2：シーラーと充填材（ガッタパーチャorレジン）の境界部）．C：シーラーまたは象牙質内部．M：シーラーと象牙質の両方．

以下の4種類のシーラーにおいて，System B プラガー（Analytic Technology, Redmond, Washington, USA）からの加熱（heat source continuous wave）により歯根表面へどれだけ熱が届くか，その違いが評価されている（Viapianaら 2014）．AH Plus（Dentsply, UK），Pulp Canal Sealer（Kerr, Orange, California），MTA Fillapex（Angelus, Brazil），そして試作 Portland cement sealerを用いて，根尖側，根中央部，歯頸部における歯根表面部の発熱度または熱伝導性を評価した．歯は①空中に浮かした状態，②ハンクス平衡食塩水に入れた状態，③ゼラチン状ハンクス平衡食塩水に入れた状態，で熱電対を用いて測定した．各シーラーに化学的変化が生じていないかをFTIR分光法を使い監視した．また，熱の変化による圧縮強さや硬化時間の違いも測定した．

プラガーを根尖から4 mmのところまで挿入し，200℃の設定で1分間加熱したところ，プラガーの根元がもっとも高温になり80℃まで達した．根管中央部歯根表面で最高値の温度に達するのに1.5分を要した．逆に常温に戻るまでは6分を要した．熱は歯頸部や根中央部において全種類のシーラー上に消散した．最高温度（60度℃）を記録したのは，宙に浮かせた状態で測定したものであった．根尖側ではシーラーの違いによって温度上昇への影響はなかった．しかし，AH Plusでは高温になると硬化時間が短くなり，圧縮強さも低下することが確認された．AH Plusの化学成分は高温になると変化した．根管の加圧充填時に，温度や湿度に違いがあるだけでも熱の消散パターンは変化した．そして，それぞれのシーラーにより，熱の伝導性および遮断性が異なることがわかった（Viapianaら 2014）．

謝辞

Nikhil Sarkar 先生（ルイジアナ州立大学歯学部）には，本章の執筆開始当初からご協力いただいたことを御礼申し上げたい．

参考文献

Akbari, M., Zebarjad, S. M., Nategh, B., *et al.* (2013) Effect of nano silica on setting time and physical properties of mineral trioxide aggregate. *Journal of Endodontics* **39**, 1448–51.

Antonijevic D., Medigovic, I., Zrilic, M., *et al.* (2013) The influence of different radiopacifying agents on the radiopacity, compressive strength, setting time, and porosity of Portland cement. *Clinical Oral Investigations.* DOI 10.1007/s00784-013-1130-0. Published online 15 November 2013.American National Standards Institute/American Dental Association. (1991) Revised American National Standard/American Dental Association Specification N° 30 for dental zinc oxide eugenol cements and zinc oxide noneugenol cements 7.5. Chicago, IL.

Asgary, S., Parirokh, M., Eghbal, M. J., *et al.* (2005) Chemical differences between white and gray mineral trioxide aggregate. *Journal of Endodontics* **31**(2), 101–3.

Assmann, E., Scarparo, R. K., Böttcher, D. E., *et al.* (2012) Dentin bond strength of two mineral trioxide aggregate–based and one epoxy resin–based sealers. *Journal of Endodontics* **38**(2), 219–21.

Atabek, D., Sillelioğlu, H., Olmez, A. (2012) Bond strength of adhesive systems to mineral trioxide aggregate with different time intervals. *Journal of Endodontics* **38**(9), 1288–92. doi: 10.1016/j.joen.2012.06.004

Appelbaum, K.S., Stewart, J.T., Hartwell, G.R. (2012) Effect of sodium fluorosilicate on the properties of Portland cement. *Journal of Endodontics* **38**(7), 1001–3.

Basturk, F.B, Nekoofar, F.M., Günday, M., *et al.* (2013) The effect of various mixing and placement techniques on the compressive strength of mineral trioxide aggregate. *Journal of Endodontics* **39**, 111–14.

Basturk, F. B., Nekoofar, M. H., Günday, M., *et al.* (2014). Effect of various mixing and placement techniques on the flexural strength and porosity of mineral trioxide aggregate. *Journal of Endodontics* **40**, 441–445.

Belobrov, I., Parashos, P. (2011) Treatment of tooth discoloration after the use of white mineral trioxide aggregate. *Journal of Endodontics* **37**(7), 1017–20. doi: 10.1016/j.joen.2011.04.003

Bortoluzzi, E. A., Broon, N. J., Bramante, C. M., *et al.* (2006) Sealing ability of MTA and radiopaque Portland cement with or without calcium chloride for root-end filling. *Journal of Endodontics* **32**(9), 897–900. doi: 10.1016/j.joen.2006.04.006

Bortoluzzi, E. A. S., Araújo G., Guerreiro Tanomaru, J. M., *et al.* (2007) Marginal gingiva discoloration by gray MTA: a case report. *Journal of Endodontics* **33**(3), 325–7. doi: 10.1016/j.joen.2006.09.012

Bortoluzzi, E. A., Broon, N. J., Bramante, C. M., *et al.* (2009) The influence of calcium chloride on the setting time, solubility, disintegration, and pH of mineral trioxide aggregate and white Portland cement with a radiopacifier. *Journal of Endodontics* **35**(4), 550–4. doi: 10.1016/j.joen.2008.12.018

Boutsioukis, C., Noula, G., Lambrianidis, T. (2008) Ex vivo study of the efficiency of two techniques for the removal of mineral trioxide aggregate used as a root canal filling material. *Journal of Endodontics* **34**(10), 1239–42. doi: 10.1016/j.joen.2008.07.018

Bozeman, T. B., Lemon, R. R., Eleazer, P. D. (2006) Elemental analysis of crystal precipitate from gray and white MTA. *Journal of Endodontics* **32**(5), 425–8. doi: 10.1016/j.joen.2005.08.009

Cavenago, B. C., Pereira, T. C., Duarte, M. A. H., et al. (2014) Influence of powder-to-water ratio on radiopacity, setting time, pH, calcium ion release and a micro-CT volumetric solubility of white mineral trioxide aggregate. International Endodontic Journal 47, 120–6.

Chng, H. K., Islam, I., Yap, A. U., *et al.* (2005) Properties of a new root-end filling material. *Journal of Endodontics* **31**(9), 665–8.

Çinar, Ç., Odabaş, M., Gürel,, M. A., *et al.* (2013) The effects of incorporation of silver-zeolite on selected properties of mineral trioxide aggregate. *Dental Materials Journal* **32**(6), 872–6.

Dammaschke, T., Gerth, H. U., Züchner, H., *et al.* (2005). Chemical and physical surface and bulk material characterization of white ProRoot MTA and two Portland cements. *Dental Materials* **21**(8), 731–8. doi: 10.1016/j.dental.2005.01.019

Danesh, G., Dammaschke, T., Gerth, H. U., *et al.* (2006). A comparative study of selected properties of ProRoot mineral trioxide aggregate and two Portland cements. *International Endodontics Journal* **39**(3), 213–19. doi: 10.1111/j.1365-2591.2006.01076.x

Ding, S. J., Kao, C. T., Shie, M. Y., *et al.* (2008) The physical and cytological properties of white MTA mixed with Na2HPO4 as an accelerant. *Journal of Endodontics* **34**(6), 748–51. doi: 10.1016/j.joen.2008.02.041

Fridland, M., Rosado, R. (2003). Mineral trioxide aggregate (MTA) solubility and porosity with different water-to-powder ratios. *Journal of Endodontics* **29**(12), 814–17. doi: 10.1097/00004770-200312000-00007

Fridland, M., Rosado, R. (2005). MTA solubility: a long term study. *Journal of Endodontics* **31**(5), 376–9.

Gancedo-Caravia, L., Garcia-Barbero, E. (2006). Influence of humidity and setting time on the push-out strength of mineral trioxide aggregate obturations. *Journal of Endodontics* **32**(9), 894–6. doi: 10.1016/j.joen.2006.03.004

Giuliani, V., Nieri, M., Pace, R., *et al.* (2010). Effects of pH on surface hardness and microstructure of mineral trioxide aggregate and Aureoseal: an in vitro study. *Journal of Endodontics* **36**(11), 1883–6. doi: 10.1016/j.joen.2010.08.015

Glickman, G. N., Koch, K. A. (2000). 21st-century endodontics. *Journal of the American Dental Association* **131 Suppl**, 39S–46S.

Hashem, A. A., Wanees Amin, S. A. (2012). The effect of acidity on dislodgment resistance of mineral trioxide aggregate and bioaggregate in furcation perforations: an in vitro comparative study. *Journal of Endodontics* **38**(2), 245–9. doi: 10.1016/j.joen.2011.09.013

Hawley, M., Webb, T. D., Goodell, G. G. (2010) Effect of varying water-to-powder ratios on the setting expansion of white and gray mineral trioxide aggregate. *Journal of Endodontics* **36**(8), 1377–9. doi: 10.1016/j.joen.2010.03.010

Holland, R., Souza, V., Nery, M. J., *et al.* (2002) Reaction of rat connective tissue to implanted dentin tubes filled with a white mineral trioxide aggregate. *Brazilian Dental Journal* **13**(1), 23–6.

Hong, S. T., Bae, K. S., Baek, S. H., *et al.* (2010) Effects of root canal irrigants on the push-out strength and hydration behavior of accelerated mineral trioxide aggregate in its early setting phase. *Journal of Endodontics* **36**(12), 1995–9. doi: 10.1016/j.joen.2010.08.039

Húngaro Duarte, M. A., de Oliveira El Kadre, G. D., Vivan, R. R., *et al.* (2009) Radiopacity of portland cement associated with different radiopacifying agents. *Journal of Endodontics* **35**(5), 737–40. doi: 10.1016/j.joen.2009.02.006

Hwang, Y. C., Kim, D. H., Hwang, I. N., *et al.* (2011) Chemical constitution, physical properties, and biocompatibility of experimentally manufactured Portland cement. *Journal of Endodontics* **37**(1), 58–62. doi: 10.1016/j.joen.2010.09.004

International Organization for Standardization. (2001) *Dental root canal sealing materials ISO 6786.*

Islam, I., Chng, H. K., Yap, A. U. (2006). Comparison of the physical and mechanical properties of MTA and portland cement. *Journal of Endodontics* **32**(3), 193–7. doi: 10.1016/j.joen.2005.10.043

Kogan, P., He, J., Glickman, G. N., *et al.* (2006). The effects of various additives on setting properties of MTA. *Journal of Endodontics* **32**(6), 569–72. doi: 10.1016/j.joen.2005.08.006

Linsuwanont, P. (2003) MTA apexification combined with conventional root canal retreatment. *Australian Endodontics Journal* **29**(1), 45–9.

Loxley, E. C., Liewehr, F. R., Buxton, T. B., et al. 3rd (2003) The effect of various intracanal oxidizing agents on the push-out strength of various perforation repair materials. *Oral Surgery, Oral Medicine, Oral Pathology, Oral Radiology and Endodontics* **95**(4), 490–4. doi: 10.1067/moe.2003.32

Maroto, M., Barbería, E., Planells, P., et al. (2005) Dentin bridge formation after mineral trioxide aggregate (MTA) pulpotomies in primary teeth. *American Journal of Dentistry* **18**(3), 151–4.

Massi, S., Tanomaru-Filho, M., Silva, G. F., et al. (2011) pH, calcium ion release, and setting time of an experimental mineral trioxide aggregate-based root canal sealer. *Journal of Endodontics* **37**(6), 844–6. doi: 10.1016/j.joen.2011.02.033

Matt, G. D., Thorpe, J. R., Strother, J. M., et al. (2004) Comparative study of white and gray mineral trioxide aggregate (MTA) simulating a one- or two-step apical barrier technique. *Journal of Endodontics* **30**(12), 876–9.

Menezes, R., Bramante, C. M., Letra, A., et al. (2004) Histologic evaluation of pulpotomies in dog using two types of mineral trioxide aggregate and regular and white Portland cements as wound dressings. *Oral Surgery, Oral Medicine, Oral Pathology, Oral Radiology and Endodontics* **98**(3), 376–9. doi: 10.1016/s107921040400215x

Midy, V., Dard, M., Hollande, E. (2001). Evaluation of the effect of three calcium phosphate powders on osteoblast cells. *Journal of Materials Science: Materials in Medicine* **12**(3), 259–65.

Nagas, E., Uyanik, M. O., Eymirli, A., et al. (2012). Dentin moisture conditions affect the adhesion of root canal sealers. *Journal of Endodontics* **38**, 240–4.

Naik, S., Hegde, A. H. (2005) Mineral trioxide aggregate as a pulpotomy agent in primary molars: an in vivo study. *Journal of the Indian Society of Pedodontics and Preventive Dentistry* **23**(1), 13–16.

Namazikhah, M. S., Nekoofar, M. H., Sheykhrezae, M. S., et al. (2008) The effect of pH on surface hardness and microstructure of mineral trioxide aggregate. *International Endodics Journal* **41**(2), 108–16. doi: 10.1111/j.1365-2591.2007.01325.x

Oskoee, S. S., Kimyai, S., Bahari, M., et al. (2011) Comparison of shear bond strength of calcium-enriched mixture cement and mineral trioxide aggregate to composite resin. *Journal of Contemporary Dental Practice* **12**(6), 457–62.

Ozdemir, H. O. B., Ozçelik, Karabucak, B., Cehreli, Z. C. (2008) Calcium ion diffusion from mineral trioxide aggregate through simulated root resorption defects. *Dental Traumatology* **24**(1), 70–3. doi: 10.1111/j.1600-9657.2006.00512.x

Percinoto, C., de Castro, A. M., Pinto, L. M. (2006) Clinical and radiographic evaluation of pulpotomies employing calcium hydroxide and trioxide mineral aggregate. *General Dentistry* **54**(4), 258–61.

Poggio, C., Lombardini, M., Alessandro, C., et al. (2007) Solubility of root-end-filling materials: a comparative study. *Journal of Endodontics* **33**(9), 1094–7. doi: 10.1016/j.joen.2007.05.021

Porter, M. L., Bertó A, Primus, C. M., et al. (2010) Physical and chemical properties of new-generation endodontic materials. *Journal of Endodontics* **36**(3), 524–8. doi: 10.1016/j.joen.2009.11.012

Saghiri, M. A., Garcia-Godoy, F., Lotfi, M., et al. (2012) Effects of diode laser and MTAD on the push-out bond strength of mineral trioxide aggregate–dentin interface. *Photomedicine and Laser Surgery* **30**(10), 587–91. doi: 10.1089/pho.2012.3291

Saghiri, M. A., Lotfi, M., Saghiri, A. M., et al. (2009) Scanning electron micrograph and surface hardness of mineral trioxide aggregate in the presence of alkaline pH. *Journal of Endodontics* **35**(5), 706–10. doi: 10.1016/j.joen.2009.01.017

Santos, A. D., Moraes, J. C., Araujo, E. B., *et al.* (2005) Physico-chemical properties of MTA and a novel experimental cement. *International Endodontics Journal* **38**(7), 443–7. doi: 10.1111/j.1365-2591.2005.00963.x

Sarkar, N. K., Caicedo, R., Ritwik, P., *et al.* (2005) Physicochemical basis of the biologic properties of mineral trioxide aggregate. *Journal of Endodontics* **31**(2), 97–100.

Shahi, S., Rahimi, S., Yavari, H. R., *et al.* (2012) Effects of various mixing techniques on push-out bond strengths of white mineral trioxide aggregate. *Journal of Endodontics* **38**(4), 501–4. doi: 10.1016/j.joen.2012.01.001

Shie, M. Y., Huang, T. H., Kao, C. T., *et al.* (2009) The effect of a physiologic solution pH on properties of white mineral trioxide aggregate. *Journal of Endodontics* **35**(1), 98–101. doi: 10.1016/j.joen.2008.09.015

Shokouhinejad, N., Sabeti, M., Hasheminasab, M., *et al.* (2010) Push-out bond strength of resilon/epiphany self-etch to intraradicular dentin after retreatment: A preliminary. *Journal of Endodontics* **36** (3), 493–6 DOI: 10.1016/j.joen.2009.11.009

Silva, E. J. N. L., Rosa, T. P., Herrera, D. R., *et al.* (2013). Evaluation of cytotoxicity and physicochemical properties of calcium silicate-based endodontic sealer MTA Fillapex. *Journal of Endodontics* **39**, 274–7.

Storm, B., Eichmiller, F. C., Tordik, P. A., *et al.* (2008) Setting expansion of gray and white mineral trioxide aggregate and Portland cement. *Journal of Endodontics* **34**(1), 80–2. doi: 10.1016/j.joen.2007.10.006

Tanomaru-Filho, M., Morales, V., da Silva, G. F., *et al.* (2012) Compressive strength and setting time of MTA and Portland cement associated with different radiopacifying agents. *ISRN Dentistry* **1–4**, 898051. doi: 10.5402/2012/898051

Torabinejad, M., Chivian, N. (1999) Clinical applications of mineral trioxide aggregate. *Journal of Endodontics* **25**(3), 197–205. doi: 10.1016/s0099-2399(99)80142-3

Torabinejad, M., Hong, C. U., McDonald, F., *et al.* (1995) Physical and chemical properties of a new root-end filling material. *Journal of Endodontics* **21**(7), 349–53. doi: 10.1016/s0099-2399(06)80967-2

Tunç, E. S., Sönmez, I. S., Bayrak, S., *et al.* (2008) The evaluation of bond strength of a composite and a compomer to white mineral trioxide aggregate with two different bonding systems. *Journal of Endodontics* **34**(5), 603–5. doi: 10.1016/j.joen.2008.02.026

Viapiana, R., Guerreiro-Tanomaru, J.M., Tanomaru-Filho, M., *et al.* (2014) Investigation of the effect of sealer use on the heat generated at the external root surface during root canal obturation using warm vertical compaction technique with System B heat source. *Journal of Endodontics* in press.

Walker, M. P., Diliberto, A., Lee, C. (2006) Effect of setting conditions on mineral trioxide aggregate flexural strength. *Journal of Endodontics* **32**(4), 334–6. doi: 10.1016/j.joen.2005.09.012

Watts, J. D., Holt, D. M., Beeson, T. J., *et al.* (2007) Effects of pH and mixing agents on the temporal setting of tooth-colored and gray mineral trioxide aggregate. *Journal of Endodontics* **33**(8), 970–3. doi: 10.1016/j.joen.2007.01.024

Yan, P., Peng, B., Fan, B., *et al.* (2006) The effects of sodium hypochlorite (5.25%), chlorhexidine (2%), and Glyde File Prep on the bond strength of MTA-dentin. *Journal of Endodontics* **32**(1), 58–60. doi: 10.1016/j.joen.2005.10.016

4 MTAによる生活歯髄療法 (Vital Pulp Therapy)

Till Dammaschke[1], Joe H. Camp[2,3], George Bogen[3]

[1] Department of Operative Dentistry,
Westphalian Wilhelms-University, Germany
[2] School of Dentistry, University of North Carolina, USA
[3] Private Practice, USA

序論	72
利点	74
覆髄材に対する歯髄の反応	74
水酸化カルシウムによる直接覆髄	75
Mineral Trioxide Aggregate (MTA)	77
物理化学的特性	77
覆髄と断髄の作用機序	82
水酸化カルシウムとの比較	85
乳歯の断髄	86
MTAによる断髄	88
乳歯	88
幼若永久歯	89
症候性永久歯	92
可逆性歯髄炎と診断された歯の覆髄	95
治療上の留意事項	97
欠点	99
まとめ	100
謝辞	100
参考文献	100

人間が本来もっている自然治癒力こそが実際に病気を治しているのである
―― Hippocrates（ヒポクラテス）

序論

　生活歯髄療法（vital pulp therapy）は歯髄が失活しないように生活力を維持するために考えられた処置である．治療方法の選択肢には直接覆髄，部分断髄，完全断髄などがあり，健全な歯髄組織がどの程度残存しているかにより変わってくる．露髄はう蝕除去，外傷，支台歯形成などの「偶発的な補綴・修復処置」，エナメル質や象牙質が薄いなどの「解剖学的な形態異常」などの理由により起きる．生活歯髄療法の原理や治療計画を説明するのに歯髄修復や修復象牙質の形成に関与する細胞のメカニズムについて紹介する．

　う蝕内の微生物が歯髄に近づくと，歯髄組織にもともと備わっている防衛・修復能力が行使されることになる（Fig.4.1）が，細菌の歯髄内への進行が妨げられると歯髄組織の再生力は驚くほど高くなる．この現象は，無菌ラットの臼歯を露髄させて行った過去の権威のある研究ですでに明らかになっている（Kakehashiら 1965）．研究に用いられたラットのうち通常ラットは細菌の存在する普通の環境下に置かれ，無菌ラットは完全に隔離された無菌環境下で無菌食を与えて育てられた．両群のラットとも 1〜42日の間隔で処分され，それ

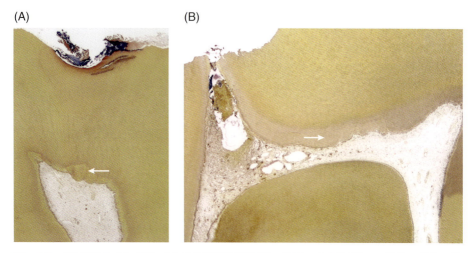

Fig.4.1　（A）症状のない歯（ヒト）の光学顕微鏡写真．う窩，象牙細管への細菌の侵入，第三象牙質の形成（矢印），そして生活歯髄を認める．（B）症状のある歯の光学顕微鏡写真．遠心側髄角部に細菌の侵入を認め，この部分の歯髄は壊死しているのがわかる．一方，近心側歯髄は生きていて炎症性細胞の浸潤はない．また象牙質，象牙前質，象牙芽細胞層は健全に見える．第三象牙質の形成（矢印）が認められる．もともとの拡大率は16倍，TaylorによるB＆B変法で染色．（Domenico Ricucci先生のご厚意による）

ぞれの歯は組織学的に観察された．通常ラットは露髄から8日後に歯髄壊死が認められ，細菌感染により典型的な慢性の炎症性細胞の浸潤と根尖病変の形成を認めた．一方で，無菌ラットの歯にはまったく異なる反応が観察された．露髄から14日後には明らかにデンティンブリッジが形成され，14日以降ではすべての歯に硬組織基盤が形成されていた．その下には生活歯髄組織が存在し，完全に修復したデンティンブリッジにより封鎖されていた．すべての標本には，少ないながらも組織学的には歯髄の炎症が生じていた．しかし，さらに重要なのは，無菌ラットには根尖病変が形成されていなかったことである．

　無菌ラットの歯を組織学的に調べたところ，治癒過程での重要な特徴が明らかになった．新生硬組織に連なる（象牙芽細胞様）細胞は，初期の象牙芽細胞に似た一列の細胞層に並んでいた．しかし，形態的には実際の象牙芽細胞は細長い形態が特徴ではあるが，この細胞の形態は短くなっていた．象牙芽細胞は，有糸分裂後の終末細胞である．したがって，傷害を受けたとしても細胞分裂して新たな象牙芽細胞を生成する能力は欠如している．無菌ラットで観察された硬組織形成細胞は通常の象牙芽細胞ではなく，歯髄ストローマ内で補填された間葉細胞（線維芽細胞）から分化した特殊な分泌細胞であった（Smithら 1995）．

　この研究は，基本的な生活歯髄療法のコンセプトと根拠を理解するのに役立っている．露髄面の細菌感染は，免疫細胞の応答により防御されることが理想である．そして，これに続き象牙質／歯髄複合体から細胞が集められ，もともとそこに存在した細胞が残存し再生されるよりも，分化した前駆細胞によって硬組織が形成されている．小規模の外傷（露髄していない）が歯髄に間接的に起こると既存の原生象牙芽細胞が刺激を受けて反応象牙質の形成を開始する．この硬組織は，露髄により分化した間葉細胞によって形成された修復象牙質とは異なっている．この2つの異なる硬組織の形成パターンは，直接覆髄と間接覆髄で生じる硬組織形成のパターンと同様である．つまり，もともとの硬組織形成細胞が生き残るか，それが不可逆的に傷害を受けて新たに分化した細胞が生成されて硬組織の形成が起きるかの違いを説明できる（American Association of Endodontists 2003）．

　臨床では無菌的な環境下での露髄はないため，歯髄と外部環境を遮断するのに人工的なバリアを介入させる必要がある．バリアを置くことで治癒過程において歯髄を保護することができる．この人工的なバリアとは覆髄材である．覆髄や断髄の第1の目的は，残存した歯髄組織により硬組織形成を誘導し，露髄面を閉鎖できる環境を構築することである．そして究極的には，歯髄の生活性を維持することである（Schröder 1985；Lim & Kirk 1987；Moghaddame-Jafariら 2005）．生活歯髄療法を成功させるためのテクニックや理論的根拠については，本章の後半で解説する．

利点

　通常の根管治療を行った場合の成果には疑いの余地はないが，歯髄の生活性を維持した場合の重要な利点は，歯髄固有の感覚受容センサーが適切に機能し続けることである．また歯髄が存在することで，咀嚼時に過剰な咬合力が歯に加わることを予防することもできる．根管治療を受けた無髄歯は，咬合力を感知する受容センサーが反応するまでに有髄歯と比べて2.5倍の咬合力が必要とされる(Randow & Glantz 1986；Stanley 1989)．したがって，無髄歯に咬合力が加わって受容センサーが反応したときは，すでに大きな咬合力が加わってしまった後になることがありうるのである．このようにして，根管治療を受けた歯は，歯を保護する機能が低下しているので，歯冠および歯根破折の頻度が高くなる可能性がある(Fussら 2001；Lertchirakarnら 2003；Mirekuら 2010)．根管充填された歯は，補綴物の辺縁破折抵抗性が低下することと，生物学的環境が変わることで有髄歯と比べてう蝕になりやすくなる(Merdadら 2011)．さらに生活歯髄の処置は，保守的で，どちらかというと単純で費用のかからない治療でもある．この処置には複雑な処置過程がなく，処置後も高価な修復物を必ずしも必要としない(Hørsted-Bindslev & Bergenholtz 2003)．歯髄を長期的に温存し，歯髄の完全な保護機構が機能していれば，根管治療を受けた無髄歯と比較して生活歯髄療法歯のサバイバルレートは著しく高くなる(Linn & Messer 1994；Caplanら 2005)．よって，生活歯髄療法の主な目的は，歯質をさらに切削して行う抜髄や修復処置を避けるために象牙質／歯髄複合体からの細菌の排除，歯髄の保護，歯髄生活性の回復，歯髄の治癒促進となる(Weiger 2001)．

覆髄材に対する歯髄の反応

　露髄面を保護するのに多くの材料や薬剤，そして治療法が用いられてきた．露髄面保護に用いられるもので代表的なのはホルムクレゾール，硫酸第二鉄，電気メス，リン酸三カルシウム，水酸化カルシウム(CH)である．しかし，術後に歯を臨床的および組織学的に調べると，これらの処置法や材料には欠点が存在していることがわかる．したがって，生活歯髄療法とくに直接覆髄は，永久歯の治療法の選択肢として賛否両論ある．というのも，露髄した歯に対して既存の材料や治療法を用いても，つねに良好な結果が得られるわけではないからである(Tronstad & Mjör 1972；Langeland 1981；Ward 2002；Witherspoon 2008；Naito 2010)．

生活歯髄療法に使用する材料の信頼性を確立するためには，歯髄組織の反応を組織学的に評価する必要がある．直接覆髄または断髄から数か月後には，以下の反応が確認できるかもしれない．
- 炎症の兆候がない健全な歯髄組織に，連続的に連なる修復象牙質（硬組織）層がともなっている．
- 歯髄には慢性炎症が浸潤し，歯髄と繋がるトンネル状の穴が硬組織形成層の中に散らばっている．
- 歯髄の炎症度は高くなっており，傷害を受けた歯髄周囲部は不完全な硬組織形成または硬組織の形成がまったくないか，あるいは密度の高いコラーゲンの瘢痕組織をともなっている．

生活歯髄療法後に上記の1番目の反応が歯髄からあれば処置が成功したと考えることができる．なぜならば，この条件下では，受傷後に歯髄組織は自己修復し，再生することができるからである(Schroeder 1997)．水酸化カルシウムは現在もっとも広く使われている覆髄材である．そのため，水酸化カルシウムの歯髄に対する効能は幅広く研究対象にされてきている．世界中で使われている覆髄材の短所や理想的な覆髄材の特性への理解を深めるうえで，まずは水酸化カルシウムによる直接覆髄法についておさらいしてみたい．

水酸化カルシウムによる直接覆髄

水酸化カルシウム製剤（水性混濁液）を使った直接覆髄に関する最初の論文は，Hermanにより報告された(Hermann 1928, 1930)．そして，1960年代以降は，硬化型の水酸化カルシウム系サリチル酸エステルセメントがよく使われるようになった．つまり，何十年もの間，歯髄の生活性を維持するのに水酸化カルシウムが一般的な薬剤として使われてきているのである．現在では水酸化カルシウム製剤は直接覆髄材としてもっとも研究され，もっとも信頼の置けるものとなっているので，新しい材料が登場したときに比較対象とする至適標準材料とされている(Hørsted-Bindslevら 2003)．さらに最近では，覆髄材として革新的な材料が開発され，使われるようになっている．親水性レジン，レジン強化型グラスアイオノマーセメント，オゾン療法，レーザー，生物学的活性材を含むレジン，MTAのようなさまざまなケイ酸カルシウム系セメントがそれにあたる(MTA；ProRoot MTA, Dentsply/Tulsa Dental Specialties, Tulsa, OK, USA)．

水酸化カルシウムのpHは高く，使用後初期は殺菌性を有している．よって，う窩での酸性度を中和する効果がある．水酸化カルシウムに象牙芽細胞

76　MTA全書

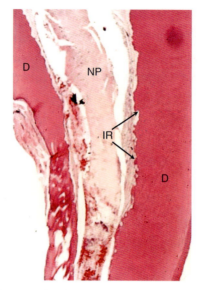

Fig.4.2 乳歯の直接覆髄でDycal®を使用したときの硬組織の反応．5か月後には歯髄は壊死し，内部吸収が認められた（倍率：40倍）．D：象牙質，NP：壊死歯髄，IR：内部吸収．(Caicedo 2008より．John Wiley and Sonsの許諾を得て転載)

や象牙芽細胞様細胞の分化を促進させる効果があることはよく知られている．そして，これらの細胞が露髄部周辺に硬組織層を形成する能力を有しているのである．水酸化カルシウムは，象牙芽細胞様細胞分化の誘導や，発現上昇に積極的な貢献をしている(Schröder 1972)．さらには，低濃度の水酸化カルシウムを使うと歯髄線維芽細胞の増殖が誘導されることがわかっている(Torneckら 1983)．

　臨床研究によると，一般的に直接および間接覆髄処置で水酸化カルシウムを使用した場合，組織学的および臨床的には良好な結果が得られている(Dammaschkeら 2010a)．基礎研究や臨床研究では，直接覆髄処理の成功率は80％を越えると報告されている(Baume & Holz 1981；Hørstedら 1985；Duda & Dammaschke 2008；Duda & Dammaschke 2009)．

　ちなみに，Barthelら(2000)は水酸化カルシウムで直接覆髄した歯の約75％が10年で歯髄壊死となったか，根管治療を受けたか，抜歯となったことを突き止めた．このように，水酸化カルシウムによる覆髄の成果は，長期的にみると必ずしもデンティンブリッジ形成や歯髄保護が約束されているわけではないので，議論の余地がないというわけではない．

　水酸化カルシウムは覆髄材として使用する場合に，いくつかの大きな短所がある．それは，水酸化カルシウム製剤は象牙質への接着が弱く，機械的に不安定で，覆髄後，吸収され続けることである(Barnes & Kidd 1979；Coxら

MTAによる生活歯髄療法(Vital Pulp Therapy) 77

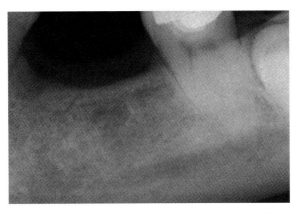

Fig.4.3 54歳の患者の下顎第二大臼歯根尖周囲のエックス線写真．12年ほど前に硬化型の水酸化カルシウム製剤(Dycal®)による直接覆髄を行った．冷刺激に対する歯髄の反応は鈍く，髄腔は石灰化により狭まっていることがわかる．

1996；Goracci & Mori 1996)(Fig.4.2)．さらには，新たに形成された修復象牙質にはトンネル状の穴が開いていることはよく知られているが，水酸化カルシウムの吸収が進むにつれてこの穴が細菌侵入の突破口になっていることが示唆されている．これにより，歯髄は二次的に炎症を起こして失活し，その後，異栄養性の石灰化に繋がっていくことが考えられる(Fig.4.3)．結局は，適合性の高い補綴物を装着したとしても，水酸化カルシウムは長期的に細菌漏洩を予防することができていない．水酸化カルシウム混濁液のpH値は高い(pH12.5)ため，最終的に歯髄との境界部には液化壊死も生じることになる(Barnes & Kidd 1979；Coxら 1996；Duda & Dammaschke 2008；Duda & Dammaschke 2008)．

MINERAL TRIOXIDE AGGREGATE(MTA)

物理化学的特性

　昔は，治療結果の予測がつかなかったために直接露髄を行うことはなるべく避けられていた．ところが，MTAが登場して直接覆髄にも使われるようになってから状況は大きく変化した．MTAは水硬性のケイ酸カルシウムのセメント粉末で，さまざまな酸化物(酸化ナトリウム，酸化カリウム，酸化カルシウム，酸化シリコン，酸化鉄，酸化アルミニウム，酸化マグネシウム)が含まれている．MTAの組成は高級ポルトランドセメントと類似しており，ポルトランドセメントはたいていのホームセンターで売られている(Camilleriら 2005；Dammaschkeら 2005)．ケイ酸三カルシウムはMTAとポルトランドセ

メントの主成分で，生体親和性および生物学的活性がある材料として有名である(Laurentら 2009)．生物学的活性があるということは，薬剤や生体に対して使う材料が良好な結果をもたらす作用を有しているを意味する．人体内の細胞と相互作用があるか，細胞に良好な生物学的効果をもたらすような場合に，生物学的活性がある材料と呼ばれる(Hench & West 1996)．

歯科治療にMTAが使われるようになったことは，歯内療法を目的とした生物学的活性のあるセメントの研究開発にとって歴史的な大事件であった．しかし，歯科におけるポルトランドセメントの使用を唱えた最初の出版物が世にでたのは，19世紀末であった．1878年にドイツの歯科医師，D. Witte(Hanover, Germany)が市販のポルトランドセメントを用いた根管充填や生活歯髄の治療を解説している(Witte 1878)．だが残念なことに，この時代以降，ポルトランドセメントにつての研究はなされなかった．

最初に市販されたMTA(ProRoot MTA)はgray MTA(GMTA)で，色が灰色で歯冠側に使われると歯の変色を起こすことが報告された(Karabucakら 2005)．このため，このMTAを黄みがかった白色になるように成分変更してwhite MTA(WMTA)が誕生した(Glickman & Koch 2000)．GMTAにはクロム状の鉄成分である鉄アルミン酸四カルシウムが含まれている．この成分はWMTAには含まれていない(Moghaddame-Jafariら 2005)．さらに，WMTAの成分である酸化アルミニウム，酸化マグネシウム，酸化鉄の濃度は，GMTAに含まれる濃度よりも有意に低くなっている(Asgaryら 2005)．構成成分は異なっているが，直接覆髄の研究によると組織学的な反応はGMTAもWMTAも類似している(Faraco Júnior & Holland 2001, 2004；Parirokhら 2005)．

GMTAでもWMTAでも目に見えて硬組織が形成され，炎症性細胞の浸潤は実質的に歯髄壊死を起こさない程度に認めるのみである(Aeinehchiら 2003；Accorinteら 2008a, 2008b；Nairら 2008)．形成された硬組織は無定型で象牙細管がない(Faraco Júnior & Holland 2004；Parirokhら 2005)(Fig.4.4)．ところが最近の研究では，非ヒト霊長類の覆髄処置でMTAを用いた結果，修復象牙質にトンネル状の欠損が生じていたとの報告がある．しかし，硬化したMTAは構造的に安定し，吸収されないことから，この研究で生じたデンティンブリッジがどうのような状態であっても，機械的強度の面では重要なことではない(Al-Hezaimiら 2011)．残念なことに，生活歯髄療法でWMTAを用いた場合に歯の変色が起こったことが報告されている(Belobrov & Parashos 2011)．このような変色は，MTAを充填した周辺の歯冠側象牙質にボンディング剤を使用することで低減させることができる(Akbariら 2012)．

臨床では，MTAはガラス練板の上かダッペングラスに入れて滅菌水か局所麻酔薬で混和する．MTAに水を混ぜるとコロイド状のゲルとなり，4時間で

MTAによる生活歯髄療法(Vital Pulp Therapy)　79

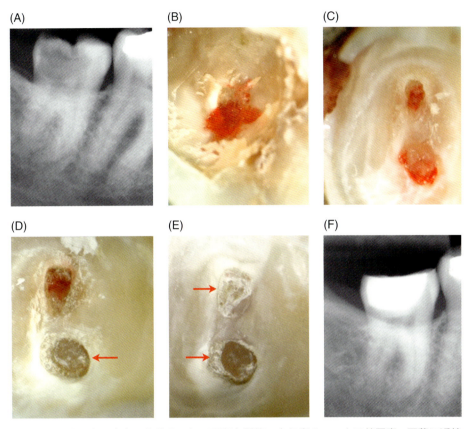

Fig.4.4 (A)50歳の患者の自発痛のない下顎右側第二大臼歯のエックス線写真．天蓋に近接した深いう蝕を認める．(B)う蝕除去中に生じた初期の露髄．(C)MTAで直接覆髄を行うために止血したところ大きな露髄が2か所確認できた．(D)3か月半後，直接覆髄したMTAを除去したところ片方の露髄面に硬組織形成を認めた(矢印)．(E)7か月後に再度MTAを除去したところもう片方の露髄面にも第三象牙質の形成を認めた(矢印)．(F)最終修復物を装着して7か月後のエックス線写真．症状はない．(Domenico Ricucci先生のご厚意による)

硬化する(Torabinejadら 1995a)．硬化完了したMTAが組織液に触れると，酸化カルシウムは水酸化カルシウムに変換される．そして水酸化カルシウム分子は，カルシウムイオンおよび水酸化物イオンに分離され(Hollandら 1999；Faraco Júnior & Holland 2001；Takitaら 2006)，またpH値は上昇して9.22 (Duarteら 2003)〜12.5(Torabinejadら 1995a)の間となる．MTAと水酸化カルシウムは抗菌効果などの共通の特色がある(Al-Hezaimiら 2005)．さらにMTAも水酸化カルシウムも生活歯髄と接触すると新たな硬組織形成を誘導するが，この硬組織形成能には大差はないことが示唆されている(Dominguezら 2003)．しかし，機械的特性はMTAのほうが水酸化カルシウムと比べて遥かに優れており，ここが水酸化カルシウムと大きく差がでる特徴となっている．

直接覆髄で水酸化カルシウムと比較した場合，MTAの長所は溶解性が低いこと，機械的強度が高いこと，象牙質への辺縁封鎖性が圧倒的に優れていることである（Sarkarら 2005）．さらにいえば，直接覆髄でMTAを使えば，水酸化カルシウムのさまざまな短所も補ってくれる．水酸化カルシウムの短所には，覆髄材として吸収されること，機械的安定性がないこと，漏洩に起因する長期封鎖性が欠落していることなどがある（Dammaschkeら 2010c）．MTAは水硬性かつ吸湿性のセメントであるので，血液や組織液があれば硬化することができる（Torabinejadら 1995a）．

　ケイ酸カルシウムセメントは，MTAのように細胞や組織液に触れるとカルシウムイオンや水酸化物イオンを放出すること（Borgesら 2011）や，その表層にヒドロキシアパタイト結晶が形成されることが知られている（Sarkarら 2005；Bozemanら 2006；Gandolfiら 2010）．アパタイトが形成されると象牙質との間の隙間が埋められるのと，象牙質と反応する過程で細管内に微小繊維状アパタイトが沈殿するため，封鎖性が高まり漏洩が減少していく（Han & Okiji 2011）．このように形成された「中間層」を調べると，成分的にも構造的にもヒドロキシアパタイトと類似していることがわかった．そして，このヒドロキシアパタイトの形成こそが，生活歯髄療法におけるMTAのもっとも重要な物理化学的な特性である（Sarkarら 2005；Bozeman 2006）．この特性があるおかげで微小漏洩を予防することができ，また生物学的活性があることで成長因子をもつ細胞を増加させることができ，それゆえに治療の予後を改善するのに効果的なのである（Sarkarら 2005）．さらには，MTAには抗菌効果があり（Torabinejadら 1995d；Ribeiroら 2006），突然変異誘発性はなく（Ketteringら 1995），また細胞毒性もほとんどない（Keiserら 2000）．MTAは骨芽細胞の細胞形態を変えることがなく（Kohら 1998），それらの細胞を生物学的に活性化させて（Kohら 1997；Mitchellら 1999），石灰化を促していく（Abedi & Ingle 1995；Hollandら 2001）．

　MTAが穿孔部封鎖に使われた場合，MTAは歯根膜付近でセメント芽細胞に覆われる（Hollandら 2001）．しかも，ヒト骨芽細胞はMTAの表層に張り付き，増殖することが知られている（Zhuら 2000）．さまざまな研究からわかったことは，MTAは細菌の侵入に対して信じられないほど優れた封鎖性を有する（Torabinejadら 1993, 1995e；Torabinejad & Chivian 1999）と同時に，非常に高い生体親和性ももち合わせているということである（Torabinejadら 1995b；Pitt Fordら 1996；Kohら 1997；Torabinejad & Chivian 1999；Keiserら 2000）．結論として，MTAは直接覆髄には最適な材料であり，生活歯髄療法で水酸化カルシウムに代わる材料として推奨できるものである（Hollandら 2001；Choら 2013）（Fig.4.5）．

MTAによる生活歯髄療法(Vital Pulp Therapy)　81

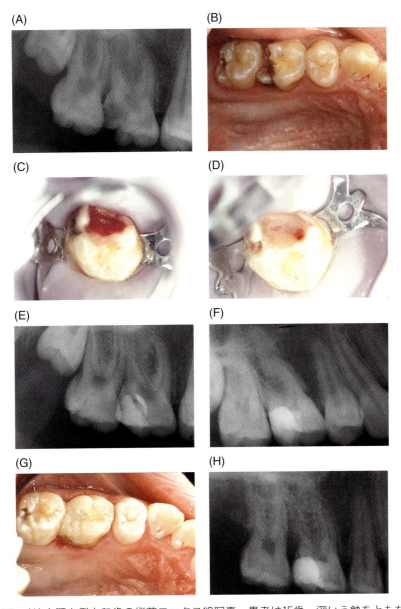

Fig.4.5 (A)上顎右側大臼歯の術前エックス線写真．患者は15歳．深いう蝕をともなっており，自発痛はない(無症候性)．(B)患歯周辺の口腔内の様子．(C)う蝕検知液を使い，う蝕を除去した．(D)5.25% NaOClで止血後の露髄面の写真．(E)MTAで直接覆髄を行い，湿綿球を乗せPhotocore®で仮封(ボンディングなし)した後のエックス線写真．(F)MTAで直接覆髄を行い，5日後に最終修復物としてレジン充填した後のエックス線写真．(G)最終修復物としてレジン充填したときの口腔内写真．(H)14年後のエックス線写真．修復物の交換はしていない．冷たいものには通常どおり反応する．

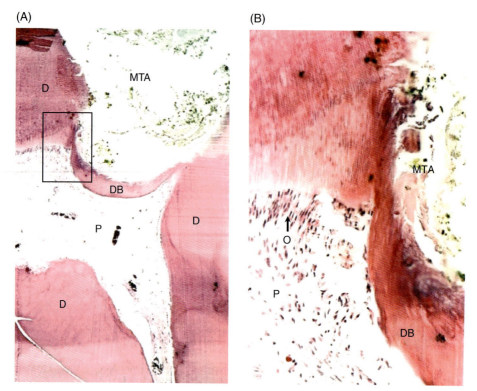

Fig.4.6 （A）ヒト乳歯に直接覆髄を行って5か月後．デンティンブリッジの形成を認めた（倍率：40倍）．D：象牙質，P：歯髄，DB：デンティンブリッジ．（B）MTAに隣接する象牙芽細胞（O）によりデンティンブリッジ（硬組織）が形成されている（倍率：200倍）．（Caicedo 2008より．John Wiley and Sonsの許諾を得て転載）

覆髄と断髄の作用機序

　*in vitro*でMTAが歯髄に直接触れることで，さまざまな細胞から良好な反応を得られることが報告されている（Bonsonら 2004；Nakayamaら 2005；Tani-Ishiiら 2007）．MTAで直接覆髄を行うと前駆細胞の有糸分裂速度を向上させることができ，そしてこれにより硬組織を形成する細胞もまた刺激を受け，硬組織形成が促される（Dammaschkeら 2010b）．前駆細胞とは万能な成体幹細胞であり，外傷や大元の象牙芽細胞が障害を受けたときに象牙芽細胞様の細胞に分化することができる細胞のことである（Goldberg & Smith 2004；Goldbergら 2008）．おそらく，MTAは骨形成因子の成長速度を上昇させて石灰化を促進させている（Yasudaら 2008）．*in vitro*の研究では，MTAは石灰化を起こさせる遺伝子やmRNA量，そして細胞マーカーであるタンパク質の発現量を増加させることができ，そしてこのことは石灰化を起こす過程で重要な役割を果たしている（Thomsonら 2003）．

MTAが歯髄細胞に直接触れると，血管内皮成長因子(VEGF：vascular endothelial growth factor)および血管新生において重要で象牙質形成にも関与している血小板由来タンパク増殖因子の誘導や分泌が急激に起こる(Paranjpeら 2010, 2011)．さらには，未処置のコントロール群と比較すると，MTAを使ったin vitroの研究では，細胞分裂周期のS相でのOD-21細胞数とG2相とS相のMDPC-23細胞数の有意な増加を誘導したと報告されている．しかしMTAは，これらの細胞のアポトーシスには影響を与えていない．このため，in vivoでMTAを用いて直接覆髄を行っても，細胞数の減少はなく，増加が認められている(Moghaddame-Jafariら 2005；Caicedoら 2006)(Fig.4.6).

　MTAに関する物理化学的特性で重要なことは，充填したMTAに隣接する象牙質周辺にある成長因子を分離し活性化させることで，修復象牙質の形成を促進させることである(Kohら 1997；Tziafasら 2002；Okiji & Yoshiba 2009)．形質転換成長因子ベータ(TGF-β：transforming growth factor-β)，マクロファージコロニー刺激因子(MCSF：macrophage col-ony-stimulating factor)，インターロイキンIL-β，インターロイキンIL-αなどのシグナル分子は，MTAの硬化時に継続的に放出されるカルシウムイオンにより刺激を受ける(Takitaら 2006；Anら 2012)．MTAを使うと水酸化カルシウムや親水性の接着性レジンなどの他の覆髄材と比べて，IL-1βの分泌量を有意に増加させることができる(Accorinteら 2008c；Reyes-Carmonaら 2010；Cavalcantiら 2011；Gallerら 2011)．インターロイキン-1βは，細胞の分化や成長を制御するのに非常に有効なサイトカインである(Cavalcantiら 2011)．細胞外基質にある糖タンパク質は，修復象牙質または反応象牙質の形成を促進させられることが示唆されている(Smithら 1995；Goldberg & Smith 2004；Goldbergら 2008)．とくにテナシンやフィブロネクチンは，MTAが存在する環境では象牙芽細胞の分化や歯の形成に関与する高分子量のオリゴマータンパク質として確認されている(Thesleffら 1995；Leitesら 2011；Zarrabiら 2011)．象牙質形成中に両方の糖タンパク質が発現することから，歯髄細胞の遊走と分化において重要な要素である可能性がある(Zarrabiら 2011)．

　硬化したGMTAにヒトの歯の間質細胞を培養すると，間質細胞が増殖することや細胞の生存期間が延びることがわかっている．オステオカルシンや歯のシアロタンパク質やアルカリホスファターゼなどの遺伝子産物も硬化したMTAに触れると生産量が増加し，デンティンブリッジ形成に必須な象牙芽細胞様細胞の分化が促進される．MTAによる覆髄後，露髄面での初期の象牙質再生時にシアロタンパク質とオステオポンチンが認められている(Kurateら 2008)．骨誘導因子BMP-2，BMP-4，BMP-7およびTGF-βやヘムオキシゲナーゼ1などのシグナル分子は，象牙芽細胞株が分化するのに必要である(Guven

Table 4.1 水酸化カルシウムと比較したMTAによる直接覆髄の組織検査の結果（文献調査）.

著者	水酸化カルシウムのタイプ	種	観察期間	結果
Pitt Fordら 1996	硬化型セメント	サル	5か月	MTAのほうが有意に優れていた
Faraco Júnior and Holland 2001	硬化型セメント	イヌ	2か月	MTAのほうが有意に優れていた
Aeinehchiら 2003	硬化型セメント	ヒト	1週間〜6か月	MTAのほうが有意に優れていた
Domínguezら 2003	光重合型	イヌ	50日, 150日	MTAのほうが有意に優れていた
Accorinteら 2008	硬化型セメント	ヒト	30日, 60日	MTAのほうが有意に優れていた
Asgaryら 2008	硬化型セメント	イヌ	8週間	MTAのほうが有意に優れていた
Minら 2008	硬化型セメント	ヒト	2か月	MTAのほうが有意に優れていた
Nairら 2008	硬化型セメント	ヒト	1週間, 1か月, 3か月	MTAのほうが有意に優れていた
Menteら 2010	水性ペースト型	ヒト	12〜80か月（平均27か月）	MTAのほうが有意に優れていた*
Hiltonら 2013	硬化型セメント	ヒト	6〜24か月（平均12.1か月）	MTAのほうが有意に優れていた
Queirozら 2005	水性ペースト型	イヌ	90日	有意差なし
Iwamotoら 2006	硬化型セメント	ヒト	136 ± 24日	有意差なし
Accorinteら 2008b	粉末型	ヒト	30日, 60日	有意差なし
Costaら 2008	水性ペースト型	イヌ	60日	有意差なし
Sawickiら 2008	硬化型セメント	ヒト	47〜609日	有意差なし
Shayeganら 2009	水性ペースト型	ブタ	21日	有意差なし
Dammaschkeら 2010	水性ペースト型	ラット	1, 3, 7, 70日	有意差なし
Paroliaら 2010	硬化型セメント	ヒト	15日, 45日	有意差なし

*Menteら (2010) による統計結果は, Naito (2010) によって適正でないと判明した. よって, これらの結果は慎重に見るべきである.

ら 2011)．MTAを用いることで特定のサイトカインが増殖し，MTAと象牙質の境界部にあるコラーゲン線維上にアパタイト様の塊が生じて硬組織形成が促進される(Hamら 2005；Yasudaら 2008；Reyes-Carmonaら 2010)．増殖するサイトカインには，シクロオキシゲナーゼ2や活性化タンパク質1，そしてミエロペルオキシダーゼ，VEGF，核内因子kB，誘導型一酸化窒素合成酵素が含まれる．MTAはIL-1βやIL-8の分泌を促進させるが，活性酸素種の産生や細胞の残存には悪影響を与えないことが示されている(Camargoら 2009)．しかし，MTAによりアルミニウムイオンが放出されると，歯髄の間質細胞に対して部分的に抑制効果がある可能性が示唆されている(Minamikawaら 2011)．

水酸化カルシウムとの比較

　MTAが生活歯髄と接触したときに水酸化カルシウムと比較してどのような優れた効果があるかについて，以下の数種類の動物とヒトを用いての研究がなされた．ヒト(Aeinehchiら 2003；Iwamotoら 2006；Caicedoら 2006；Accorinteら 2008a, b；Minら 2008；Nairら 2008；Sawickiら 2008；Menteら 2010；Paroliaら 2010)，サル(Pitt Fordら 1996)，イヌ(Faraco Júnior & Holland 2001；Dominguezら 2003；Queirozら 2005；Asgaryら 2008；Costaら 2008)，ブタ(Shayeganら 2009)，ネズミ(Dammaschkeら 2010c)．組織学的な観点からこれらの研究を調べると，水酸化カルシウムとMTAの生活歯髄組織に対する反応は同程度であることがわかる．

　しかし，MTAと歯髄が直接触れた場合は，有意に炎症が少なく(Aeinehchiら 2003；Accorinteら 2008b；Nairら 2008；Paroliaら 2010)，充血や壊死の範囲は小さく(Aeinehchiら 2003；Dammaschkeら 2010c)，そして形成されたデンティンブリッジ中のトンネル状の穴の数が少なく，統一されたデンティンブリッジが多く形成される(Nairら 2008)．新たに形成された修復象牙質はより厚くなっており，象牙質との境界部には形態的により統一された象牙芽細胞様細胞が層になって観察されることが特徴的である(Aeinehchiら 2003；Minら 2008；Nairら 2008；Paroliaら 2010)．これらのことから，MTAで直接覆髄を行った場合は，水酸化カルシウムと比べて臨床的により良い結果が得られていると推察される(Menteら 2010；Hiltonら 2013)．

　近年の直接覆髄に関する研究を見ると，大多数でMTAのほうが水酸化カルシウムよりも優れていると報告されている(Pitt Fordら 1996；Faraco Júnior & Holland 2001；Aeinehchiら 2003；Dominguezら 2003；Accorinteら 2008c；Asgaryら 2008；Minら 2008；Nairら 2008；Menteら 2010；Leye Benoistら 2012；Hiltonら 2013)．しかし，2者間で歯髄の治癒に関して有

意な差はなかったとする報告もある(Queirozら 2005；Iwamotoら 2006；Accorinteら 2008b；Costaら 2008；Sawickiら 2008；Shayeganら 2009；Dammaschkeら 2010c；Paroliaら 2010)(Table 4.1). 以上のことより，MTAは，直接覆髄では水酸化カルシウムサリチル酸エステルセメントや水酸化カルシウム粉末と同等か，より優れているということになる(Accorinteら 2008a, b；Dammaschkeら 2010c). なお，水酸化カルシウムペーストのほうが水酸化カルシウムサリチル酸エステルセメントよりも歯髄の反応はより良好ではあるが(Phaneufら 1968；Retzlaff & Castaldi 1969；Stanley & Lundy 1972；Liard-Dumtschinら 1984；Schröder 1985；Lim & Kirk 1987；Kirkら 1989；Staehle 1990)，両方とも水酸化カルシウムであるため，経時的に吸収されやすく微少漏洩は生じやすい．また，硬化促進剤を加えて欠点を補おうとしても，促進剤自体が歯髄にとって毒性があることが多い(Liard-Dumtschinら 1984). よって，MTAは覆髄材として使われた場合，水酸化カルシウムよりも利点がある．理由としては，構造的に安定していること，アルカリ性の環境を維持できること，そして生物学的活性が同程度か上回ることがあげられる(Fridland & Rosado 2005；Sarkarら 2005；Dregerら 2012；Choら 2013).

乳歯の断髄

　断髄とは，歯冠側の感染もしくは傷害を受けた歯髄を切除し，残った歯根部の歯髄の機能と生活度を保存することと定義されている(American Academy of Pediatric Dentistry 2011). 乳歯の断髄は，露髄時に炎症や感染が歯冠側の歯髄だけに留まっていると判断されたときのみに行われる対処法である．さらに炎症が進み，歯根部の歯髄にまで波及している場合は，抜髄し根管充填を行うか，抜歯することが推奨される．止血ができるかどうかが，歯髄が不可逆的炎症を起こして抜髄や抜歯が必要なのかを判断するうえで重要な基準になる．

　乳歯でう蝕または機械的切削によって露髄した場合は，まず歯冠側歯髄を除去する．歯冠側歯髄除去後は，髄腔部に次亜塩素酸ナトリウム(NaOCl)溶液(SH)を染みこませた綿球を入れて徹底的に洗浄し，切削片を除去する．その後，歯髄の残存がないかを確認する必要がある．歯髄の残骸が髄腔部に残っていれば止血は困難である．このような場合は，NaOCl溶液(SH)(1.25～6.0％)を染み込ませた綿球を歯髄の切断面の上に置き，圧迫すると止血することができる．もし2～3分で止血できなければ炎症は根部歯髄まで波及していることが考えられるので，断髄は諦め，抜髄や抜歯を行う必要がある．

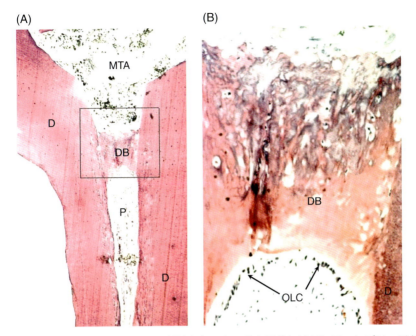

Fig.4.7 （A）ヒト乳歯にMTAによる断髄を行った．5か月後にはデンティンブリッジ（硬組織）の形成が確認できた（倍率：40倍）．D：象牙質，P：歯髄，DB：デンティンブリッジ．（B）MTAにより生じたデンティンブリッジの周囲に並んだ象牙芽細胞様細胞（OLC）が確認できる（倍率：200倍）．（Caicedo 2008より．John Wiley and Sonsの許諾を得て転載）

　歯髄から出血がある限り，覆髄処置を施しても覆髄材が流されてしまい適切に行うことができないので，覆髄を行うべきではない（Matsuoら 1996）．止血できたならば，断髄面を適切な覆髄材や貼薬剤で覆う．そして，窩洞の開口部は細菌が入らないように封鎖する．乳歯では最終補綴物としてステンレス製のクラウンを装着することが推奨される（Camp & Fuks 2006；Wintersら 2008；McDonaldら 2011）．

　乳歯の断髄には水酸化カルシウム（CH）はもちろんのこと，ホルムクレゾール（FC），グルタールアルデヒド（GA），硫酸第二鉄（FS），MTA，コラーゲンなど実に多くの薬剤が用いられてきている．FCは，今日もっとも断髄に広く使い続けられている薬剤であるが，毒性，アレルギー発現性，発癌性，突然変異性という大きな問題を抱えていることから多くの批判があり，使用される頻度は減少した（Duggal 2009；Lewis 2010）．電気メス（Oringer 1975；Ruempingら 1983；Shawら 1987；Shulmanら 1987）やレーザー（Elliotら 1999；Liuら 1999）も歯髄除去や止血に効果的に使われている．

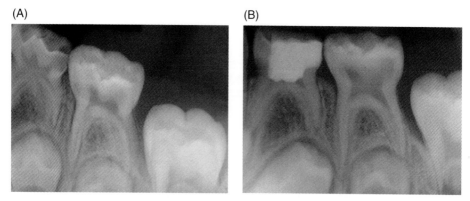

Fig.4.8 (A) 大きなう蝕をともなう症候性の下顎左側第二乳臼歯のエックス線写真．(B) MTAで断髄を行って6週間後のエックス線写真．フロアブルコンポマーとコンポジットレジンによって修復されている．リコール時に症状はなかった．

MTAによる断髄

乳歯

　その発売以来，MTAは乳歯と永久歯の両方で覆髄や断髄に使われてきている．乳歯の断髄材として他の材料と比較したさまざまな研究によると，MTAは他の薬剤や材料と同等（Aeinehchiら 2007；Morettiら 2008；Subramaniamら 2009；Ansariら 2010；Erdemら 2011）か，あるいは優れている（Salakoら 2003；Agamyら 2004；Farsiら 2005；Holanら 2005；Fuks & Papagiannoulis 2006；Zealandら 2010）と報告されている．それらの報告のほとんどが，治療が成功したのか失敗したのかの判断基準としてエックス線写真を基に臨床的な特徴や症状を比較しているだけである．

　臨床で乳歯の断髄を行った場合，長期的にみるとFCよりもMTAのほうがより良い結果がでている（Farsiら 2005；Holanら2005；Zealandら 2010）．MTAでもFCでも，断髄症例の半分以上で石灰化組織によりエックス線写真上で根管が確認できなくなっているが，MTAを使った場合はFCでは形成されないデンティンブリッジが認められている（Farsiら 2005；Caicedoら 2006；Zealandら 2010）（Fig.4.7）．FCを使用すると，MTAと比較して相当量の歯根吸収が起こると報告されている（Aeinehchiら 2007；Morettiら 2008；Subramaniamら 2009；Ansariら 2010；Erdemら 2011）．近年のGMTAとWMTAを比較した研究によると，GMTAのほうがデンティンブリッジの形成が多く認められたものの，84か月の期間では統計的に有意な差はなかった（Cardosa-Silvaら 2011）．このような結果を考察すると，MTAは乳歯の断髄

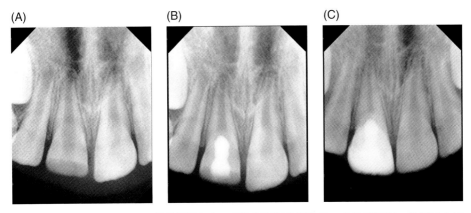

Fig.4.9 外傷のためMTAで部分断髄した．(A)中切歯の術前エックス線写真．外傷により大きく露髄し，歯髄は充血していた．炎症性歯髄の波及により，歯頸部まで歯髄除去して止血した．止血はMTAで充填する前に水で濡らした綿球を軽く圧迫して行った．(B)術後2か月のエックス線写真．MTAとコンポジットレジンの充填が認められる．(C)術後2年のエックス線写真．歯根の成長が完了し，根尖も閉鎖している．

でFCに代わる適切な材料であることがわかる．

　乳歯の断髄でもう1つよく使われる薬剤はFSである．MTAとFSを比較した研究では，MTAのほうがはるかに優れた結果がエックス線写真上でも臨床的にも確認されている(Doyleら 2010；Erdemら 2011)．成功率は2年でそれぞれ96％と88％であった(Erdemら 2011)．水酸化カルシウムは頻繁に歯根吸収が生じて失敗が多いために，かなり以前から断髄材としては使用されなくなっている(Schröder & Granath 1971；Liuら 2011)．MTAとFCと水酸化カルシウムで乳歯の断髄を行い，24か月間追跡調査した近年の研究(Morettiら 2011)によると，MTAとFCの成功率は100％であったが，水酸化カルシウムでは64％が失敗した．MTAによる高い成功率，デンティンブリッジの形成，健全な歯髄組織の保存，そして歯根吸収が生じないことから，乳歯断髄でのMTAの使用が標準治療となった(Fig.4.8)．

幼若永久歯

　歯冠破折やう蝕のため露髄し，歯髄壊死を起こした根完成歯に通常の根管治療を行えば，治療予後を容易に予測することができる．そして，このような場合の根管治療の予後はおおむね良好である．しかし，根未完成歯に抜髄を行う場合は，治療は複雑になり，治療予後も悪くなる．通常の根管治療においてガッタパーチャのように生理活性のない材料を使用しても歯根の成長が促されることはないので，根未完成歯では推奨できない．さらには，抜髄してしまえば歯根の成長は止まり，またその強度も弱まり，歯根の成長が完

了している歯と比べて歯根破折を起こしやすくなる(Camp & Fuks 2006)．歯根が完全に成長していなければ歯冠－歯根比が悪くなり，過度の動揺により骨吸収や歯周病が進行しやすくなる．よってこのような場合は，歯根の成長を促すために可能であればつねに歯髄を保存するように心がけるべきである．生活歯髄療法は，覆髄，部分断髄，完全断髄，再生歯内療法に分けることができる(Iwayaら 2001；Boseら 2009；Jeeruphanら 2012)．

歯根未完成歯で露髄した場合は，可能な限り覆髄や断髄処置を試みるべきである．このように保存的な処置を試みていれば，もし失敗したとしても，いつでも抜髄を行うことができる．外傷による露髄で覆髄処置を行う場合は，細菌の侵入を防ぐために24時間以内に修復処置が行えるような小さな露髄に限られる(Cvek 1993；Bakland & Andreasen 2012)．露髄面がこのような大きさの範囲を超える場合は断髄することが適切である．外傷による露髄では，多くの場合，炎症は歯髄内数ミリにしか波及せず，通常歯髄組織が再生されることが報告されている(Cvek 1978；Cvekら 1982；Heide & Mjör 1983)．

AAPDのガイドライン(American Academy of Pediatric Dentistry 2011)を見るとう蝕による露髄の際に行う部分断髄は，歯髄組織を露髄面から健康な歯髄に達するまで1～3mmの深さまで取り除くものと定義されている．根尖側が健全なう蝕性の露髄では，歯根の成長を完了させるために，部分断髄か完全断髄(歯冠側歯髄をすべて除去)が望ましい(Fig.4.9)．

乳歯の断髄に使われる材料や薬剤は，永久歯でも同様に使われている．水酸化カルシウムは永久歯でもデンティンブリッジの形成を促すために昔から使われてきているが，MTAを使用したほうが良い結果がでている(Abediら 1996；Myersら 1996；Pitt-Fordら 1996；Junnら 1998；Dominguezら 2003；Chacko & Kurikose 2006；El-Meligy & Avery 2006；Qudeimatら 2007；Nairら 2008)．MTAを使用したほうが象牙質形成はより早期に開始され，またMTAには生体親和性もある(Torabinejadら 1998；Hollandら 1999；Briscoら 2006)が，細胞毒性に関してはMTAと水酸化カルシウムは同等である(Torabinejadら 1995c；Osorioら 1998；Keiserら 2000)．MTAを用いた場合では，つねに水酸化カルシウムよりも質の良いデンティンブリッジが形成されている．このデンティンブリッジは，もともとの象牙質に沿って連続的に形成され，組織学的に均一な形態になっており，歯髄の炎症も少ないことがイヌやヒトの歯で報告されている(Dominguezら 2003；Briscoら 2006；Chacko & Kurikose 2006；El-Meligyら 2006；Qudeimatら 2007；Nairら 2008)．

部分断髄では炎症があると判断された歯髄組織だけを除去する．炎症性歯髄はだいたい露髄面から2mm下まで波及していることが多い．ダイヤモンドラウンドバーを使い注水下で冷却しながら高速回転で炎症があるとみられ

MTAによる生活歯髄療法(Vital Pulp Therapy)

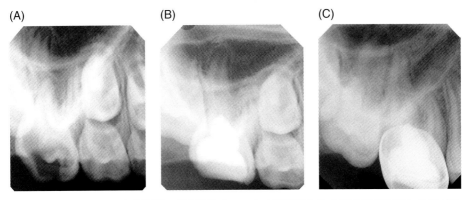

Fig.4.10 MTAによる完全断髄．(A)術前のエックス線写真から上顎大臼歯に深いう蝕があり，根未完成が認められる．症状はあるものの打診痛はなく，腫脹もない．(B)根管口まで行った完全断髄後のエックス線写真．止血は5.25% NaOCl溶液で行い，断髄面はMTAで覆いコンポジットレジンで充填した．(C)術後4年のエックス線写真．ステンレススチール製のクラウンで修復され，明らかな根尖の成長が認められる．第二大臼歯と小臼歯が萌出していることもわかる．

る歯髄を除去する．断髄を行う際のスプーンエキスカベーターや低速用のラウンドバーの使用は，歯髄が必要以上に大きく千切れて，挫傷したり捻れたりしてしまうため禁忌である(Slukaら 1981)．滅菌水や生理食塩水を使って切削面の切削片を洗い流し，断髄面に挫傷がなく適切な形態が保たれているかを確認する．NaOCl溶液を染みこませた綿球を断髄面の上に置き，その上から別の乾燥した綿球で軽く圧接して止血する．止血は30～60秒で完了するはずである．もし出血が続くようであれば，歯髄組織をさらに深いところまで除去する必要がある．過度のエアブローにより断髄面を乾燥させて歯髄組織に傷害を与えないようにすることが重要である．

　止血が確認できたら，MTAを層状にして断髄面を覆う必要がある．混和したMTAは，アマルガムキャリアーに入れて使うとよい．少量使う場合は，アマルガムキャリアーから少し出して，これをプラスチック製のスパチュラでだいたい1～2mmの長さになるように切り込んで小球状にする．そして，その小球状のMTAを断髄面を覆うように置き，それからエンド用のピンセットで適度な大きさの湿綿球を掴み，丁寧に上から軽く撫でるようにして形態を整える．断髄を行う際のMTAの厚みは1.5～3.0mmにすべきである．その後，フロアブルグラスアイオノマーかフロアブルコンポジットレジンを薄くMTAの上に流し込むように重ねる．その際にこのフロアブル材でMTAを完全に覆い，周辺の象牙質にも最低限到達するようにしなければならない．そして，光重合型のレジンであれば照射する．MTAに悪影響を与えずに歯面をエッチ

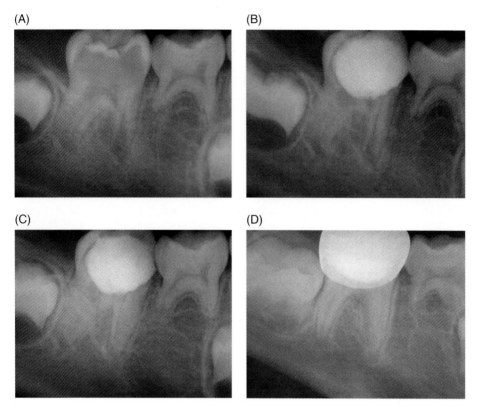

Fig.4.11 MTAによる部分断髄．(A)術前の症候性の下顎右側永久第一大臼歯．第二小臼歯は先天的に欠如している．(B)エックス線写真より部分断髄されたことが確認できる．5.25% NaOCl溶液により止血し，断髄面はMTAで覆いコンポジットレジンで修復した．(C)術後1年半のエックス線写真．根尖が半分ほど閉鎖していることがわかる．(D)術後3年のエックス線写真．根尖が閉鎖し，歯根の成長が完了していることが明らかに認められる．ステンレススチール製クラウンにより最終補綴処置されている．

ングあるいはセルフエッチング用のプライマーで処理してMTAを覆ったコンポジットレジンと相性のいい親水性のレジンで修復処置を行うことができる．MTAの硬化に必要な水分は歯髄から供給される(Fig.4.10)．

症候性永久歯

　自発痛のある永久歯に覆髄，部分断髄，完全断髄などの生活歯髄療法を行うことは，長い間適切でないと考えられていた．しかしながら，近年の水酸化カルシウム(Mejare & Cvek 1993；Caliskan 1995)やMTA(Witherspoonら 2006；Eghbalら 2009)を用いたこの分野での多くの研究によって適切であることが示されている．2001年にSchmittらは，可逆性歯髄炎と診断された症候性の根未完成永久歯に対するMTAを用いた断髄の初めてのケースレポート

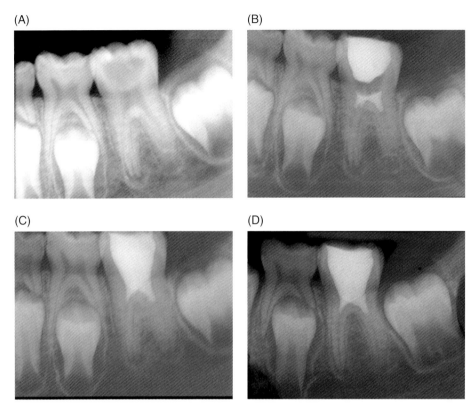

Fig.4.12 MTAによる完全断髄．(A)患者は7歳で，深いう蝕をともなう下顎右側第一大臼歯の根は未完成である．(B)断髄でMTAが根管口の中にまで入り込んでいることがエックス線写真から認められる．(C)コンポジットレジンにて最終修復を行った後のエックス線写真．(D)術後1年のエックス線写真．歯根の成長は完了し，根尖が閉鎖していることがわかる．(Laureen M. Roh 先生，Los Angeles，Californiaのご厚意による)

を報告している．この報告によると部分断髄してNaOCl溶液で止血した後，MTAで直接断髄面を覆ったところ，2年後に歯根の成長は完了し，歯は臨床的にもエックス線的にも無症状であったという．

他の同様の研究でも，歯髄まで到達する深いう蝕により持続性の痛みをともなった永久歯の断髄を行い，2年後に組織学的に調べてみると歯髄の炎症はなく完全に歯髄を覆うようにデンティンブリッジが形成されていたという症例が報告されている(Eghbalら 2009)．限られた報告ではあるが，理想的な環境が整っていればMTAを使用することで炎症のある歯髄組織を正常に戻せることが示されている．

う蝕により露髄した場合は，症候性の歯でも無症候性の歯でも適切な止血が覆髄や断髄処置の良好な予後を得るうえで重要であり，その際にはNaOCl

溶液を用いるのがよい(Fig.4.11)．NaOCl溶液は，生活歯髄療法で止血に使った場合，抗菌性はあるが歯髄細胞に対する毒性はなく，治癒を妨げることはない(Hafezら 2002；Demir & Cehreli 2007)．NaOCl溶液を止血に使用した場合は，象牙芽細胞様細胞によりつねにデンティンブリッジが形成されることが認められている(Matsuoら 1996；Schmittら 2001；Demir & Ceherli 2007；Bogenら 2008)．

　症候性の歯に部分または完全断髄処置を行う場合，瘻孔や腫脹などの歯髄壊死に特有な症状をともなう歯は禁忌症である．生活歯髄療法を行う歯の歯髄は生活歯髄でなければならず，排膿をともなった歯であってはならない．処置を行う際は，まずは局所麻酔を施し，ラバーダム防湿を行う．大きめのカーバイドバー（大臼歯ではサイズ#6のバー，その他の歯では#4のバー）を十分に注水しながら使用し，う蝕を除去していく．う蝕除去は拡大鏡下でう蝕検知液を用いながら行うことが推奨される(Fusayamaら 1966；Fusayama & Terachima 1972)．

　1.25～6.0% NaOCl溶液を断髄面に流し入れることで，十分な止血を得ることができる．通常，完全に止血させるには3～4分毎に新しく入れ替えて合計で10～15分間ほどNaOCl溶液を断髄面と接触させておく必要がある．しかし，この時間内に部分断髄による出血を止めることができなければ，部分断髄は諦め，完全断髄に切り替える必要がある．また，吸引管で洗浄液を吸引する際に残存歯髄組織が陰圧状態になると出血が止まらなくなるので，慎重に行わなければならない．完全断髄を行う場合は，MTAを大きな塊にして断髄面に置き，湿綿球で均等な厚みになるように整える．完全断髄の場合は，断髄面を塞ぐMTAの表層は広くなるので，最終的な修復は次回以降の予約時に行うべきである．次に，適度な大きさにした綿球や小折ガーゼを滅菌水に浸して，MTAの表層を完全に覆うように置く．乳歯の場合とは異なり，修復処置後にCavit™(3M™ESPE™, St. Paul, MN, USA)や他の仮封材で窩洞を塞ぎMTAを完全に硬化させることが推奨される．

　断髄治療は，少なくとも6時間～4，5日以上経過した次回の予約時に完了させる．ラバーダム防湿下で仮封材を外し，湿綿球または湿ガーゼを取り除く．続いてMTAが適切に硬化しているか硬さをチェックする．もしMTAが硬化していなければ，MTAを洗い流し断髄をやり直さなければならない．MTAが硬化していれば，酸処理およびボンディング材にてコンポジットレジン修復を行う(Fig.4.12)．上記で述べた保存処置が失敗したら，アペキシフィケーション(apexification)や再生療法などのさらに進んだ処置にまで踏み込まなければならない(Murrayら 2007)．

MTAによる生活歯髄療法(Vital Pulp Therapy) 95

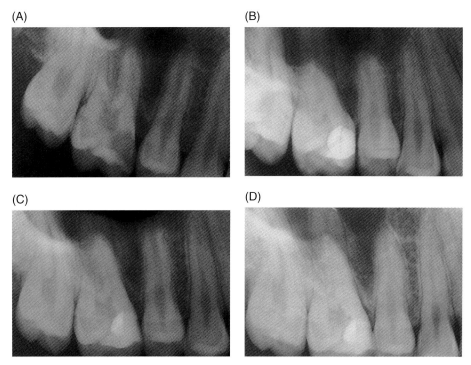

Fig.4.13 (A)16歳の患者の深いう蝕をともなう上顎右側第一大臼歯のエックス線写真．冷刺激テストでは異常はなかった．(B)MTAで覆髄し，湿綿球を置きPhotocore®にて接着しないで仮封した後のエックス線写．(C)最終修復物としてのコンポジットレジンで充填後のエックス線写真．(D)術後5年半のエックス線写真．冷刺激テストでは異常はなかった．

可逆性歯髄炎と診断された歯の覆髄

　直接覆髄は，機械的または外傷により露髄した場合に，修復象牙質の形成を促し，歯髄の生活力を保つために直接的に歯科材料で露髄面を覆い，歯髄創傷面を塞ぐ治療であると明確に定義されている(American Association of Endodontists 2003)．MTAを使ってヒトの歯の覆髄を行った初めての研究報告によると，上顎第三大臼歯へ直接覆髄を行ってから6か月後の組織検査では水酸化カルシウムと比較して充血や炎症が少なく，壊死した箇所も少ないことがわかった．さらにデンティンブリッジの形成幅は厚く，象牙芽細胞層も均等になっていた(Aeinehchiら 2003)．近年のヒトの歯の研究では，う蝕による可逆性歯髄炎の永久歯にMTAを用いて直接覆髄する場合，処置のプロトコールが標準化されていれば予後は良好であることが示されている(Farsiら 2005；ogenら 2008)．しかし，ヒトの歯を使ったいくつかの前向き研究では，処置方法を標準化しなかった場合はまったく異なる結果になったと報告

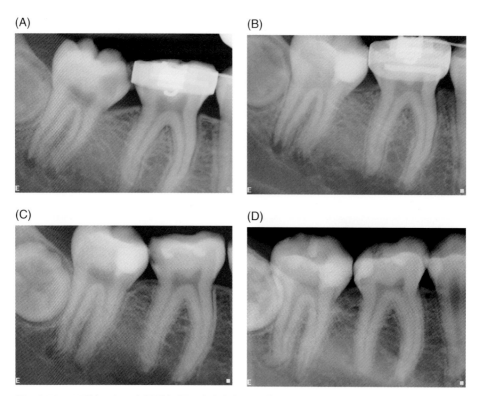

Fig.4.14 1回法で行った覆髄処置．(A)患者は9歳で，下顎右側第二大臼歯に深いう蝕を認める．(B)MTAで直接覆髄し，フロアブルレジンで充填．その上から最終修復物として即時充填した．(C)術後6か月のエックス線写真．(D)術後3年半のエックス線写真．冷刺激に対する反応は正常であった．歯根の成長が完了し，根尖も閉鎖していることが確認できる．(Adrian Silberman先生のご厚意による)

されている(Menteら 2010；Milesら 2010)．これらの覆髄に関する研究では，症例の選択，1回法で行うか2回法で行うか，う蝕除去方法，止血剤の種類，MTAの充填方法，最終修復の方法などにより異なった結果が導かれている．

　う蝕により露髄した永久歯の処置方法の内訳は，う蝕検知液を使用してう蝕を除去し，NaOCl溶液で止血を行い，MTAは厚く広範囲に露髄面を覆い，MTAが適切に硬化したかを確認できるように2回に分けて処置することが望ましい．そして，ここで何よりも重要なことは窩洞面(象牙質)も含めて修復物で接着させて完全に封鎖することである．可逆性歯髄炎と診断された場合，生活歯髄を保存するためにはMTAによる直接覆髄は大変に重要な方法である(Fig.4.13)．さらに，患者の訴えは必ずしも問題の歯の組織学的な状態を正しく表しているとは限らないので，患者の主観的な症状の説明によりかえって診断が困難になることもある(Camp 2008)．可逆性歯髄炎の診断は冷刺激に対する歯髄の反応をみるよりも，NaOCl溶液を露髄面に5〜10分間接触さ

せて止血できるかに基づいたほうが信頼性は高い(Matsuoら 1996;Bogenら 2008).歯髄の炎症の程度や炎症の範囲を把握でき,これにより治療方法を選択できるため,覆髄にNaOCl溶液を用いることは臨床的に非常に有効な手段である.MTAを用いて永久歯に直接覆髄を行う場合は,次の方法が推奨される(Bogen & Chandler 2008より引用).

1 診断の際はエックス線写真診査と歯髄生活度の有無や冷刺激テストなどの臨床評価を行わなければならない.
2 ラバーダム防湿下で6.0% NaOCl溶液かクロルヘキシジンを用いて歯冠を消毒する.
3 拡大鏡下にてう蝕検知液で染め出し,低速回転のラウンドバーとスプーンエキスカベーターを使いう蝕を除去する.
4 綿球を1.25〜6.0%のNaOCl溶液に浸して止血を図る.
5 露髄面を覆うMTAは最低でも1.5mmの厚みになるようにし,象牙質を覆う幅は少なくとも1.0mmになるようにする.
6 1回で覆髄処置を終える場合は,フロアブルコンポマー(グラスアイオノマー系レジン)でMTAを覆い,光重合し,この上からコンポジットレジンを最終的な修復物として接着させる(Fig.4.14).
7 2回法で覆髄処置を行う場合は,MTAの上に湿綿球か湿ガーゼを置き,クリアフィル フォトコア(Kuraray Co. LTD, Osaka, Japan),またはこれと同等の光重合レジンをボンディング剤なしで仮充填し,MTAが確実に硬化するのを待つ.
8 仮充填してから5〜10日後に冷刺激テストで歯髄の生活反応が正常であることを確認し,最終的な修復物を接着させる.

治療上の留意事項

　MTAによる覆髄処置を成功させるうえでは,いくつかの重要な要因がある.まず,う蝕の除去はう蝕検知液を用いて十分な照明と拡大鏡下(顕微鏡下)で行う必要がある(Fusayamaら 1966;Bogenら 2008).Fusayamaと共同研究者らは,う蝕が進行する過程でう蝕内には異なる2種類の層が存在することを発見している.この2種類の内側の層は,細菌の侵入がこれ以上進行しないように修復物で窩洞封鎖されれば再石灰化可能な層であるとしている(Miyauchiら 1978;Tatsumi 1978;Tatsumiら 1992).う蝕検知液を使えばう蝕が染め出されるので確実に感染を除去することができるため,深部の層とその下の歯髄が守られて歯髄の生活度を維持することができる.

また，さまざまな研究により，露髄後に出血をコントロールすることが直接覆髄を成功させるのに不可欠であることが示されている(Matsuoら 1996；Bogenら 2008)．NaOCl溶液(SH)を用いることが出血をコントロールするうえで経済的かつ臨床的に安全な方法であることが示されている．生活歯髄療法においてはNaOCl溶液(SH)の使用が好まれているが，その理由としては，NaOCl溶液(SH)を使用することで象牙質切削片が取り除かれること，露髄面で損傷を受けた細胞が溶かされること，象牙質表層も清掃されること，そして止血効果および病原菌の殺菌効果も高いためである(Hafezら 2002；Demir & Ceherli 2007)．生活歯髄療法を成功させるためには，滅菌水や生理食塩水よりもNaOCl溶液(SH)を使用することを強く推奨したい．

直接覆髄でよく見逃されてしまう初歩的なミスは，う蝕を除去をした後に露髄部に隣接する象牙細管内に取り残された細菌の存在である．NaOCl溶液(SH)を使うなどしてしっかりう蝕を除去したと思っても，う蝕を発生させる病原菌が残存してしまうことがある．覆髄の伝統的な処置方法は，露髄面をなるべく小さくして覆髄材で覆うことであったので，露髄周囲の象牙質に細菌が残存してしまいそれが増殖するために失敗していた．したがって，残存した細菌の病原性を徹底的に封じるために，MTAを露髄面とその周囲象牙質に充填することは必須である．このような処置のポイントを抑えておけば，除去後に複数か所に露髄が生じてしまうような進行したう蝕でも成功率を上げることができる(Bogen & Chandler 2008)．

露髄面や周囲の象牙質上をMTAで厚く覆えば，残存細菌は不活性化され，歯髄にダメージを与えなくなる可能性が高くなる．細菌が残存し，増殖すれば最終的に歯髄炎，歯髄壊死など歯髄の再生が不可能な状態に陥り，根管治療が必要になるかもしれない．1回法の直接覆髄で，フロアブルレジン強化型グラスアイオノマーレジンセメント(RMGI)をまだ硬化していないMTAの上に充填する場合において，この点を考慮することは重要である．RMGIは，ある程度は象牙質への接着力があるが(Davidson 2006)，歯髄組織に直接触れるとセメント内の活性物質には炎症誘発成分が含まれており，毒性もある(do Nascimientoら 2000)．また，残存象牙質を介して間接法でRMGIを使用した場合，歯髄組織に対して中程度の炎症を引き起こすことが認められ，このことからもRMGIは抗菌作用があると考えられる(Herreraら 2000；Costaら 2011；Kotsanos & Arizos 2011)．

RMGIセメントは親水性のボンディング剤であるので，象牙質の表面に多少の水分があっても影響を受けない．硬化前のRMGIセメントのpH値は1.5ほどあり，セルフエッチングプライマーの役目も担っている(Davidson 2006)．硬化前のMTAがRMGIセメントの硬化にどのような影響があるかについて

は知られていない．RMGIの硬化には重合収縮力は発生せず，象牙質およびMTAへの接着力はおおよそ10MPaである．RMGIセメントを使用することでMTAによる覆髄を1回法で完了することができるが，露髄面や周囲象牙質上に殺菌力のあるMTAを必要十分に使うことができる2回法と比較して，残存細菌のすべてを殺菌することができないかもしれない．しかも，練和直後の大量のMTAの上にRMGIを充填することは，経験豊富な歯科医師であっても臨床的に難易度が高い．

欠点

　MTAは多くの利点があるため，生活歯髄療法ではよく使われる材料であるが，いくつかの欠点もある．MTAの圧縮強さ，曲げ強さ，微小硬度は象牙質よりも弱い．MTAの圧縮強さは45〜98MPaの間である（Islamら 2006；Nekoofarら 2007, 2010c），曲げ強さは11〜15MPa（Walkerら 2006；Aggarwalら 2011），そしてビッカース微小硬度（HV）は40〜60HV である（Daneshら 2006；Nekoofarら 2007；Namazikhahら 2008；Nekoofarら 2010a, b；Kangら 2012）．ちなみに象牙質のそれぞれの値は，圧縮強さ200〜350MPa，曲げ強さ20MPa，ビッカース微小硬度60〜70HV（Rygeら 1961；Motsch 1990；Fuentesら 2003）であるので，ProRoot MTAよりもだいぶ数値が大きいことがわかる．このことからも，MTAを直接覆髄や間接覆髄で使用した場合に，長期間にわたって象牙質の代わりに単独で修復材として使用するには不適切と思われる（Torabinejadら 1995a）．

　他のMTAの欠点は，硬化時間が2.5時間以上かかり長いことである．この特性があるためにMTA充填と同時に最終修復物で封鎖することができず，それによって生活歯髄療法が失敗することもある（Duda & Dammaschke 2009；Dammaschke 2011）．機械的特性が乏しく，また硬化時間が長いため，1回法の場合，最終修復物を装着するまでフロアブルRGMIセメントでMTAを覆う必要がある．さらに混和したMTAはざらざらした砂のような感触である．扱い方や充填が難しいため，MTA専用の器具を使ったほうが便利で，また良い結果を得ることができる（Stropko 2009；Gutmann & Lovedahl 2011）．グレーのProRoot MTAは発売当初に歯の変色を起こすことが報告（Karabucakら 2005）されたが，WMTAを生活歯髄療法で使用した場合にも，酸化金属を含んでいるために歯冠に変色を起こすことが報告されている（Belobrov & Parashos 2011）．最後に付け加えるとMTAは比較的高価な材料であり，とくに水酸化カルシウムと比較すると大きな差がある．

まとめ

　覆髄が失敗する原因は感染，つまり生き残った細菌による感染あるいは修復物の隙間からの新たな細菌の侵入による感染である(Østravik & Pitt Ford 1998)．生活歯髄療法でMTAを使用する主な利点は，硬化して機械的強度があること，溶解性が低いこと，抗菌性も保たれることである(Torabinejadら 1995a；Fridland & Rosado 2005)．この水硬性ケイ酸カルシウムセメントを覆髄材や断髄材として使用した場合，歯髄組織への再感染を防ぐことができる可能性がある(Pitt Fordら 1996)．

　MTAの特性としては生体親和性，生物学的活性，そして硬組織の形成を促進する作用があることが認められている．*in vivo*の研究からも，機械的に露髄させた部分的に炎症のある健全歯髄において，修復象牙質形成の促進に関して水酸化カルシウムと比較して少なくとも同等かそれ以上の効果があることは明らかであり，MTAはこのようなケースで使われる場合には良好な材料と思われる(Table 4.1)．MTAを用いての生活歯髄療法を成功させるための他の要因として以下のことを考慮するべきである．

- 歯髄組織から細菌や細菌毒素を排除すること．
- 完全に止血すること．
- 処置中，歯髄に細菌感染が起こらないように細心の注意を払うこと．
- 止血にはNaOCl溶液(SH)が理想的であること．
- 細菌の侵入を防ぐための修復処置は早めに行うべきであること．

　最終的に治療が成功するかについては，患者の年齢，歯の種類，主観的な症状，そして露髄の大きさまたは場所も二次的に重要な要因として考慮しておくべきことかもしれない．

謝辞

　最後に，Stephen Davis先生とNicholas Chandler先生には，本章をまとめるにあたり多大なる貢献をしていただいたことを感謝したい．

参考文献

Abedi, H.R., Ingle, J.I. (1995) Mineral trioxide aggregate: a review of a new cement. *Journal of the Californian Dental Association* **23**, 36–9.

Abedi, H.R., Torabinejad M., Pitt Ford T.R., *et al.* (1996) The use of mineral trioxide aggregate cement (MTA) as a direct pulp-capping agent. *Journal of Endodontics* **22**, 199 (abstract).

Accorinte, M.L., Holland, R., Reis, A., *et al.* (2008a) Evaluation of mineral trioxide aggregate and calcium hydroxide cement as pulp-capping agents in human teeth. *Journal of Endodontics* **34**, 1–6.

Accorinte, M.L., Loguercio, A.D., Reis, A., *et al.* (2008b) Response of human dental pulp capped with MTA and calcium hydroxide powder. *Operative Dentistry* **33**, 488–95.

Accorinte, M.L., Loguercio, A.D., Reis, A., *et al.* (2008c) Response of human pulps capped with different self-etch adhesive systems. *Clinical Oral Investigations* **12**, 119–27.

Aeinehchi, M., Dadvand, S., Fayazi, S., *et al.* (2007) Randomized controlled trial of mineral trioxide aggregate and formocresol for pulpotomy in primary molar teeth. *International Endodontic Journal* **40**, 261–7.

Aeinehchi, M., Eslami, B., Ghanbariha, M., *et al.* (2003) Mineral trioxide aggregate (MTA) and calcium hydroxide as pulp-capping agents in human teeth: a preliminary report. *International Endodontic Journal* **36**, 225–31.

Agamy, H.A., Bakry, N.S., Mounir, M.M., *et al.* (2004) Comparison of mineral trioxide aggregate and formocresol as pulp-capping agents in pulpotomized primary teeth. *Pediatric Dentistry* **26**, 302–9.

Aggarwal, V., Jain, A., Kabi, D. (2011) *In vitro* evaluation of effect of various endodontic solutions on selected physical properties of white mineral trioxide aggregate. *Australian Endodontic Journal* **37**, 61–4.

Akbari, M., Rouhani, A., Samiee, S., *et al.* (2012) Effect of dentin bonding agent on the prevention of tooth discoloration produced by mineral trioxide aggregate. *International Journal of Dentistry* **2012**:563203.

Al-Hezaimi, K., Al-Hamdan, K., Naghshbandi, J., *et al.* (2005) Effect of white-colored mineral trioxide aggregate in different concentrations on *Candida albicans* in vitro. *Journal of Endodontics* **3**, 684–6.

Al-Hezaimi, K., Salameh, Z., Al-Fouzan, K., *et al.* (2011) Histomorphometric and microcomputed tomography analysis of pulpal response to three different pulp capping materials. *Journal of Endodontics* **37**, 507–12.

American Academy of Pediatric Dentistry (2011) Reference manual: Guidelines on pulpal therapy for primary and immature permanent teeth. *Pediatric Dentistry* **33**, 214–15.

American Association of Endodontists (2003) *Glossary of Endodontic Terms*, 7th edn. American Association of Endodontists, Chicago.

An, S., Gao, Y., Ling, J., *et al.* (2012) Calcium ions promote osteogenic differentiation and mineralization of human dental pulp cells: implications for pulp capping materials. *Journal of Materials Science: Materials in Medicine* **23**, 789–95.

Ansari, G., Ranjpour, M. (2010) Mineral trioxide aggregate and formocresol pulpotomy in primary teeth: a 2 year follow-up. *International Endodontic Journal* **43**, 413–18.

Asgary, S., Parirokh, M., Eghbal, M.J., *et al.* (2005) Chemical differences between white and gray mineral trioxide aggregate. *Journal of Endodontics* **31**, 101–3.

Asgary, S., Eghbal, M.J., Parirokh, M., *et al.* (2008) A comparative study of histologic response to different pulp capping materials and a novel endodontic cement. *Oral Surgery Oral Medicine Oral Pathology Oral Radiology and Endodontics* **106**, 609–14.

Bakland, L.K., Andreasen, J.O. (2012) Will mineral trioxide aggregate replace calcium hydroxide in treating pulpal and periodontal healing complications subsequent to dental trauma? A review. *Dental Traumatology* **28**, 25–32.

Barnes, I.M., Kidd, E.A. (1979) Disappearing Dycal. *British Dental Journal* **147**, 111.

Barthel, C.R., Rosenkranz, B., Leuenberg, A., *et al.* (2000) Pulp capping of carious exposures: treatment outcome after 5 and 10 years: a retrospective study. *Journal of Endodontics* **26**, 525–8.

Baume, L.J., Holz, J. (1981) Long-term clinical assessment of direct pulp capping. *International Dental Journal* **31**, 251–60.

Belobrov, I., Parashos, P. (2011) Treatment of tooth discoloration after the use of white mineral trioxide aggregate. *Journal of Endodontics* **37**, 1017–20.

Bogen, G., Chandler, N.P. (2008) Vital pulp therapy. In: *Ingle's Endodontics* (J.I. Ingle, L.K. Bakand, J.C. Baumgartner, eds), 6th edn. BC Decker, Hamilton. pp. 1310–29.

Bogen, G., Kim, J.S., Bakland, L.K. (2008) Direct pulp capping with mineral trioxide aggregate: an observational study. *Journal of the American Dental Association* **139**, 305–15.

Bonson, S., Jeansonne, B.G., Laillier, T.E. (2004) Root-end filling materials alter fibroblast differentiation. *Journal of Dental Research* **83**, 408–13.

Borges, R.P., Sousa-Neto, M.D., Varsiani, M.A., *et al.* (2012) Changes in the surface of four calcium silicate-containing endodontic materials and an epoxy resin-based sealer after a solubility test. *International Endodontic Journal* **45**, 419–28.

Bose R., Nummikoski P., Hargreaves K (2009) A retrospective evaluation of radiographic outcomes in immature teeth with necrotic root canal systems treated with regenerative endodontic procedures. *Journal Endodontics* **35**, 1343–9.

Bozeman, T.B., Lemon, R.R., Eleazer, P.D. (2006) Elemental analysis of crystal precipitate from gray and white MTA. *Journal of Endodontics* **32**, 425–8.

Brisco, A.L., Rahal, V., Mestrener, S.R., *et al.* (2006) Biological response of pulps submitted to different capping materials. *Brazilian Oral Research* **20**, 219–25.

Caicedo R, Abbott PV, Alongi DJ, *et al.* (2006) Clinical, radiographic and histological analysis of the effects of mineral trioxide aggregate used in direct pulp capping and pulpotomies of primary teeth. *Australian Dental Journal* **51**, 297–305.

Caliskan, M.K. (1995) Pulpotomy of carious vital teeth with periapical involvement. *International Endodontic Journal* **28**, 172–7.

Camargo, S.E., Camargo, C.H., Hiller, K.A., *et al.* (2009) Cytotoxicity and genotoxicity of pulp capping materials in two cell lines. *International Endodontic Journal* **42**, 227–37.

Camilleri, J., Montesin, F.E., Brady, K., *et al.* (2005) The constitution of mineral trioxide aggregate. *Dental Materials* **21**, 297–303.

Camp, J.H., Fuks, A.B. (2006) Pediatric endodontics: endodontic treatment for the primary and young, permanent dentition. In: *Pathways of the Pulp* (S. Cohen & K. Hargreaves, eds), 9th edn. Mosby, St. Louis, pp. 822–82.

Camp, J.H. (2008) Diagnosis dilemmas in vital pulp therapy: treatment for the toothache is changing, especially in young, immature teeth. *Pediatric Dentistry* **30**, 197–205.

Caplan, D.J., Cai, J., Yin, G., *et al.* (2005) Root canal filled versus non-root canal filled teeth: a retrospective comparison of survival times. *Journal of Public Health Dentistry* **65**, 90–6.

Cardoso-Silva, C., Barberia, E., Maroto, M., *et al.* (2011) Clinical study of mineral trioxide aggregate in primary molars. Comparison between grey and white MTA – a long term follow-up (84 months). *Journal of Dentistry* **39**, 187–93.

Cavalcanti, B.N., de Mello Rode, S., França, C.M., *et al.* (2011) Pulp capping materials exert an effect of the secretion of IL-1β and IL-8 by migrating human neutrophils. *Brazilian Oral Research* **25**, 13–18.

Chacko, V., Kurikose, S. (2006) Human pulpal response to mineral trioxide aggregate (MTA): a histologic study. *Journal of Clinical Pediatric Dentistry* **30**, 203–9.

Cho, S.Y., Seo, D.G., Lee, S.J., *et al.* (2013) Prognostic factors for clinical outcomes according to time after direct pulp capping. *Journal of Endodontics* **39**, 327–31.

Costa, C.A.S., Duarte, P.T., de Souza, P.P., *et al.* (2008) Cytotoxic effects and pulpal response caused by a mineral trioxide aggregate formulation and calcium hydroxide. *American Journal of Dentistry* **21**, 255–61.

Costa, C.A.S., Ribeiro, A.P., Giro, E.M., *et al.* (2011) Pulp response after application of two resin modified glass ionomer cements (RMGICs) in deep cavities of prepared human teeth. *Dental Materials* **27**, e158–e170.

Cox, C.F., Sübay, R.K., Ostro, E., *et al.* (1996) Tunnel defects in dentinal bridges. Their formation following direct pulp capping. *Operative Dentistry* **21**, 4–11.

Cvek, M. (1978) A clinical report on partial pulpotomy and capping with calcium hydroxide in permanent incisors with complicated crown fractures. *Journal of Endodontics* **4**, 232–7.

Cvek, M. (1993) Endodontic management of traumatized teeth. In: *Textbook and Color Atlas of Traumatic Injuries to the Teeth* (J.O. Andreasen & F.M. Andreasen, eds), 3rd edn. Munksgaard, Copenhagen, pp. 517–86.

Cvek, M., Cleaton-Jones, P., Austin, J., *et al.* (1982) Pulp reactions to exposure after experimental crown fractures or grinding in adult monkeys. *Journal of Endodontics* **8**, 391–7.

Dammaschke, T. (2011) Direct pulp capping. *Dentist* **27**(8), 88–94.

Dammaschke, T., Gerth, H.U.V., Züchner, H., *et al.* (2005) Chemical and physical surface and bulk material characterization of white ProRoot MTA and two Portland cements. *Dental Materials* **21**, 731–8.

Dammaschke, T., Leidinger, J., Schäfer, E. (2010a) Long-term evaluation of direct pulp capping-treatment outcomes over an average period of 6.1 years. *Clinical Oral Investigations* **14**, 559–67.

Dammaschke, T., Stratmann, U., Wolff, P., *et al.* (2010b) Direct pulp capping with mineral trioxide aggregate: An immunohistological comparison with calcium hydroxide in rodents. *Journal of Endodontics* **36**, 814–19.

Dammaschke, T., Wolff, P., Sagheri, D., *et al.* (2010c) Mineral trioxide aggregate for direct pulp capping: a histologic comparison with calcium hydroxide in rat molars. *Quintessence International* **41**, e20–e30.

Danesh, G., Dammaschke, T., Gerth, H.U.V., *et al.* (2006) A comparative study of selected properties of ProRoot MTA and two Portland cements. *International Endodontic Journal* **39**, 213–19.

Davidson, C.L. (2006) Advances in glass-ionomer cements. *Journal of Applied Oral Science* **14** (Suppl.), 3–9.

Demir, T., Cehreli, Z.C. (2007) Clinical and radiographic evaluation of adhesive pulp capping in primary molars following hemostasis with 1.25 % sodium hypochlorite: 2-year results. *American Journal of Dentistry* **20**, 182–8.

do Nascimento, A.B., Fontana, U.F., Teixeira, H.M., *et al.* (2000) Biocompatibility of a resin-modified glass-ionomer cement applied as pulp capping in human teeth. *American Journal of Dentistry* **13**, 28–34.

Dominguez, M.S., Witherspoon, D.E., Gutmann, J.L., *et al.* (2003) Histological and scanning electron microscopy assessment of various vital pulp-therapy materials. *Journal of Endodontics* **29**, 324–33.

Doyle, T.L., Casas, M.J., Kenny, D.J., *et al.* (2010) Mineral trioxide aggregate produces superior outcomes in vital primary molar pulpotomy. *Pediatric Dentistry* **32**, 41–7.

Dreger L.A., Felippe W.T., Reyes-Carmona J.F., *et al.* (2010). Mineral trioxide aggregate and Portland cement promote biomineralization in vivo. *Journal Endodontics* **38**, 324–9.

Duarte, M.A.H., Demarchi, A.C.C.O., Yamashita, J.C., *et al.* (2003) pH and calcium ion release of 2 root-end filling materials. *Oral Surgery Oral Medicine Oral Pathology Oral Radiology and Endodontics* **95**, 345–7.

Duda, S., Dammaschke, T. (2008) Measures for maintain pulp vitality. Are there alternatives to calcium hydroxide in direct pulp capping? *Quintessenz* **59**, 1327–34, 1354 [in German].

Duda, S., Dammaschke, T. (2009) Direct pulp capping – prerequisites to clinical treatment success. *Endodontie* **18**, 21–31 [in German].

Duggal, M. (2009) Formocresol alternatives. *British Dental Journal* **206**, 3.

Eghbal, M.J., Asgary, S., Baglue, R.A., *et al.* (2009) MTA pulpotomy of human permanent molars with irreversible pulpitis. *Australian Endodontic Journal* **35**, 4–8.

Elliott, R.D., Roberts, M.W., Burkes, J., *et al.* (1999) Evaluation of the carbon dioxide laser on vital human primary pulp tissue. *Pediatric Dentistry* **21**, 327–31.

El-Meligy, O.A., Avery, D.R. (2006) Comparison of mineral trioxide aggregate and calcium hydroxide as pulpotomy agents in young permanent teeth (apexogenesis). *Pediatric Dentistry* **28**, 399–404.

Erdem, A.P., Guven, Y., Balli, B., *et al.* (2011) Success rates of mineral trioxide aggregate, ferric sulfate and formocresol pulpotomies: a 24 month study. *Pediatric Dentistry* **33**, 165–70.

Faraco Júnior, I.M., Holland, R. (2001) Response of the pulp of dogs to capping with mineral trioxide aggregate or a calcium hydroxide cement. *Dental Traumatology* **17**, 163–6.

Faraco Júnior, I.M., Holland, R. (2004) Histomorphological response of dogs'dental pulp capped with white Mineral Trioxide Aggregate. *Brazilian Dental Journal* **15**, 104–8.

Farsi, N., Alamoudi, N., Balto, K., *et al.* (2005) Success of mineral trioxide aggregate in pulpotomized primary molars. *Journal of Clinical Pediatric Dentistry* **29**, 307–11.

Fridland, M.,, Rosado, R. (2005) MTA solubility: a long term study. *Journal of Endodontics* **31**, 376–9.

Fuentes, V., Toledano, M., Osorio, R., *et al.* (2003) Microhardness of superficial and deep sound human dentin. *Journal of Biomedical Materials Research Part A* **66A**, 850–3.

Fuks, A.B., Papagiannoulis, L. (2006) Pulpotomy in primary teeth: review of the literature according to standardized criteria. *European Archives of Pediatric Dentistry* **7**, 64–72.

Fusayama, T., Okuse, K., Hosoda, H. (1966) Relationship between hardness, discoloration, and microbial invasion in carious dentin. *Journal of Dental Research* **45**, 1033–46.

Fusayama, T., Terachima, S. (1972) Differentiation of two layers of carious dentin by staining. *Journal of Dental Research* **51**, 866.

Fuss, Z., Lustig, J., Katz, A., *et al.* (2001) An evaluation of endodontically treated vertical root fractured teeth: impact of operative procedures. *Journal of Endodontics* **27**, 46–8.

Galler, K.M., Schweikl, H., Hiller, K.A., *et al.* (2011) TEGDMA reduces mineralization in dental pulp cells. *Journal of Dental Research* **90**, 257–62.

Gandolfi, M.G., van Lunduyt, K., Taddei, P., *et al.* (2010) Environmental scanning electron microscopy connected with energy dispersive X-ray analysis and Raman techniques to study ProRoot mineral trioxide aggregate and calcium silicate cements in wet conditions and in real time. *Journal of Endodontics* **36**, 851–7.

Glickman, G.N., Koch, K.A. (2000) 21st-century endodontics. *Journal of the American Dental Association* **131**(Suppl.), 39S–46S.

Goldberg, M., Smith, A.J. (2004) Cells and extracellular matrices of dentin and pulp: a biological basis for repair and tissue engineering. *Critical Reviews in Oral Biology and Medicine* **15**, 13–27.

Goldberg, M., Farges, J.-C., Lacerda-Pinheiro, S., *et al.* (2008) Inflammatory and immunological aspects of dental pulp repair. *Pharmacological Research* **58**, 137–47.

Goracci, G., Mori, G. (1996) Scanning electron microscopic evaluation of resin-dentin and calcium hydroxide-dentin interface with resin composite restorations. *Quintessence International* **27**, 129–35.

Gutmann, J.L., Lovedahl, P.E. (2011) Problem-solving challenges in periapical surgery. In: *Problem Solving in Endodontics* (J.L Gutmann, P.E. Lovedahl, eds), 5th edn. Elsevier Mosby, Maryland Heights, p 351.

Guven, E.P., Yalvac, M.E., Sahin, F., *et al.* (2011) Effect of dental materials calcium hydroxide-containing cement, mineral trioxide aggregate, and enamel matrix derivative on proliferation and differentiation of human tooth germ stem cells. *Journal of Endodontics* **37**, 650–6.

Hafez, A.A., Cox, C.F., Tarim, B., *et al.* (2002) An in vivo evaluation of hemorrhage control using sodium hypochlorite and direct pulp capping with a one- or two- component adhesive system in exposed nonhuman primate pulps. *Quintessence International* **33**, 261–72.

Ham, K.A., Witherspoon, D.E., Gutmann, J.L., *et al.* (2005) Preliminary evaluation of BMP-2 expression and histological characteristics during apexification with calcium hydroxide and Mineral Trioxide Aggregate. *Journal of Endodontics* **31**, 275–9.

Han, L., Okiji, T. (2011) Uptake of calcium and silicon released from calcium silicate-based endodontic materials into root canal dentine. *International Endodontic Journal* **44**, 1081–7.

Heide, S., Mjör, I.A. (1983) Pulp reactions to experimental exposures in young permanent monkey teeth. *International Endodontic Journal* **16**, 11–19.

Hench, L.L., West, J.K. (1996) Biological application of bioactive glasses. *Life Chemistry Reports* **13**, 187–241.

Hermann, B. (1928) Ein weiterer Beitrag zur Frage der Pulpenbehandlung. *Zahnärztliche Rundschau* **37**, 1327–76 [in German].

Hermann, B. (1930) Dentinobliteration der Wurzelkanäle nach Behandlung mit Calcium. *Zahnärztliche Rundschau* **39**, 888–99 [in German].

Herrera, M., Castillo, A., Bravo, M., *et al.* (2000) Antibacterial activity of resin adhesives, glass ionomer and resin-modified glass ionomer cements and a compomer in contact with dentin caries samples. *Operative Dentistry* **25**, 265–9.

Hilton TJ, Ferracane JL, Mancl L; for Northwest Practice-based Research Collaborative in Evidence-based Dentistry (NWP) (2013) Comparison of CaOH with MTA for Direct Pulp Capping: A PBRN Randomized Clinical Trial. *Journal of Dental Research* **92**, S16–22.

Holan, G., Eidelman, E., Fuks, A.B. (2005) Long-term evaluation of pulpotomy in primary molars using Mineral Trioxide Aggregate or formocresol. *Pediatric Dentistry* **27**, 129–36.

Holland, R., de Souza, V., Nery, M.J., *et al.* (1999) Reaction of dogs' teeth to root canal filling with Mineral Trioxide Aggregate or a glass ionomer sealer. *Journal of Endodontics* **25**, 728–30.

Holland, R., Otoboni-Filho, J.A., de Souza, V., *et al.* (2001) Mineral trioxide aggregate repair of lateral root perforations. *Journal of Endodontics* **27**, 281–4.

Hørsted, P., Sandergaard, B., Thylstrup, A., *et al.* (1985) A retrospective study of direct pulp capping with calcium hydroxide compounds. *Endodontics and Dental Traumatology* **1**, 29–34.

Hørsted-Bindslev, P., Bergenholtz, G. (2003) Vital pulp therapies. In: *Textbook of Endodontology* (eds G. Bergenholtz, P. Hørsted-Bindslev, C. Erik-Reit), Blackwell Munksgaard, Oxford, pp. 66–91.

Hørsted-Bindslev, P., Vilkinis, V., Sidlauskas, A. (2003) Direct pulp capping of human pulps with a dentin bonding system or with calcium hydroxide cement. *Oral Surgery Oral Medicine Oral Pathology Oral Radiology and Endodontics* **96**, 591–600.

Islam, I., Chng, H.K., Yap, A.U.J. (2006) Comparison of the physical and mechanical properties of MTA and Portland cement. *Journal of Endodontics* **32**, 193–7.

Iwamoto, C.E., Adachi, E., Pameijer, C.H., *et al.* (2006) Clinical and histological evaluation of white ProRoot MTA in direct pulp capping. *American Journal of Dentistry* **19**, 85–90.

Iwaya S.I., Ikawa M., Kubota M. (2001) Revascularization of an immature permanent tooth with apical periodontitis and sinus tract. *Dental Traumatology* **17**, 185–7.

Jeeruphan T., Jantarat J., Yanpiset K., *et al.* (2012) Mahidol study 1: comparison of radiographic and survival outcomes of immature teeth treated with either regenerative endodontic or apexification methods: a retrospective study. *Journal of Endodontics* **38**, 1330–6.

Junn, D.J., McMillan, P., Bakland, L.K., *et al.* (1998) Quantitative assessment of dentin bridge formation following pulp-capping with mineral trioxide aggregate (MTA). *Journal of Endodontics* **24**, 278 (abstract).

Kakehashi, S., Stanley, H.R., Fitzgerald, R.J. (1965) The effects of surgical exposure of dental pulps in germ-free and conventional laboratory rats. *Oral Surgery Oral Medicine Oral Pathology* **20**, 340–9.

Kang, J.S., Rhim, E.M., Huh, S.Y., *et al.* (2012) The effects of humidity and serum on the surface microhardness and morphology of five retrograde filling materials. *Scanning* **34**, 207–14.

Karabucak, B., Li, D., Lim, J., *et al.* (2005) Vital pulp therapy with mineral trioxide aggregate. *Dental Traumatology* **21**, 240–3.

Keiser, K., Johnson, C.C., Tipton, D.A. (2000) Cytotoxicity of mineral trioxide aggregate using human periodontal ligament fibroblasts. *Journal of Endodontics* **26**, 288–91.

Kettering, J.D., Torabinejad, M. (1995) Investigation of mutagenicity of mineral trioxide aggregate and other commonly used root-end filling materials. *Journal of Endodontics* **21**, 537–9.

Kirk, E.E.J., Lim, K.C., Khan, M.O.G. (1989) A comparison of dentinogenesis on pulp capping with calcium hydroxide in paste and cement form. *Oral Surgery Oral Medicine Oral Pathology* **68**, 210–19.

Koh, E.T., Torabinejad, M., Pitt Ford, T.R., *et al.* (1997) Mineral trioxide aggregate stimulates a biological response in human osteoblasts. *Journal of Biomedical Materials Research* **37**, 432–9.

Koh, E.T., McDonald, F., Pitt Ford, T.R., *et al.* (1998) Cellular response to mineral trioxide aggregate. *Journal of Endodontics* **24**, 543–7.

Kotsanos, N., Arizos, S. (2011) Evaluation of a resin modified glass ionomer serving both as indirect pulp therapy and as restorative material for primary molars. *European Archives of Pediatric Dentistry* **12**, 170–5.

Kuratate, M., Yoshiba, K., Shigetani, Y., *et al.* (2008) Immunohistochemical analysis of nestin, osteopontin, and proliferating cells in the reparative process of exposed dental pulp capped with mineral trioxide aggregate. *Journal of Endodontics* **34**, 970–4.

Langeland, K. (1981) Management of the inflamed pulp associated with deep carious lesion. *Journal of Endodontics* **7**, 169–81.

Laurent, P., Aubut, V., About, I. (2009) Development of a bioactive Ca_3SiO_5 based posterior restorative material (Biodentine™). In: *Biocompatibility or Cytotoxic Effects of Dental Composites* (M. Goldberg, ed.). Coxmoor, Oxford, pp. 195–200.

Leites, A.B., Baldissera, E.Z., Silva, A.F., *et al.* (2011) Histologic response and tenascin and fibronectin expression after pulp capping in pig primary teeth with mineral trioxide aggregate or calcium hydroxide. *Operative Dentistry* **36**, 448–56.

Lertchirakarn, V., Palamara, J.E., Messer, H.H. (2003) Patterns of vertical root fracture: Factors affecting stress distribution in the root canal. *Journal of Endodontics* **29**, 523–8.

Lewis, B. (2010) The obsolescence of formocresol. *Journal of the Californian Dental Association* **38**, 102–7.

Leye Benoist, F., Gaye Ndiaye, F., Kane, A.W., *et al.* (2012) Evaluation of mineral trioxide aggregate (MTA) versus calcium hydroxide cement (Dycal®) in the formation of a dentine bridge: a randomised controlled trial. *International Dental Journal* **62**, 33–9.

Liard-Dumtschin, D., Holz, J., Baume, L.J. (1984) Direct pulp capping - a biological trial of 8 products. *Schweizer Monatsschrift für Zahnmedizin* **94**, 4–22 [in French].

Lim, K.C., Kirk, E.E.J. (1987) Direct pulp capping: a review. *Endodontics and Dental Traumatology* **3**, 213–19.

Linn, J., Messer, H.H. (1994) Effect of restorative procedures on the strength of endodontically treated molars. *Journal of Endodontics* **20**, 479–85.

Liu, H., Zhou, Q., Qin, M. (2011) Mineral trioxide aggregate versus calcium hydroxide for pulpotomy in primary molars. *Chinese Journal of Dental Research* **14**, 121–5.

Liu, J., Chen, L.R., Chao, S.Y. (1999) Laser pulpotomy of primary teeth. *Pediatric Dentistry* **21**, 128–9.

Matsuo, T., Nakanishi, T., Shimizu, H., *et al.* (1996) A clinical study of direct pulp capping applied to carious-exposed pulps. *Journal of Endodontics* **22**, 551–6.

McDonald, R.E., Avery, D.R., Dean, J.A. (2011) Treatment of deep caries, vital pulp exposure, and pulpless teeth. In: *McDonald and Avery's Dentistry of the Child and Adolescent* (J.A. Dean, D.R. Avery, R.E. McDonald, eds), 9th edn. Mosby Elsevier, Maryland Heights, pp. 343–65.

Mejare, I., Cvek, M. (1993) Partial pulpotomy in young permanent teeth with deep carious lesions. *Endodontics and Dental Traumatology* **9**, 238–42.

Mente, J., Geletneky, B., Ohle, M., *et al.* (2010) Mineral trioxide aggregate or calcium hydroxide direct pulp capping: an analysis of the clinical treatment outcome. *Journal of Endodontics* **36**, 806–13.

Merdad, K., Sonbul, H., Bukhary, S. *et al.* (2011). Caries susceptibility of endodontically versus nonendodontically treated teeth. *Journal of Endodontics* **37**,139–42.

Miles, J.P., Gluskin, A.H., Chambers, D., *et al.* (2010) Pulp capping with mineral trioxide aggregate (MTA): a retrospective analysis of carious pulp exposures treated by undergraduate dental students. *Operative Dentistry* **35**, 20–8.

Min, K.S., Park, H.J., Lee, S.K., *et al.* (2008) Effect of mineral trioxide aggregate on dentin bridge formation and expression of dentin sialoprotein and heme oxygenase-1 in human dental pulp. *Journal of Endodontics* **34**, 666–70.

Minamikawa, H., Yamada, M., Deyama, Y., *et al.* (2011) Effect of *N*-acetylcysteine on rat dental pulp cells cultured on mineral trioxide aggregate. *Journal of Endodontics* **37**, 637–41.

Mireku, A.S., Romberg, E., Fouad, A.F., *et al.* (2010) Vertical fracture of root filled teeth restored with posts: the effects of patient age and dentine thickness. *International Endodontic Journal* **43**, 218–25.

Mitchell, P.J.C., Pitt Ford, T.R., Torabinejad, M., *et al.* (1999) Osteoblast biocompatibility of mineral trioxide aggregate. *Biomaterials* **20**, 167–73.

Miyauchi, H., Iwaku, M., Fusayama, T. (1978) Physiological recalcification of carious dentin. *The Bulletin of Tokyo Medical and Dental University* **25**, 169–79.

Moghaddame-Jafari, S., Mantellini, M.G., Botero, T.M., *et al.* (2005) Effect of ProRoot MTA on pulp cell apoptosis and proliferation *in vitro*. *Journal of Endodontics* **31**, 387–91.

Moretti, A.B., Sakai, V.T., Oliveira, T.M., *et al.* (2008) The effectiveness of mineral trioxide aggregate, calcium hydroxide and formocresol for pulpotomies in primary teeth. *International Endodontic Journal* **41**, 547–55.

Motsch, A. (1990) Die Unterfüllung – eine kritische Diskussion der verschiedenen Zement und Präparate. In: Neue Füllungsmaterialien – *Indikation und Verarbeitung* (ed Akademie Praxis und Wissenschaft in der DGZMK*)*, Carl Hanser, Munich, pp. 35–54 [in German].

Murray, P.E., Garcia-Godoy, F., Hargreaves, K.M. (2007) Regenerative endodontics: a review of current status and a call for action. *Journal of Endodontics* **33**, 377–90.

Myers, K., Kaminski, E., Lautenschlater, E. (1996) The effects of mineral trioxide aggregate on the dog pulp. *Journal of Endodontics* **22**, 198 (abstract).

Nair, P.N.R., Duncan, H.F., Pitt Ford, T.R., *et al.* (2008) Histological, ultrastructural and quantitative investigations on the response of healthy human pulps to experimental pulp capping with mineral trioxide aggregate: a randomized controlled trial. *International Endodontic Journal* **41**, 128–50.

Naito, T. (2010) Uncertainty remains regarding long-term success of mineral trioxide aggregate for direct pulp capping. *Journal of Evidence-Based Dental Practice* **10**, 250–1.

Nakayama, A., Ogiso, B., Tanabe, N., *et al.* (2005) Behavior of bone marrow osteoblast-like cells on mineral trioxide aggregate: morphology and expression of type I collagen and bone-related protein mRNAs. *International Endodontic Journal* **38**, 203–10.

Namazikhah, M.S., Nekoofar, M.H., Sheykhrezae, M.S., *et al.* (2008) The effect of pH on the surface hardness and microstructure of mineral trioxide aggregate. *International Endodontic Journal* **41**, 108–16.

Nekoofar, M.H., Adusei, G., Sheykhrezae, M.S., *et al.* (2007) The effect of condensation pressure on selected physical properties of mineral trioxide aggregate. *International Endodontic Journal* **40**, 453–61.

Nekoofar, M.H., Aseeley, Z., Dummer, P.M.H. (2010a) The effect of various mixing techniques on the surface microhardness of mineral trioxide aggregate. *International Endodontic Journal* **43**, 312–20.

Nekoofar, M.H., Oloomi, K., Sheykhrezae, M.S., *et al.* (2010b) An evaluation of the effect of blood and human serum on the surface microhardness and surface microstructure of mineral trioxide aggregate. *International Endodontic Journal* **43**, 849–58.

Nekoofar, M.H., Stone, D.F., Dummer, P.M.H. (2010c) The effect of blood contamination on the compressive strength and surface microstructure of mineral trioxide aggregate. *International Endodontic Journal* **43**, 782–91.

Okiji, T., Yoshiba, K. (2009) Reparative dentinogenesis induced by mineral trioxide aggregate: a review from the biological and physicochemical points of view. *International Journal of Dentistry* 2009:464280.

Oringer, M.J. (1975) *Electrosurgery in Dentistry*, 2nd edn. WB Saunders, Philadelphia.

Osorio, R.M., Hefti, A., Vertucci, F.J., *et al.* (1998) Cytotoxicity of endodontic materials. *Journal of Endodontics* **24**, 91–6.

Østravik, D., Pitt Ford, T.R. (1998) *Essential Endodontology: Prevention and Treatment of Apical Periodontitis*. Blackwell, Oxford, pp. 192–210.

Paranjpe, A., Zhang, H., Johnson, J.D. (2010) Effects of mineral trioxide aggregate on human pulp cells after pulp-capping procedures. *Journal of Endodontics* **36**, 1042–7.

Paranjpe, A., Smoot, T., Zhang, H., *et al.* (2011) Direct contact with mineral trioxide aggregate activates and differentiates human dental pulp cells. *Journal of Endodontics* **37**, 1691–5.

Parirokh, M., Asgary, S., Eghbal, M.J., *et al.* (2005) A comparative study of white and grey mineral trioxide aggregate as pulp capping agent in dog's teeth. *Dental Traumatology* **21**, 150–4.

Parolia, A., Kundabala, M., Rao, N.N., *et al.* (2010) A comparative histological analysis of human pulp following direct pulp capping with Propolis, mineral trioxide aggregate and Dycal. *Australian Dental Journal* **55**, 59–64.

Phaneuf, R.A., Frankl, S.N., Ruben, M.P. (1968) A comparative histological evaluation of three commercial calcium hydroxide preparations on the human primary dental pulp. *Journal of Dentistry for Children* **35**, 61–76.

Pitt Ford, T.R., Torabinejad, M., Abedi, H.R., *et al.* (1996) Using mineral trioxide aggregate as a pulp-capping material. *Journal of the American Dental Association* **127**, 1491–4.

Qudeimat, M.A., Barrieshi-Nusair, K.M., Owais, A.I. (2007) Calcium hydroxide vs. mineral trioxide aggregate for partial pulpotomy of permanent molars with deep caries. *European Archives of Pediatric Dentistry* **8**, 99–104.

Queiroz, A.M., Assed, S., Leonardo, M.R., *et al.* (2005) MTA and calcium hydroxide for pulp capping. *Journal of Applied Oral Science* **13**, 126–30.

Randow, K., Glantz, P.O. (1986) On cantilever loading of vital and non-vital teeth. An experimental clinical study. *Acta Odontologica Scandinavica* **44**, 271–7.

Retzlaff, A.E., Castaldi, C.R. (1969) Recent knowledge of the dental pulp and its application to clinical practice. *Journal of Prosthetic Dentistry* **22**, 449–57.

Reyes-Carmona, J.F., Santos, A.S., Figueiredo, C.P., *et al.* (2010) Host-mineral trioxide aggregate inflammatory molecular signaling and biomineralization ability. *Journal of Endodontics* **36**, 1347–53.

Ribeiro, C.S., Kuteken, F.A., Hirata Júnior, R., *et al.* (2006) Comparative evaluation of antimicrobial action of MTA, calcium hydroxide and Portland cement. *Journal of Applied Oral Science* **14**, 330–3.

Ruemping, D.R., Morton, T.H., Jr, Anderson, M.W. (1983) Electrosurgical pulpotomy in primates – a comparison with formocresol pulpotomy. *Pediatric Dentistry* **5**, 14–18.

Ryge, G., Foley, D.E., Fairhurst, C.W. (1961) Microindentation hardness. *Journal of Dental Research* **40**, 1116–26.

Salako, N., Joseph, B., Ritwik, P., *et al.* (2003) Comparison of bioactive glass, mineral trioxide aggregate, ferric sulfate and formocresol as pulpotomy agents in rat molar. *Dental Traumatology* **19**, 314–20.

Sarkar, N.K., Caicedo, R., Ritwik, P., *et al.* (2005) Physicochemical basis of the biological properties of Mineral Trioxide Aggregate. *Journal of Endodontics* **31**, 97–100.

Sawicki, L., Pameijer, C.H., Emerich, K., *et al.* (2008) Histological evaluation of mineral trioxide aggregate and calcium hydroxide in direct pulp capping of human immature permanent teeth. *American Journal of Dentistry* **21**, 262–6.

Schmitt, D., Lee, J., Bogen, G. (2001) Multifaceted use of ProRoot MTA root canal repair material. *Journal of Pediatric Dentistry* **23**, 326–30.

Schröder U. (1972) Evaluation of healing following experimental pulpotomy of intact human teeth and capping with calcium hydroxide. *Odontologisk Revy* **23**, 329–40.

Schröder U. (1985) Effects of calcium hydroxide-containing pulp-capping agents on pulp cell migration, proliferation, and differentiation. *Journal of Dental Research* **64** (Spec. Iss.), 541–8.

Schröder, U., Granath, L.E. (1971) On internal dentine resorption in deciduous molars treated by pulpotomy and capped with calcium hydroxide. *Odontologisk Revy* **22**, 179–88.

Schroeder, H.E. (1997) *Pathobiologie oraler Strukturen. Zähne, Pulpa, Parodont*, 3rd edn. Karger, Basel, p 136 [in German].

Shaw, D.W., Sheller, B., Barrus, B.D., *et al.* (1987) Electrosurgical pulpotomy – a 6-month study in primates. *Journal of Endodontics* **13**, 500–5.

Shayegan, A., Petein, M., Vanden Abbeele, A. (2009) The use of beta-tricalcium phosphate, white MTA, white Portland cement and calcium hydroxide for direct pulp capping of primary pig teeth. *Dental Traumatology* **25**, 413–19.

Shulman, E.R., Mulver, F.F., Burkes, E.J., Jr (1987) Comparison of electrosurgery and formocresol as pulpotomy techniques in monkey primary teeth. *Pediatric Dentistry* **9**, 189–94.

Sluka, H., Lehmann, H., Elgün, Z. (1981) Comparative experiments on treatment techniques in vital amputation in view of the preservation of the remaining pulp. *Quintessenz* **32**, 1571–7 [in German].

Smith, A.J., Cassidy, N., Perry, H., *et al.* (1995) Reactionary dentinogenesis. *International Journal of Developmental Biology* **39**, 273–80.

Staehle, H.J. (1990) *Calciumhydroxid in der Zahnheilkunde.* Hanser, Munich [in German].

Stanley, H.R., Lundy T. (1972) Dycal therapy for pulp exposure. *Oral Surgery Oral Medicine Oral Pathology* **34**, 818–25.

Stanley, H.R. (1989) Pulp capping: Conserving the dental pulp – Can it be done? Is it worth it? *Oral Surgery Oral Medicine Oral Pathology* **68**, 628–39.

Stropko, J.J. (2009) Micro-surgical endodontics. In: *Endodontics*. Vol. III (A. Castellucci, ed.). Edizioni Odontoiatriche Il Tridente, Florence, pp. 1118–25.

Subramaniam, P., Konde, S., Mathew, S., *et al.* (2009) Mineral trioxide aggregate as pulp capping agent for primary teeth pulpotomy: 2 year follow up study. *Journal of Clinical Pediatric Dentistry* **33**, 311–14.

Takita, T., Hayashi, M., Takeichi, O., *et al.* (2006) Effect of mineral trioxide aggregate on proliferation of cultured human dental pulp cells. *International Endodontic Journal* **39**, 415–22.

Tani-Ishii, N., Hamada, N., Watanabe, K., *et al.* (2007) Expression of bone extracellular matrix proteins on osteoblast cells in presence of mineral trioxide aggregate. *Journal of Endodontics* **33**, 836–9.

Tatsumi, T. (1989) Physiological remineralization of artificially decalcified monkey dentin under adhesive composite resin restoration. *Kokubyo Gakkai Zasshi* **56**, 47–74 [in Japanese].

Tatsumi, T., Inokoshi, S., Yamada, T., *et al.* (1992) Remineralization of etched dentin. *Journal of Prosthetic Dentistry* **67**, 617–20.

Thesleff, I., Vaahtokari, A., Partanen, A.M. (1995) Regulation of organogenesis: common molecular mechanisms regulating the development of teeth and other organs. *International Journal of Developmental Biology* **39**, 35–50.

Thomson, T.S., Berry, J.E., Somerman, M.J., *et al.* (2003) Cementoblasts maintain expression of osteocalcin in the presence of mineral trioxide aggregate. *Journal of Endodontics* **29**, 407–12.

Torabinejad, M., Chivian, N. (1999) Clinical applications of Mineral Trioxide Aggregate. *Journal of Endodontics* **25**, 197–205.

Torabinejad, M., Watson, T.F., Pitt Ford, T.R. (1993) Sealing ability of a mineral trioxide aggregate when used as a root end filling material. *Journal of Endodontics* **19**, 591–5.

Torabinejad, M., Hong, C.U., McDonald, F., *et al.* (1995a) Physical and chemical properties of a new root-end filling material. *Journal of Endodontics* **21**, 349–53.

Torabinejad, M., Hong, C.U., Pitt Ford, T.R., *et al.* (1995b) Tissue reaction to implanted super-EBA and mineral trioxide aggregate in the mandible of guinea pigs: a preliminary report. *Journal of Endodontics* **21**, 569–71.

Torabinejad, M., Hong, C.U., Pitt Ford, T.R., *et al*. (1995c) Cytotoxicity of four root end filling materials. *Journal of Endodontics* **21**, 489–92.

Torabinejad, M., Rastegar, A.F., Kettering, J.D., *et al*. (1995d) Bacterial leakage of mineral trioxide aggregate as a root-end filling material. *Journal of Endodontics* **21**, 109–12.

Torabinejad, M., Smith, P.W., Kettering, J.D., *et al*. (1995e) Comparative investigation of marginal adaptation of mineral trioxide aggregate and other commonly used root-end filling materials. *Journal of Endodontics* **21**, 295–99.

Torabinejad, M., Pitt Ford, T.R., Abedi, H.R., *et al*. (1998) Tissue reaction to implanted root-end filling materials in the tibia and mandible of guinea pigs. *Journal of Endodontics* **24**, 468–71.

Torneck, C.D., Moe, H., Howley, T.P. (1983) The effect of calcium hydroxide on porcine pulp fibroblasts *in vitro*. *Journal of Endodontics* **9**, 131–6.

Tronstad, L., Mjör, I.A. (1972) Capping of the inflamed pulp. *Oral Surgery Oral Medicine Oral Pathology* **34**, 477–85.

Tziafas, D., Pantelidou, O., Alvanou, A., *et al*. (2002) The dentinogenic effect of mineral trioxide aggregate (MTA) in short-term capping experiments. *International Endodontic Journal* **35**, 245–54.

Walker, M.P., Diliberto, A., Lee, C. (2006) Effect of setting conditions on mineral trioxide aggregate flexural strength. *Journal of Endodontics* **32**, 334–6.

Ward, J. (2002) Vital pulp therapy in cariously exposed permanent teeth and its limitations. *Australian Endodontic Journal* **28**, 29–37.

Weiger, R. (2001) Vitalerhaltende Therapie. In: *Endodontie* (D. Heidemann, ed.). Urban& Fischer, Munich, pp. 58–78 [in German].

Winters, J., Cameron, A.C., Widmer, R.P. (2008) Pulp therapy for primary and immature permanent teeth. In: *Handbook of Pediatric Dentistry* (A.C. Cameron, R.P. Widmer, eds), 3rd edn. Mosby Elsevier, Philadelphia, pp. 95–113.

Witherspoon, D.E. (2008) Vital pulp therapy with new materials: new directions and treatment perspectives - permanent teeth. *Journal of Endodontics* **34** (Suppl.), S25–S28.

Witherspoon, D.E., Small, J.C., Harris, G.Z. (2006) Mineral trioxide aggregate pulpotomies: a case series outcome assessment. *Journal of the American Dental Association* **137**, 610–18.

Witte, D. (1878) Das Füllen der Wurzelcanäle mit Portland-Cement. *Deutsche Vierteljahrsschrift für Zahnheilkunde* **18**, 153–4 [in German].

Yasuda, Y., Ogawa, M., Arakawa, T., *et al*. (2008) The effect of mineral trioxide aggregate on the mineralization ability of rat dental pulp cells: an *in vitro* study. *Journal of Endodontics* **34**, 1057–60.

Zarrabi, M.H., Javidi, M., Jafarian, A.H., *et al*. (2011) Immunohistochemical expression of fibronectin and tenascin in human tooth pulp capped with mineral trioxide aggregate and a novel endodontic cement. *Journal of Endodontics* **37**, 1613–18.

Zealand, C.M., Briskie, D.M., Botero, T.M., *et al*. (2010) Comparing gray mineral trioxide aggregate and diluted formocresol in pulpotomized human primary molars. *Pediatric Dentistry* **32**, 393–9.

Zhu, Q., Haglund, R., Safavi, K.E., *et al*. (2000) Adhesion of human osteoblasts on root-end filling materials. *Journal of Endodontics* **26**, 404–6.

5 歯髄壊死をともなう根未完成歯の対処

Shahrokh Shabahang[1], David E. Witherspoon[2]

[1] Department of Endodontics, Loma Linda University School of Dentistry, USA
[2] North Texas Endodontic Associates, USA

幼若歯の診断	**113**
幼若歯治療の歴史	**116**
幼若歯の感染予防	**118**
アペキシフィケーション	**120**
水酸化カルシウムによるアペキシフィケーション：結果	**121**
失活歯髄療法	**123**
根尖閉鎖法による根尖の閉鎖	123
MTAによる根尖側根管充填	125
充填方法	126
結果	128
参考文献	**133**

幼若歯の診断

　歯根の成長には生活歯髄が必要である．もし生活歯で根尖が未完成であれば，なんとしても歯髄を失活させないように必要な処置を施さなければならない．象牙質形成能を有しているのは歯髄組織のみであるので，そうすることで根尖の形成や硬組織形成を完了させることができる（Goldman 1974）．歯髄の生活性が失われると継続的な歯根の成長は妨げられてしまう．理想的には，幼若永久歯において歯根の成長を完了させるためには，可能な限り歯髄の生活性は保たなければならない．抜髄するのは，不可逆性炎症を起こしている場

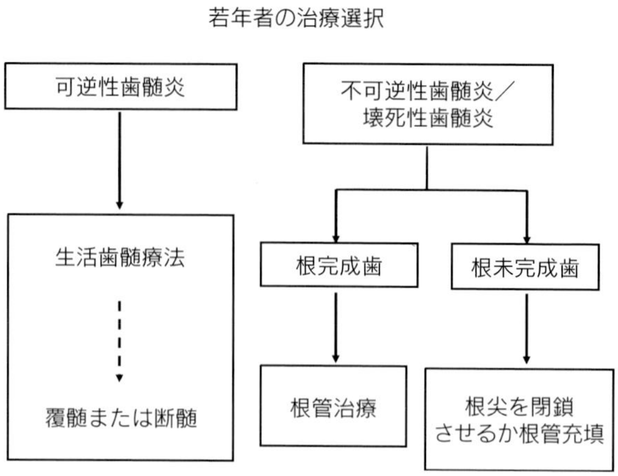

若年者の治療選択

```
                    若年者の治療選択

    ┌─────────────┐              ┌─────────────┐
    │  可逆性歯髄炎  │              │ 不可逆性歯髄炎／│
    └─────────────┘              │  壊死性歯髄炎  │
           │                      └─────────────┘
           ▼                         │       │
    ┌─────────────┐            ┌─────────┐ ┌─────────┐
    │  生活歯髄療法  │            │ 根完成歯 │ │根未完成歯│
    └─────────────┘            └─────────┘ └─────────┘
           ┊                         │       │
           ▼                         ▼       ▼
    ┌─────────────┐            ┌─────────┐ ┌──────────┐
    │ 覆髄または断髄 │            │ 根管治療 │ │根尖を閉鎖 │
    └─────────────┘            └─────────┘ │させるか根管充填│
                                            └──────────┘
```

Fig.5.1 根未完成永久歯を治療する際の症例選択.

合や壊死している場合のみにすべきである．典型的な若年者の歯髄は，あまり起炎物質にさらされておらず細胞に富んでいるので，傷害から回復しやすい．Cvekと共同研究者らによると歯冠の複雑破折を起こした歯において受傷後1週間でも歯髄の生活性を認め，露髄面から2mm根尖側までの範囲でしか炎症は存在していなかった(Cvekら 1982)．

したがって，正確な診断をするために歯髄の状態を適切に把握することは，幼若歯の治療計画を立てる前に行うこととして大変重要である．つまり，最善の治療を選択するには歯髄の生活性を把握しておかなければならない．もし歯髄の生活性があるならば，継続して歯根が成長できるようになんとしても失活させてはならない．Fig.5.1に根未完成永久歯の治療計画を立てるためのフローチャートを示しているので，参照していただきたい．

歯根の成長度合いを調べる際には，既往歴や臨床的診査結果を基にエックス線写真やCT等を用いて診断することが重要である．幼若歯は一般的に小児の歯に見られる．小児の歯の歯髄反応テストは複雑であり，基本的には主観的になる．これは小児の言語の発達度合いや気分により変化するものである(Pinkham 1997；Tooleら 2000；Harmanら 2005)．患者の言語能力が低く，痛みに弱ければ，歯髄刺激に対する判定力は低くなる(Tooleら 2000；Harmanら 2005)．したがって，患者の主観的な症状ばかりを鵜呑みにしても正確な歯髄の状態を把握することはできない(Camp 2008)．加えて，大人と比べて若年者の歯髄テストの反応は不安定であるので，偽陰性になる可能性が高い．一般的に歯髄への冷刺激テストがもっとも信頼性が高い(Fulling & An-

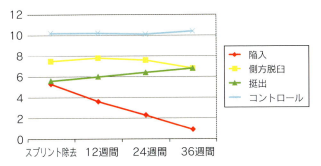

Fig.5.2 レーザードップラー効果を用いて歯髄の血流量を調べると陥入した外傷歯は血流が消失していった．

dreasen 1976；Fussら 1986)．幼若歯の電気歯髄診は非常に高い確率で偽陰性になる(Klein 1978)．歯髄の治療に影響を与える可能性のある予兆があるか調べるのはもちろんのこと，外傷歯などの複雑な要因や症状が存在するかなども調べるのに，既往歴は重要である．たとえば，患者が高血糖症の場合は，歯髄の治癒に大きな影響を及ぼす場合がある(Garberら 2009)．Sroblと共同研究者ら(2004)がレーザードップラー効果を利用して歯髄の血流(PBF：pulpal blood flow)を測定したところ，側方および挺出脱臼した外傷歯ではPBFに関して大きな差は生じなかった．ところが，陥入脱臼した外傷歯のPBFは次第に減少し，歯髄壊死を起こしてしまった(Fig.5.2)．外傷により露髄している場合は，直接歯髄の状態を視覚的に把握することができる．可逆性歯髄炎の状態にあるかどうかは，露髄面に次亜塩素酸ナトリウム(NaOCl)溶液を5～10分触れさせて止血できるかが臨床的にもっとも信頼性が高い診断方法である(Matsuo 1996；Bogenら 2008)．

　エックス線写真上に見えるさまざまな正常な歯根形態を把握していれば，幼若歯における根尖周囲の異常を正しく診断するのに大いに役立つ．歯根形成期では前歯の頬舌的な根管径はたいてい近遠心的な径よりも大きくなっている．近遠心的に根管壁が平行になっている根管は，末広がりで唇舌的に太い根管になっている傾向がある．また，近遠心的にテーパーのついた根管は，平行で唇舌的に太い根管になっている傾向がある．歯根の成長が完了するまでの期間は，一般的に歯冠萌出から3年以上のばらつきがある(Duell 1973)．さらに，歯根の成長速度は頬舌方向と近遠心方向とでは異なるため誤診しやすい．つまり歯根の成長過程では，根管の頬舌径が収束するのは近遠心よりも遅れるので，エックス線写真上で近遠心的に根尖が閉じて見えても頬舌的

には根尖は開いている可能性はある(Camp 1980)．根尖側の解剖形態以外にも誤診しがちな要因がある．エックス線写真的には歯根の根尖方向の成長は完了しているように見えても，歯根成長時の唇舌的方向の上皮隔膜の成長は近遠心方向よりも遅れるためほとんどの硬組織は依然として多孔性の状態にあった(Gutmann & Heaton 1981)．しかし，歯科用コーンビームCTが登場したことで，歯根成長の完成度合いを調べることは困難ではなくなった(Patel 2010)．

　Fig.5.1にも示すように，歯髄が壊死している場合は根管治療を行うことになる．しかし，根管治療を行う歯の根尖が開いているなら，根管治療を終える前に根尖を閉鎖させなければならない．

幼若歯治療の歴史

　昔から，幼若歯の治療は困難であった．幼若歯には成人患者の永久歯ではみられない治療を困難にする点がいくつか存在している．根尖の根管径はしばしば歯冠側根管径よりも太く(Friend 1969)，機械的根管清掃が困難となる．根管最大狭窄部が存在しないため，どのような根管でも根管充填を行うのは困難である．根管壁が薄い部分は歯根破折しやすく，外科的および非外科的根管治療時の根管充填で加圧することは望ましくない状態になっている．歴史的にみると失活している幼若歯への処置としては，前もってアペキシフィケーション(apexification)を行わずガッターパーチャポイントを根管充填材としてカスタマイズして使用する(Stewart 1963；Friend 1966)，糊材での根管充填(Friend 1967)，根尖切除(Ingle 1965)，抜歯(Rule & Winter 1966)などがある．

　1940年にRohner(1940)はCalxylペースト(酸化カルシウムペースト)を断髄に用いたことを報告している．この結果，根尖に硬組織の封鎖層が形成された．根尖閉鎖を誘導するために水酸化カルシウムが初めて使用されたのは1953年である(Marmasse 1953)．この後，1959年にGranath(Granath 1959)，そして1962年にMatsumiya(Matsumiyaら 1962)と続いた．1964年にもKaiser(Kaiser 1964)が根尖閉鎖を目的とした水酸化カルシウムの使用を報告している．またこの時，他のいくつかの根尖の閉鎖を誘導させる材料も同時に試された．その材料とは，トリクレゾールとホルマリン(Cooke & Rowbotham 1960)，そして抗生剤入りペースト(Herbert 1959；Ball 1964)であった．アペキシフィケーションという用語は，根管充填ができるように根尖閉鎖を誘導させるための処置方法を示すもので，1960年代に使われるようになった(Frank 1966；

Steinerら 1968)．アペキシフィケーションは，幼若歯の治療法として一般的に好まれるようになっている．水酸化カルシウムを用いる以外にもアペキシフィケーションを起こさせるためにさまざまな治療法や薬剤が推奨されてきているが，成功率にはばらつきがある．これまで推奨されてきた薬剤や治療法としては，血餅(Hamら 1972)，トリクレゾールとホルマリン(Cooke & Rowbotham 1960)，抗生剤入りペースト(Ball 1964)，リン酸三カルシウム(Koenigsら 1975 ; Roberts & Brilliant 1975)，リン酸カルシウムコラーゲンのジェル(Nevinsら 1977, 1978 ; Citromeら 1979)，パラクロロフェノール・カンフル(CMCP)(Frank 1966 ; Dylewski 1971 ; Steiner & Van Hassel 1971 ; Hamら 1972 ; Torneckら 1973)，ヨードホルム(Hollandら 1973)，水(Binnie & Rowe 1973 ; Wechslerら 1978)，局所麻酔薬，等張食塩水，グリセリン，その他(Heithersay1970 ; Vojinovic & Srnie 1975 ; Camp 1980 ; Webberら 1981)がある．

　アペキシフィケーションを起こさせるために数多くの試みがなされてきたが，1960年代以来この処置に用いられる材料として一般的に好まれたのは水酸化カルシウムであった．なぜこの処置法が好まれたかというと，水酸化カルシウムをCMCPと混和して分厚いペースト状にして貼薬することを推奨したFrank(1966)の画期的な論文があったからである．水酸化カルシウムペースト充填後は，3～6か月毎にエックス線的あるいは臨床的に診査して根尖の閉鎖を確認する必要がある(ファイルを根管内に挿入すれば根尖部に硬組織が形成されたかを確認できる)．さらにFrankは，前述の方法で臨床評価を行ったところ，以下のようなさまざまな結果が得られたことを報告している．①わずかではあるが明らかに根管は根尖から後退して根尖が閉じている(根尖側の歯根は長くなり根尖は消失しているように見える)，②根管の広さは変わらないが根尖が消失している，③エックス線写真的には根尖周囲や根管の広さに変化は認められないが，根管内にファイルを挿入しても根管外に出ていかないため根管充填が可能になっている，④石灰化層が根尖よりも歯冠側に形成されてエックス線写真上でも認められる．Feiglin(1985)も同様に水酸化カルシウム(CH)でアペキシフィケーションを行った後の根尖成長のさまざまな形態を分類し，以下のように報告している．①骨様セメント質または骨様象牙質と思われる硬組織層の形成が根尖に生じている，②外傷部から根尖まで完全に通常の根尖形態になっている，③④さまざまな量の生活組織が受傷部よりも根尖側に残存していているために自然治癒が可能で，歯根の成長や硬組織の形成も継続される，⑤歯の動揺により根尖部が歯髄から分離している．

幼若歯の感染予防

　幼若歯に根管治療を施すのは非常に厄介である．理由は根尖が広く開いているばかりでなく，根管壁厚が薄くなっているからである(Fig.5.3)．このため，感染除去は主に化学的に行い，残存歯髄組織を除去して根管内を殺菌していく必要がある．さらには，根尖まで確実に根管清掃を行い，また根管充填材を到達させるために根管長の正確な測定が必要である．これを正確に行うことができれば，残存した貴重なヘルトヴィッヒ歯根上皮鞘(HERS)を破壊せずに根管治療を行えるだろう(Fig.5.4)．

　一般的に根尖孔が大きく開いている歯の根管長は電気的根管長測定器では正確に測定できない(Hulsmann & Pieper 1989)．このような場合は，エックス線写真上で根管長を測定する方法がもっとも良い(Fig.5.5)．

　NaOCl溶液と水酸化カルシウムの組織溶解性は高く，抗菌作用も有している(The 1979；Cunningham & Balekjian 1980；Cunningham & Joseph 1980；Morganら 1991；Baumgartner & Cuenin 1992；Yangら 1995；Turkun & Cengiz 1997；Wadachiら 1998；Gomesら 2001)．NaOCl溶液は治療の過程でその効果を発揮するが，水酸化カルシウムの場合は，その効果が発揮されるまでに少々時間を要する．水酸化カルシウムを根管内に貼薬した場合，残存した歯髄組織を溶解させて取り除き，そして殺菌するのに1週間かかる(Sjogrenら 1991；Turkun & Cengiz 1997)．NaOClは簡単に入手可能ではあるが，根管内での殺菌力に関していくつか欠点が報告されている(Shabahangら 2003；Waltimoら 2005；Siqueira & Rocas 2008)．研究報告にみられる矛盾は，実験方法や実際の使用方法の違いからくるものであると考えられる．

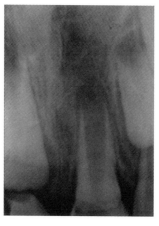

Fig.5.3 根尖が大きく開いており，根管壁厚が薄くなっている幼若永久切歯のエックス線写真．

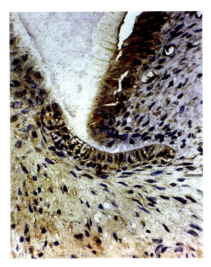

Fig.5.4 BMP-2によるヘルトヴィッヒの歯根上皮鞘における免疫反応の染色.

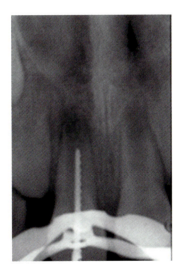

Fig.5.5 エックス線写真を使った根尖孔が大きく開いている切歯の根管長測定の例.

　実際，NaOClは使用直前に水溶液にしたときがもっとも効果が高く(Johnson & Remeikis 1993)，熱，光，酸素に触れると容易に効果を失ってしまう(Gerhardt & Williams 1991；Clarksonら 2001)．

　長期間にわたって水酸化カルシウムを貼薬していると象牙質に悪影響を与える可能性がある．長期の水酸化カルシウム療法の研究では，水酸化カルシウムに1か月以上曝されると象牙質には構造変化が生じ，有意に歯根破折を起こしやすくなることが報告されている(Andreasenら 2002, 2006；Whiteら

2002；Doyonら 2005；Rosenbergら 2007；Hatibovic-Kofmanら 2008；Tunaら 2011；Bakland & Andreasen 2012）．アペキシフィケーションにより歯頸部で歯根破折を起こしたとされる報告（Cvek 1992）では，象牙質根管壁が薄いだけでなく，象牙質がかなり長い時間水酸化カルシウムに曝されたため破折した可能性があるとされている．

近年では，いくつかの研究グループが根管内の殺菌に再度抗生物質を使用してきている．抗生物質の使用は，根管殺菌のための新しい方法ではない．1980年にDas（1980）が根管清掃後，塩酸オキシテトラサイクリン軟膏を用いた根管内抗生物質療法によりアペキシフィケーションに成功したと報告している．この10年間で，殺菌処置の手段として抗生剤を含んだ製品が登場したことによって人気が再燃している．

2003年にTorabinejadと彼のグループは，ドキシサイクリン，クエン酸，洗剤入りの根管洗浄剤（BioPure MTAD）をNaOCl溶液やよく用いられる根管洗浄剤と比較し，一連の研究報告にしてMTADを使用した場合の利点を示している（Beltzら 2003；Shabahangら 2003；Shabahang & Torabinejad 2003；Torabinejadら 2003a, b, c）．BioPure MTADは，根管充填前にスミヤー層を除去し，根管内を殺菌をするのに効果的である．

2001年にIwayaと共同研究者らは，歯髄が壊死し，大きな根尖透過像をともなう小臼歯に対して2種類の抗生物質含有ペーストを使った効果を示す症例報告をしている．これに続き，BanchsとTrope（2004）らも同様の目的の症例報告をしている．この症例報告とそれに続く研究において，Tropeの研究グループは，メトロニダゾール，シプロフロキサシン，ミノサイクリンを混ぜた抗生物質の使用を推奨している．in vitroの研究では，この抗生剤の組み合わせにより，根管系を殺菌できる可能性が示されている（Hoshinoら 1996；Satoら1996）．動物実験では，1.25％ NaOCl溶液を用いて機械化学的根管清掃を行った場合と比較して，3 Mix ペーストを使用したほうが有意に殺菌力が増加したことが報告されている（Windleyら 2005）．長期間ミノサイクリンに象牙質が接すると変色する可能性があることから，ミノサイクリンを除いて2Mixにしている研究者もいくらか存在する．

アペキシフィケーション

幼若歯で歯髄壊死が起こった場合，根尖が開口しているため治療の選択肢としては通常どおりの根管治療しか残されていない．若年者の無髄歯では，たいてい根管壁は薄く，強度的に弱いため，適切に根管洗浄を行い根尖

を封鎖することは困難である(Frank 1966)．このような場合に選択されるのは，従来的には通常の方法で根管内を殺菌し，水酸化カルシウムによりアペキシフィケーションを行うことである(Seltzer 1988)．アペキシフィケーションにより根尖が閉鎖するまで，たいていは根管治療を完了できないので，治療には時間を要する．アペキシフィケーションは，歯髄壊死した幼若歯において根発育途上または根尖が開口した歯根に硬組織形成を誘導するための方法と定義されている(著者不明 2003)．失活した幼若歯の治療として，さまざまな種類の水酸化カルシウムを用いたアペキシフィケーションには長い歴史がある．

水酸化カルシウムによるアペキシフィケーション：結果

　水酸化カルシウムを用いて行われたアペキシフィケーションの成功率や根尖閉鎖に要する時間については多くの研究がなされている．1970年にHeithersay(1970)は，メチルセルロース含有の水酸化カルシウム(Pulpdent)を用いて14～75か月にわたりアペキシフィケーションを行った21症例について報告している．結果は，歯根発育途上の歯ではエックス線写真上は明らかに根尖側根管が狭くなっているのが見られるが，臨床的にははっきりとした根尖硬組織層の形成は認められなかったというものであった．1987年にGhoseと共同研究者ら(1987)は，8～12歳の患者43名の部分的に歯根が完成していた永久切歯で，外傷を受けたものに対してCalaseptを用いて処置した症例を報告している．すべての歯は歯冠破折を起こして露髄していた．露髄して口腔内に曝されていた期間は1か月～3年で，歯髄はすべて壊死していた．51歯中49歯において根尖硬組織層の形成が臨床的にもエックス線写真上でも認められた．根尖硬組織層の形成までに要した時間は3～10か月の範囲であった．MorfisとSiskos(1991)は，水酸化カルシウムを用いてアペキシフィケーションを行った34症例の結果を報告している．すべての症例において，化学的に純粋な水酸化カルシウムの粉を麻酔薬と混ぜて使用した．全患者のうち12名は27～40歳で，残りの22名は8～20歳であった．6歯で継続的な歯根成長が，3歯で継続的な歯根成長と硬組織層の形成が，そして21歯で硬組織層の形成のみが認められ，残りの4歯では根尖閉鎖は確認できなかった．硬組織層の形成は根尖閉鎖で認められる典型的な反応である(Morfis & Siskos 1991)．同様の研究で，7～10歳の患者の外傷により歯髄壊死した幼若永久中切歯で，根尖歯周病変を有するものを含め32歯を調べたところ，根尖閉鎖まで要

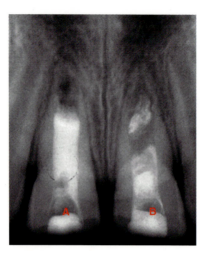

Fig.5.6 水酸化カルシウムによるアペキシフィケーション．(A)根尖閉鎖はまだ不完全である．(B)根尖閉鎖は完了している．

した時間の平均は10～14週間であった(Leeら 2010)．15本の失活した幼若歯に水酸化カルシウムを用いて根尖閉鎖を試みた回顧的研究報告では，1年で成功率は100％に達している(Waliasら 2010)．アペキシフィケーションが完了するまでにかかる時間に影響を及ぼすいくつかの不定要因が確認されている．高学年の小児の狭い根管壁を有する幼若歯は，低学年の小児のものよりも早期に根尖閉鎖を完了していた．また根尖性歯周炎をともなう歯と比べると，根尖性歯周炎をともなわない歯のほうが早期に根尖閉鎖が生じ，歯根の成長もいくらか認められた．これらに加え，アペキシフィケーションにより形成された根尖硬組織層は多孔性であったことが報告されている(Waliaら 2000)．Dominguez Reyesら(2005)は，26本の根尖が開いておりかつ歯髄が壊死している若年者の永久切歯を対象に根尖閉鎖までに要する時間を調査した．根尖閉鎖はすべての被験歯で認められた．このうち88.4％が根尖閉鎖が認められるまでに3～4回の水酸化カルシウムによるアペキシフィケーション処置が必要であった(平均3.23回)．治療完了までの平均所要期間は12.19か月であった．術前にあった症状や根尖性歯周炎は治療結果に影響しなかった(Dominguez Reyesら 2005)．6～13歳の子どもの歯髄壊死した前歯28本を調査した研究では，すべての歯が根尖閉鎖したことが報告されている．根尖閉鎖するまでの平均的な所要期間は8.6か月で，3.24～13.96か月の範囲であった．根尖側に生じた組織は，セメント質様組織(85.72％)と骨様組織(14.28％)に分類できた．非外科的歯内療法が完了してから2年間にわたり経過観察したところ，7.1％が再感染を起こしていた(Mendozaら 2010)．

　残念ながら，Frank法は結果が予測不能となることがある(Fig.5.6)．水酸

化カルシウムをアペキシフィケーションに使用した場合，根尖に形成される硬組織層の種類以外にも根尖閉鎖までの所要時間，根尖閉鎖までに要する根管貼薬の回数，感染度合いなどにばらつきが生じる．研究報告にもよるが，硬組織層の形成が完了するまでの期間は3〜24か月の範囲である（Frank 1966；Finucane & Kinirons 1999；Kinironsら 2001）．また，推奨されている水酸化カルシウムの貼薬回数にもばらつきがある（Webber 1984；Yates 1988；Morseら 1990；Sheehy & Roberts 1997；Abbott 1998；Mackie 1998；Mackie & Hill 1999）．

　貼薬剤の種類の違いが，形成された根尖硬組織層の質や形成速度にどのように影響するかについての統一的な見解は，存在しないようである．感染が残っていればアペキシフィケーション完了までの時間は延長されるとの報告もあれば（Cvek 1972；Kleier & Barr 1991），そのような場合でも統計的に有意な差はなかったとする報告もある（Ghoseら 1987；Yates 1988；Mackie 1998；Finucane & Kinirons 1999）．さらにTorneckとSmith（1970）は，2次元であるエックス線写真上で根尖に完全な硬組織の形成層が認められても，実際にはそれらの形成は未完成の可能性があることを示唆している．根尖硬組織層内の硬組織形成が未完了な隙間に壊死組織が残っているため，根尖周囲の炎症が消失しないことがよくある．したがって，エックス線写真上や臨床的に根尖の閉鎖が起こっていても，それが健全な歯周組織によるものだとは限らない（Koenigsら 1975）．

　水酸化カルシウムを用いたアペキシフィケーションのもう1つの欠点は，長期間にわたり水酸化カルシウムを用いると歯根象牙質の構造上の強度に悪影響を及ぼすことである．前述したように，象牙質が水酸化カルシウムに長期的に曝されると耐歯根破折性が著しく低下したことを示す報告がいくつかある（Andreasenら 2002, 2006；Whiteら 2002；Doyonら 2005；Rosenbergら 2007；Hatibovic-Kofmanら 2008；Tunaら 2011；Bakland & Andreasen 2012）．

失活歯髄療法

根尖閉鎖法による根尖の閉鎖

　どんな治療であっても，長期にわたり何度も通院しなければならないことで患者は疲労困憊してしまうかもしれない．または，引っ越しにより患者の来院が困難になるかもしれない．つまり，アペキシフィケーションを行っていた子どもの患者が治療途中に遠くへ引っ越してしまえば，硬組織層形成を促すための貼薬剤の交換もできなくなってしまう．同様に，複数回の通院が

必要な場合では，治療完了まで患者の気力がもたなくなってくるだろう．子どもやその両親にとって，忙しいスケジュールのなかで歯科医院に何度も通院するのは大変なことで，やがて気力を失い，治療を中断してしまうこともある(Helingら 1999)．失活歯にアペキシフィケーションを行う場合，多くは歯の痛みはなく，臨床的にも問題ないように見えるので，歯科医院の予約自体を忘れがちになる．水酸化カルシウムによるアペキシフィケーションは1回の来院では終わらないことから，嫌がる子どもに，不快な治療を受けに何度も来院するよう仕向けなければならないこともまた難しい．歯科医院を怖がる多くの子どもは，繰り返し来院することで精神的に深く傷ついてしまう．とくに根未完成の可能性の高い低年齢児は何度も歯科医院に足を運ぶことになるので，さらに彼らの恐怖心は高められる．このように，水酸化カルシウムによるアペキシフィケーションには問題も多く，つねに他の治療方法が求められている．したがって，1回で完了できる信頼のおけるアペキシフィケーション法が必要なことは明らかである．

　成熟歯の非外科的根管治療において，象牙質片を用いた根尖側根管の充填がいくつか報告されている(Tronstad 1978；Hollandら 1980, 1983；Holland 1984；Bradyら 1985)．1967年にMichanowiczとMichanowiczは，失活した幼若歯の根尖側根管に水酸化カルシウムを充填し，その上からガッタパーチャで根管充填する方法を報告している．水酸化カルシウムで根尖側根管を充填したほうがガッタパーチャで根管充填するよりも有意に漏洩量が少なかったことも報告されている(Weisenseelら 1987)．Pittsと共同研究者ら(1984)は，オーバー形成した9匹のネコの犬歯36本を水酸化カルシウムまたは象牙質片で根尖側根管を充填し，組織学的に調べている．この報告によるとどちらも根管内に根管充填材を留める効果があったが，水酸化カルシウムのほとんどは1か月以内に消失していた．これに対して，象牙質片は完璧に残存していた．象牙質片を充填した歯のほとんどは1か月で硬組織層形成が認められたが，一方，水酸化カルシウムを充填した歯では，3か月が経過するまで硬組織の形成は認められなかった．

　リン酸三カルシウムも同様に1回法の根尖側根管充填材として推奨されている(Coviello & Brilliant 1979；Harbert 1991, 1996)．幼若歯に水酸化カルシウム・CMCPペーストを用いて複数回治療を施した場合と比較すると，リン酸三カルシウムで根尖側根管を充填した場合に根管充填材の根尖孔外への押し出しはなかった．一方で，水酸化カルシウムで充填した場合では何例かが根尖孔外への根管充填材の押し出しを認めた．試験的に用いた象牙質を粉砕した粒子の大きさが大きかったため，根管充填時の加圧に耐えて水酸化カルシウムよりも根尖孔外への押し出しが少なかったものと思われる(Coviello

& Brilliant 1979)．Brandellと共同研究者ら(1986)は，サルの歯を対象に脱灰象牙質，ヒドロキシアパタイト，象牙質切削片を用いて根尖閉鎖を試みる実験を行った．6か月間観察したところ，根尖側根管に脱灰象牙質を充填した歯は，どれも完全には根尖が閉鎖しなかった．一方でヒドロキシアパタイトで充填した歯の66％に硬組織が形成され，完全に根尖閉鎖された．象牙質切削片では50％の歯に完全な根尖閉鎖を認めた．この研究では，有機質の含有があると根尖硬組織の形成が少なくなる可能性があると結論づけられた．

MTAによる根尖側根管充填

　Mineral trioxide aggregate(MTA)は，ケイ酸三カルシウム，アルミン酸三カルシウム，酸化三カルシウム，酸化ケイ素が主成分で，発売されてからすでに20年以上が経過している．MTAは主に逆根管充填材として1993年に初めて歯科で使われた．MTAに関しては非常に多くの研究がなされ，逆根管充填材として明確に利点があることが証明されている．このため，MTAを失活した幼若歯の根管充填材として用いることに有益性があると考えられた．MTAの物理的，化学的，構造的特性については，本書のなかで詳しく説明している．MTAは親水性の粉末で，硬化するには水分が必要である．混和するとコロイド状のゲルになり，固まると硬い構造体に変化する(Torabinejadら 1995b)．漏洩に関する研究報告は数多くあるが，MTAは，アマルガム，IRM，Super EBAやガッタパーチャとシーラーなどのさまざまな充填材のどれよりも有意に漏洩量が少ないことが示されている．そしてMTAは，血液が存在するなかでも硬化できるという，他の材料にはない利点ももっている．さらには，MTAの高いpH値(混和から3時間経過するとpH10.2からpH12.5に上昇する)(Torabinejadら 1995b)は，水酸化カルシウムと同様に硬組織形成を促進させる要因の1つであると考えられる．失活幼若歯の治療において，MTAプラグ(根尖側根管充填)に用いられる場合におけるMTAのもっとも重要な特性の1つが根尖周囲にセメント質形成を誘導する働きがあるということである(Torabinejadら 1995a)．したがって，MTAを失活幼若歯の根管充填材として使用すれば，恐らく複雑な処置を簡略化させることができるであろう．MTAには硬組織形成誘導能があるので，最終的にはMTAの表層にセメント質を形成させて生物学的に封鎖させることができるかもしれない(Shabahangら 1999)．外科的歯内療法で逆根管充填材としてMTAを使用したときの治癒過程を調べれば，失活幼若歯の治療でMTAを使用した場合に根尖歯周組織の治癒過程で生じる生体反応とMTAの効能の大部分が推測できる．しかし，Shabahangと共同研究者(1999)らが行った研究は例外である．彼らは，根未完成歯をMTAで根管充填したときに認められる根尖歯周組織の治癒を評価す

ることに焦点を合わせ，調査を行った．イヌの幼若歯をOP-1，MTA，および水酸化カルシウムで根尖側根管充填し，根尖の硬組織形成と炎症性細胞を組織形態計測学的に調べた．この3種類の材料間で硬組織層形成と炎症性細胞の量には統計的に有意差はなかったが，MTAでの硬組織形成がもっとも安定していた．別の研究報告によると，MTAでサルの失活幼若歯の処置を行った場合と水酸化カルシウムでアペキシフィケーションを行った場合とで比較すると，MTAで行ったほうが炎症性細胞の浸潤は少なく，硬組織層形成の量も多かった(Hamら 2005)．イヌの歯を用いた研究では，水酸化カルシウムで貼薬した後にMTAで根尖側根管充填した場合の硬組織形成の度合いが調べられている．水酸化カルシウムで貼薬するよりも，根管形成が終了したらすぐにMTAで根管充填したほうが硬組織形成量は多く，根尖歯周組織の治癒も良好であったことが報告されている．したがって，根尖に硬組織を形成させるために，MTAでの根管充填の前に水酸化カルシウムペースト貼薬を行う必要はなかった．さらに，水酸化カルシウムで貼薬すると，MTAの根管充填はオーバーしやすくなること，そして根尖孔を越えた場所に硬組織が形成されることに深く関係していることが報告されている(Felippeら 2006)．Hachmeisterらは失活幼若歯の根管模型を使って細菌漏洩の研究を行った．この研究では，治癒を促進させるというMTAの特性よりもMTAの充填方法のほうが治療結果により大きな影響を与えていることが示されている(Hachmeisterら 2002)．1週間，水酸化カルシウムで根管貼薬した後にMTAで根管充填したほうがMTAの根管封鎖性は高くなるかもしれないことが報告されている(Bidarら 2010)．その理由は，水酸化カルシウムにより壊死歯髄などの有機質が排除されるため，MTAの根管壁接着性が高くなるからである．

充填方法

　根管清掃が終了したら，加熱垂直加圧充填で連続的に使用する何本かのプラガーを準備する．使用するプラガーの径は，根管径よりもある程度細いものにする(Fig.5.7A～D)．一番小さいプラガーの径は，作業長部の根管径よりも0.5mm 小さいものにする．適切なキャリアーを用いてMTAを根管の根中央部から根尖側へと運び，用意した一連のプラガーのうち根尖部では細いものを使用し，順次太いものを使用していく．プラガーに超音波振動を与えるとMTAは根尖方向へ移動しやすくなる．そして，超音波振動により根尖方向へ移動したMTAは圧縮された状態で充填される(Mattら 2004；Yeungら 2006；Holdenら 2008；Kimら 2009)．根管充填に先立って根尖にマトリックスを置いても，MTAが根尖歯周組織に押し出されないとは限らない．作業長まで適切に根管充填できたことをエックス線写真で確認したら，歯冠側から根中央

歯髄壊死をともなう根未完成歯の対処　**127**

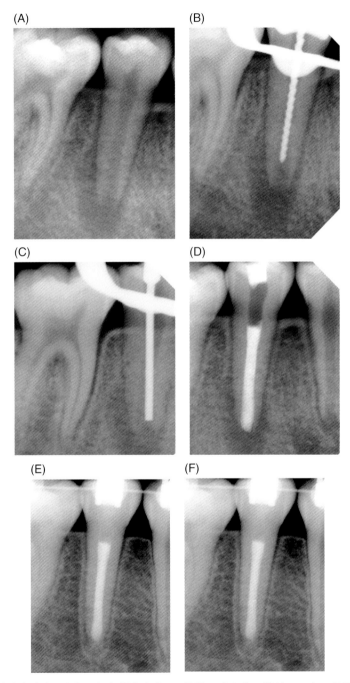

Fig.5.7　(A)歯髄壊死を起こした根未完成の下顎第二小臼歯の術前エックス線写真(12歳, 男性). (B)作業長の確認. (C)プラガーの適合を確認. (D)根管充填直後のエックス線写真. (E)術後15か月のエックス線写真. (F)術後33か月のエックス線写真.

部の余分なMTAを滅菌水で洗い流す．根管内に残った滅菌水は滅菌ペーパーポイントで吸い取る．漏洩を防ぐには，根尖側の根管充填材の長さは3～5mm必要である(de Leimburgら 2004；Lawleyら 2004；Mattら 2004；Al-Kahtaniら 2005；Martinら 2007；Holdenら 2008；Kimら 2009；Lolayekarら 2009)．根管系でMTA充填しなかった場所はコア材で埋める．コア部はMTAの末端部から歯冠側まで到達させ，歯根破折を起こしにくくなるように補強する(Lawleyら 2004)．最後にコンポジットレジンにてアクセス部を閉じる(Fig.5.7E, F)．

結果

臨床において失活幼若歯にMTAを用いる際の処置法についての詳細がいくつか報告されている(Torabinejad & Chivian 1999；Shabahang & Torabinejad 2000；Witherspoon & Ham 2001；Bishop & Woollard 2002；Giulianiら 2002；Levenstein 2002；Lynn & Einbender 2003；Marotoら 2003；Steinigら 2003；Hayashiら 2004)．これらの症例報告のなかで特筆すべきは，初めは水酸化カルシウムでアペキシフィケーションを行っていたが，上手くいかなかったため最終的にMTAに切り替えて成功したという報告である(Marotoら 2003)．この報告以来，幼若永久歯の根管充填にMTAを用いた研究がいくつか行われたが，そのなかに従来のアペキシフィケーションを行ったものとMTAで根管充填を行ったものの臨床結果を直接比較したものが2つある．

15名の子どもを対象にして，それぞれ子どもに少なくとも2歯以上の歯髄壊死歯があり，根尖を閉鎖する必要があった．El-MeligyとAveryは，術後12か月で水酸化カルシウムを用いた歯のうち2症例が再感染したが，一方でMTAを用いた歯は臨床的にもエックス線写真的にもすべて成功であったことを報告しており，MTAはアペキシフィケーションを行うにあたって水酸化カルシウムに代わる適した材料であると結論づけている(El-Meligy & Avery, 2006)．同様な研究で，20本の失活永久上顎切歯を対象に水酸化カルシウムによるアペキシフィケーションもしくはMTAで根尖側根管充填が行われた．MTA群では水酸化カルシウムの貼薬を1週間行って根管内を殺菌した後，根尖側1/3の根管にMTAを充填し，歯冠側根管はガッタパーチャとシーラーで充填した．一方，水酸化カルシウム群では，根尖側に臨床的にもエックス線写真的にも硬組織層の形成が認められるまで水酸化カルシウムを根管内に入れたままの状態にした．その後，MTA群と同様に歯冠側根管はガッタパーチャとシーラーで根管充填した．水酸化カルシウム群では，根尖の硬組織による封鎖は平均7±2.5か月で認められた．根尖周囲透過像の消失はMTA群では4.6±1.5か月，水酸化カルシウム群では4.4±1.3か月で認められた．アペ

キシフィケーションが完了するまで，MTA群では0.75±0.5か月，水酸化カルシウム群では7±2.5か月を要した(Pradhanら 2006)．

　他のアペキシフィケーションを行った症例の経過観察報告を紹介すると，11本の幼若歯に水酸化カルシウムを1～2週間根管貼薬して根尖から3～5mmの位置までMTAで根管充填したところ，術後2年の経過観察には11症例中10症例で完全な硬組織層の形成が認められ，残りの1症例では不完全な状態の硬組織の形成が認められたという(Paceら 2007)．また，他の同様な経過観察報告では，歯髄が壊死した6本の幼若歯に水酸化カルシウムペーストを1～6週間貼薬してMTAで根尖側根管を充填している．2年経過後，5歯中4歯は臨床的にもエックス線写真的にも成功したと考えられるが，MTAが根尖孔から押し出された1症例のみに完全な硬組織形成層が認められなかった(Erdem & Sepet, 2008)．

　Sarrisと共同研究者(2008)らは，平均年齢11.7歳の小児15名の失活幼若永久歯17本を対象に予後を調査した．少なくとも1週間水酸化カルシウムで貼薬した後，MTAで根尖側根管に3～4mmの長さになるように根管充填した．MTAの充填は17歯中13歯が適切であったと認められた．経過観察期間は6～16か月の範囲で，平均は12.5か月であった．全体の臨床的な成功率は94.1％であり，エックス線写真的な成功率は76.5％であったことが報告されている．

　Holdenと共同研究者(2008)らは，19名の患者の根未完成歯20本の回顧調査を行った．それぞれの歯は水酸化カルシウムを少なくとも1週間貼薬し，4mmの長さになるように根尖側根管をMTAで充填した．全体の85％が治癒(根尖閉鎖)したことが最終的に認められた．しかし，根完成歯の再治療がいくつか含まれていたため，それらを除外して根未完成歯のみに絞ったところ調査対象歯は16歯となった．経過観察期間は12～44か月で，平均26.7か月であった．根尖歯周指標(PAI)スコアは1または2で症状はなく，臨床状態がないことを基に調べると成功率は93.75％であった(Holdenら 2008)．

　NayarとBishopは38本の幼若永久歯にMTAで根管充填を行い，その予後を報告している．すべての歯は術後12か月間にわたって経過観察し，臨床的にもエックス線写真的にも成功していた．この報告では，根未完成歯にMTAで根管充填を行えば確実に根尖閉鎖が起こると結論づけている．さらに，来院回数や根尖閉鎖が完了するまでの期間は，従来の水酸化カルシウムを用いた方法よりも圧倒的に少なかったことが報告された．興味深いことに，術前に根尖透過像があってもなくても予後には影響しなかった(Nayarら 2009)．

　AnnamalaiとMungara(2010)は，MTAで根尖側4～5mmに根管充填を行った若年者の失活単根歯30本を調査し，症例報告を行っている．この報告では，術後12か月で臨床的にもエックス線写真的にも成功率は100％となったことが

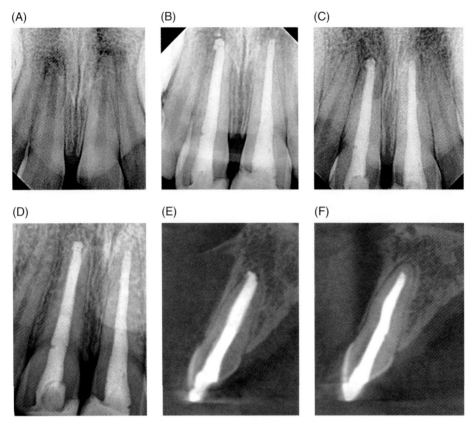

Fig.5.8 (A)外傷により歯髄壊死した幼若左右側中切歯の術前エックス線写真(11歳，男性)．(B)術直後のエックス線写真．(C)経過観察時のエックス線写真(術後36か月)．(D)経過観察時のエックス線写真(術後85か月)．(E)経過観察時(術後85か月)の右側中切歯 CBCT 画像(Sagittal)．(F)経過観察時(術後85か月)の左側中切歯 CBCT 画像(Sagittal)．

示された．根尖閉鎖は全体の86.6%で起こり，歯根長が伸びたものは30%であった．Mooreと共同研究者らは，21名の小児の失活幼若永久中切歯22本の治療予後を調査し，報告した．対象患者の平均年齢は10歳であった．水酸化カルシウムで貼薬後にホワイトMTAで根尖側に根管充填が行われた．経過観察期間は，平均23.4か月であった．臨床的およびエックス線写真的に成功だった割合は95.5%であった(Mooreら 2011)．22.7%の歯が歯冠側歯質に変色を起こした．

MTAで失活幼若歯の処置を行い，その予後を調査した二大研究報告がある．1つは，患者50名の幼若歯57本に1回法でMTAの根管充填を行ったものを調べた後追い研究である．この研究では水酸化カルシウムの貼薬は行われなかった．43症例は少なくとも12か月間，経過観察された．PAIスコアと根尖病変の大きさの減少度合いを比べると81%が治癒したことが報告されてい

歯髄壊死をともなう根未完成歯の対処 　131

Table 5.1　MTAで根管充填を行った結果を研究したもののまとめ。

文献	症例数	リコール数	成功数	失敗数	平均リコール期間（月）	治療回数
Mooreら．Dent Trauma. 27:166-73, 2011	22	22	21	1	23.4	2
Annamalai & Mungara J Clin Ped Dent. 35:149-55, 2010	30	30	30	0	12	?
Nayarら．Eur J Prosth & Rest Dent. 17:150-6, 2009	38	38	38	0	?	?
Menteら．J Endod. 35:1354-8, 2009	78	56	47	8	30.9	2
Erdem & Sepet Dent Trauma. 24:e38-41, 2008	5	5	5	0	24	2
Witherspoonら．J Endod. 34:1171-6, 2008	92	47	46	1	19.4	1
Witherspoonら．J Endod. 34:1171-6, 2008	52	31	26	1	19.4	2
Holdenら．J Endod. 34:812-7, 2008	43	20	17	2	24.45	2
Sarrisら．Dent Trauma. 24:79-85, 2008	17	17	13	1	12.5	3
Paceら．Int Endod J 40:478-84, 2007	11	11	10	0	24	2
Simonら．Int Endod J. 40:186-97, 2007	57	43	35	6	15.8	1
El-Meligy & Avery Ped Dent. 28:248-53, 2006	15	15	15	0	12	?
Pradhanら．J Dent Child 73:79-85, 2006	10	10	10	0	12	?
合計	470	345	313	20	19.45	
累積率		73%	91%	6%		

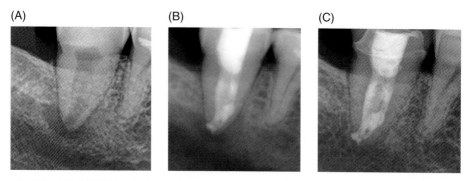

Fig.5.9 (A)歯髄壊死をともなう根尖孔の開いた下顎第二大臼歯の術前エックス線写真．(B)術直後のエックス線写真．(C)術後36か月のエックス線写真．

る(Orstavikら 1986；Orstavik 1988)．この報告の著者らは，MTAを1回法で根管充填してアペキシフィケーションを行ったほうが高い予知性があり，水酸化カルシウムの代わりに使えるのではないかと結論づけている(Simonら 2007)．もう1つの研究報告は回顧的なもので，1999～2006年の間に1人の歯内療法専門医が処置した116名の患者の144歯を調査したものである．92歯は1回法で処置が行われており，残りの52歯は水酸化カルシウムでおおよそ3週間貼薬され，2回目の来院時にMTAによる根管充填が行われていた．44%(78/144)の歯を経過観察することができた(60.3%が1回法で，39.7%が2回法)．経過観察期間は平均19.4か月で，最長で4.87年だった．1年以上経過観察した症例のうち，1回法により処置した歯の93.5%が，2回法の歯では90.5%が成功した(Witherspoonら 2008)．この研究で用いられた歯には根尖孔は開いていたが幼若歯には分類されないものがいくつか混ざっていた．それらを除外すると結果は次のようになる．失活幼若歯は119本となり，そのうち74歯が1回法で処置され，残りの45歯は水酸化カルシウムで3週間貼薬し2回法で処置された．経過観察できた歯は47%(60.3%が1回法，39.7%が2回法)であった．1年以上経過観察した症例においては，1回法の歯では96.5%が(Fig.5.8)，2回法の歯では89%が成功していた．1回法でも2回法でも，それぞれ1症例が失敗していた．しかし，水酸化カルシウムで処置した4症例の患者は予定どおりの時期に来院しなかった．実際に来院したときにはすでに6年が経過しており，1症例は補綴処置ができるような状態ではなかった(Witherspoonら 2008)．また幼若歯をMTAで根尖側根管充填した歯について調べた大規模な回顧調査では，84%以上の症例が治癒したと報告されている(Menteら 2009)．このトピックはこの本書の別の章で詳しく説明されている．

　水酸化カルシウムによるアペキシフィケーションとMTAによる根尖側根

管充填を行った場合の予後の比較調査およびメタ解析を行ったところ，臨床的な成功率は両者とも同じようなものだったと結論づけられている(Chalaら 2011)．水酸化カルシウムとMTAで処置した合計50歯を比較調査した報告が2つある．1つはEl MeligyとAvery(2006)によるもので，もう1つはPradhanら(2006)によるものである(両報告とも前述している)．この2つの報告を合わせると，水酸化カルシウムもMTAも初期の臨床的な成功率でいうと統計的な有意差はなかった．しかし，経過観察の最後にはMTAで処置した歯の成功率は100％となり，92％の成功率であった水酸化カルシウム群と比較すると有益であった(Chalaら 2011)．

これらの研究結果(Table 5.1)から全般的にいえることは，MTAで根管充填を行うことが幼若歯へのアペキシフィケーションを成功させるうえで確実な方法であるということである(Fig.5.9)．しかし，それでもMTAを失活根未完成歯の根管充填材として使用することに関してはいくつかの問題もあるので，これらの点についてはっきりさせる必要がある．まず，根尖に形成された硬組織層の測定方法は，アペキシフィケーションの結果を評価するのに妥当な方法なのかである．そして，MTAで根管充填する前に水酸化カルシウムで貼薬することが必要であるかどうかの結論をだすにはさらなる研究が必要であるということである．とりわけこの処置法の長期予後については，さらに調査を続ける必要がある．

参考文献

Abbott, P. V. (1998) Apexification with calcium hydroxide – when should the dressing be changed? The case for regular dressing changes. *Australian Endodontic Journal: the Journal of the Australian Society of Endodontology* **24**(1), 27–32.

Al-Kahtani, A., Shostad, S., Schifferle R, et al. (2005) In-vitro evaluation of microleakage of an orthograde apical plug of mineral trioxide aggregate in permanent teeth with simulated immature apices. *Journal of Endodontics* **31**(2), 117–19.

Andreasen, J. O., Farik, B., Munksgaard, E. C., et al. (2002) Long-term calcium hydroxide as a root canal dressing may increase risk of root fracture. *Dental Traumatology* **18**(3), 134–7.

Andreasen, J. O., Munksgaard, E. C., Bakland, L. K., et al. (2006) Comparison of fracture resistance in root canals of immature sheep teeth after filling with calcium hydroxide or MTA. *Dental Traumatology* **22**(3), 154–6.

Annamalai, S., Mungara, J. (2010) Efficacy of mineral trioxide aggregate as an apical plug in non-vital young permanent teeth: preliminary results. *Journal of Clinical Pediatric Dentistry* **35**(2), 149–55.

Anonymous (2003) *Glossary of Endodontic Terms.* Chicago, American Association of Endodontists.

Bakland, L. K., Andreasen, J. O. (2012) Will mineral trioxide aggregate replace calcium hydroxide in treating pulpal and periodontal healing complications subsequent to dental trauma? A review. *Dental Traumatology* **28**(1), 25–32.

Ball, J. (1964) Apical root formation in a non-vital immature permanent incisor. *British Dental Journal* **116**: 166–7.

Banchs, F., Trope, M. (2004) Revascularization of immature permanent teeth with apical periodontitis: new treatment protocol? *Journal of Endodontics* **30**(4), 196–200.

Baumgartner, J. C., Cuenin, P. R. (1992) Efficacy of several concentrations of sodium hypochlorite for root canal irrigation. *Journal of Endodontics* **18**(12), 605–12.

Beltz, R. E., Torabinejad, M., Pouresmail, M. (2003) Quantitative analysis of the solubilizing action of MTAD, sodium hypochlorite, and EDTA on bovine pulp and dentin. *Journal of Endodontics* **29**(5), 334–7.

Bidar, M., Disfani, R., Gharagozloo, S., *et al.* (2010) Medication with calcium hydroxide improved marginal adaptation of mineral trioxide aggregate apical barrier. *Journal of Endodontics* **36**(10), 1679–82.

Binnie, W. H., Rowe, A. H. (1973) A histological study of the periapical tissues of incompletely formed pulpless teeth filled with calcium hydroxide. *Journal of Dental Research* **52**(5), 1110–16.

Bishop, B. G., Woollard, G. W. (2002) Modern endodontic therapy for an incompletely developed tooth. *General Dentistry* **50**(3), 252–6; quiz 257–8.

Bogen, G., Kim, J. S., Bakland, L. K. (2008). Direct pulp capping with mineral trioxide aggregate: an observational study. [Erratum appears in J Am Dent Assoc. 2008 May;139(5), 541]. *Journal of the American Dental Association* **139**(3), 305–15; quiz 305–15.

Brady, J. E., Himel, V. T., Weir, J. C. (1985) Periapical response to an apical plug of dentin filings intentionally placed after root canal overinstrumentation. *Journal of Endodontics* **11**(8), 323–9.

Brandell, D. W., Torabinejad, M., Bakland, L. K., *et al.* (1986) Demineralized dentin, hydroxylapatite and dentin chips as apical plugs. *Endodontics & Dental Traumatology* **2**(5), 210–14.

Cameron, J. A. (1986) The use of sodium hypochlorite activated by ultrasound for the debridement of infected, immature root canals. *Journal of Endodontics* **12**(11), 550–4.

Camp, J. H. (1980) Pedodontic endodontic treatment. In: *Pathways of the Pulp* (S. Cohen and R. C. Burns, eds), Mosby, St Louis, pp 622–56.

Camp, J. H. (2008) Diagnosis dilemmas in vital pulp therapy: treatment for the toothache is changing, especially in young, immature teeth. *Journal of Endodontics* **34**(7 Suppl), S6–12.

Chala, S., Abouqal, R., Rida, S. (2011) Apexification of immature teeth with calcium hydroxide or mineral trioxide aggregate: systematic review and meta-analysis. *Oral Surgery Oral Medicine Oral Pathology Oral Radiology & Endodontics* **112**(4), e36–42.

Chosack, A., Sela, J., Cleaton-Jones, P. (1997) A histological and quantitative histomorphometric study of apexification of nonvital permanent incisors of vervet monkeys after repeated root filling with a calcium hydroxide paste. *Endodontics & Dental Traumatology* **13**(5), 211–17.

Citrome, G. P., Kaminski, E. J., Heuer, M. A. (1979) A comparative study of tooth apexification in the dog. *Journal of Endodontics* **5**(10), 290–7.

Clarkson, R. M., Moule, A. J., Podlich, H. M. (2001) The shelf-life of sodium hypochlorite irrigating solutions. *Australian Dental Journal* **46**(4), 269–76.

Cooke, C., Rowbotham, T. C. (1960) The closure of open apices in non-vital immature incisor teeth. *British Dental Journal* **108**, 147.

Coviello, J., Brilliant, J. D. (1979) A preliminary clinical study on the use of tricalcium phosphate as an apical barrier. *Journal of Endodontics* **5**(1), 6–13.

Cunningham, W. T., Balekjian, A. Y. (1980) Effect of temperature on collagen-dissolving ability of sodium hypochlorite endodontic irrigant. *Oral Surgery, Oral Medicine, Oral Pathology* **49**(2), 175–7.

Cunningham, W. T., Joseph, S. W. (1980) Effect of temperature on the bactericidal action of sodium hypochlorite endodontic irrigant. *Oral Surgery, Oral Medicine, Oral Pathology* **50**(6), 569–71.

Cvek, M. (1972) Treatment of non-vital permanent incisors with calcium hydroxide. *I. Follow-up of periapical repair and apical closure of immature roots. Odontologisk Revy* **23**(1), 27–44.

Cvek, M. (1992) Prognosis of luxated non-vital maxillary incisors treated with calcium hydroxide and filled with gutta-percha. A retrospective clinical study. *Endodontics & Dental Traumatology* **8**(2), 45–55.

Cvek, M., Cleaton-Jones, P. E., Austin, J.C., *et al.* (1982). Pulp reactions to exposure after experimental crown fractures or grinding in adult monkeys. *Journal of Endodontics* **8**(9), 391–7.

Das, S. (1980) Apexification in a nonvital tooth by control of infection. *Journal of the American Dental Association* **100**(6), 880–1.

de Leimburg, M. L., Angeretti, A., Ceruti, P., *et al.* (2004) MTA obturation of pulpless teeth with open apices: bacterial leakage as detected by polymerase chain reaction assay. *Journal of Endodontics* **30**(12), 883–6.

Dominguez Reyes, A., Munoz Munoz, L., Aznar Martín, T. (2005) Study of calcium hydroxide apexification in 26 young permanent incisors. *Dental Traumatology* **21**(3), 141–5.

Doyon, G. E., Dumsha, T., von Fraunhofer, J.A. (2005) Fracture resistance of human root dentin exposed to intracanal calcium hydroxide. *Journal of Endodontics* **31**(12), 895–7.

Duell, R. C. (1973) Conservative endodontic treatment of the open apex in three dimensions. *Dental Clinics of North America* **17**(1), 125–34.

Dylewski, J. J. (1971) Apical closure of nonvital teeth. *Oral Surgery, Oral Medicine, Oral Pathology* **32**(1), 82–9.

El-Meligy, O. A. S., Avery, D. R. (2006) Comparison of apexification with mineral trioxide aggregate and calcium hydroxide. *Pediatric Dentistry* **28**(3), 248–53.

Erdem, A. P., Sepet, E. (2008) Mineral trioxide aggregate for obturation of maxillary central incisors with necrotic pulp and open apices. *Dental Traumatology* **24**(5), e38–41.

Feiglin, B. (1985) Differences in apex formation during apexification with calcium hydroxide paste. *Endodontics & Dental Traumatology* **1**(5), 195–9.

Felippe, M. C. S., Felippe, W. T., Marques, M. M., *et al.* (2005) The effect of the renewal of calcium hydroxide paste on the apexification and periapical healing of teeth with incomplete root formation. *International Endodontic Journal* **38**(7), 436–42.

Felippe, W. T., Felippe, M. C. S., Rocha, M. J. (2006) The effect of mineral trioxide aggregate on the apexification and periapical healing of teeth with incomplete root formation. *International Endodontic Journal* **39**(1), 2–9.

Finucane, D., Kinirons, M. J. (1999) Non-vital immature permanent incisors: factors that may influence treatment outcome. *Endodontics & Dental Traumatology* **15**(6), 273–7.

Frank, A. L. (1966) Therapy for the divergent pulpless tooth by continued apical formation. *Journal of the American Dental Association* **72**(1), 87–93.

Friend, L. A. (1966) The root treatment of teeth with open apices. *Proceedings of the Royal Society of Medicine* **59**(10), 1035–6.

Friend, L. A. (1967) The treatment of immature teeth with non-vital pulps. *Journal of the British Endodontic Society* **1**(2), 28–33.

Friend, L. A. (1969) Root canal morphology in incisor teeth in the 6–15 year old child. *Journal of the British Endodontic Society* **3**(3), 35–42.

Fulling, H. J., Andreasen, J. O. (1976) Influence of maturation status and tooth type of permanent teeth upon electrometric and thermal pulp testing. *Scandinavian Journal of Dental Research* **84**(5), 286–90.

Fuss, Z., Trowbridge, H., Bender, I. B., *et al.* (1986) Assessment of reliability of electrical and thermal pulp testing agents. *Journal of Endodontics.* **12**(7), 301–5.

Garber, S. E., Shabahang, S., Escher, A.P., *et al.* (2009) The effect of hyperglycemia on pulpal healing in rats. *Journal of Endodontics* **35**(1), 60–2.

Gerhardt, D. E., Williams, H. N. (1991) Factors affecting the stability of sodium hypochlorite solutions used to disinfect dental impressions. *Quintessence International* **22**(7), 587–91.

Ghose, L. J., Baghdady, V. S., Hikmat, Y. M. (1987) Apexification of immature apices of pulpless permanent anterior teeth with calcium hydroxide. *Journal of Endodontics* **13**(6), 285–90.

Giuliani, V., Baccetti, T., Pace, R., *et al.* (2002) The use of MTA in teeth with necrotic pulps and open apices. *Dental Traumatology* **18**(4), 217–21.

Goldman, M. (1974) Root-end closure techniques including apexification. *Dental Clinics of North America* **18**(2), 297–308.

Gomes, B. P., Ferraz, C. C., Vianna, M. E., *et al.* (2001) In vitro antimicrobial activity of several concentrations of sodium hypochlorite and chlorhexidine gluconate in the elimination of *Enterococcus faecalis*. *International Endodontic Journal* **34**(6), 424–8.

Granath, L. E. (1959) Some notes on the treatment of traumatized incisors in children. *Odontology Reviews* **10**: 272.

Gutmann, J. L., Heaton, J. F. (1981) Management of the open (immature) apex. 2. Non-vital teeth. *International Endodontic Journal* **14**(3), 173–8.

Hachmeister, D. R., Schindler, W. G., Walker, W. A. 3rd, *et al.* (2002) The sealing ability and retention characteristics of mineral trioxide aggregate in a model of apexification. *Journal of Endodontics* **28**(5), 386–90.

Ham, J. W., Patterson, S. S., Mitchell, D. F. (1972) Induced apical closure of immature pulpless teeth in monkeys. *Oral Surgery, Oral Medicine, Oral Pathology* **33**(3), 438–49.

Ham, K. A., Witherspoon, D. E., Gutmann, J. L., (2005). Preliminary evaluation of BMP-2 expression and histological characteristics during apexification with calcium hydroxide and mineral trioxide aggregate. *Journal of Endodontics* **31**(4), 275–9.

Harbert, H. (1991) Generic tricalcium phosphate plugs: an adjunct in endodontics. *Journal of Endodontics* **17**(3), 131–4.

Harbert, H. (1996) One-step apexification without calcium hydroxide. *Journal of Endodontics* **22**(12), 690–2.

Harman, K., Lindsay, S., Adewami, A., *et al.* (2005) An investigation of language used by children to describe discomfort expected and experienced during dental treatment. *International Journal of Paediatric Dentistry* **15**(5), 319–26.

Hatibovic-Kofman, S., Raimundo, L., Zheng, L, (2008) Fracture resistance and histological findings of immature teeth treated with mineral trioxide aggregate. *Dental Traumatology* **24**(3), 272–6.

Hayashi, M., Shimizu, A., Ebisu, S. (2004) MTA for obturation of mandibular central incisors with open apices: case report. *Journal of Endodontics* **30**(2), 120–2.

Heithersay, G. S. (1970) Stimulation of root formation in incompletely developed pulpless teeth. *Oral Surgery, Oral Medicine, Oral Pathology* **29**(4), 620–30.

Heling, I., Lustmann, J., . Hover, R., *et al.* (1999) Complications of apexification resulting from poor patient compliance: report of case. *Journal of Dentistry for Children* **66**(6), 415–18.

Herbert, W. E. (1959) Three cases of disturbance of calcification of a tooth and infection of the dental pulp following trauma. *Dental Practice* **9**, 176–80.

Holden, D. T., Schwartz, S. A., Kirkpatrick, T. C., *et al*. (2008) Clinical outcomes of artificial root-end barriers with mineral trioxide aggregate in teeth with immature apices. *Journal of Endodontics* **34**(7), 812–17.

Holland, G. R. (1984) Periapical response to apical plugs of dentin and calcium hydroxide in ferret canines. *Journal of Endodontics* **10**(2), 71–4.

Holland, R., de Souza, V., Russo, M. de C. (1973) Healing process after root canal therapy in immature human teeth. *Revista Da Faculdade de Odontologia de Aracatuba* **2**(2), 269–79.

Holland, R., De Souza, V., Nery, M.J. *et al*. (1980) Tissue reactions following apical plugging of the root canal with infected dentin chips. A histologic study in dogs' teeth. *Oral Surgery, Oral Medicine, Oral Pathology* **49**(4), 366–9.

Holland, R., Nery, M. J., Souza, V, (1983) The effect of the filling material in the tissue reactions following apical plugging of the root canal with dentin chips. A histologic study in monkeys' teeth. *Oral Surgery, Oral Medicine, Oral Pathology* **55**(4), 398–401.

Hoshino, E., Kurihara-Ando, N., Sato, I, (1996). In-vitro antibacterial susceptibility of bacteria taken from infected root dentine to a mixture of ciprofloxacin, metronidazole and minocycline. *International Endodontic Journal* **29**(2), 125–30.

Hulsmann, M., Pieper, K. (1989) Use of an electronic apex locator in the treatment of teeth with incomplete root formation. *Endodontics & Dental Traumatology* **5**(5), 238–41.

Ingle, J. I. (1965) *Endodontics*. Lea & Febiger, Philadelphia.

Iwaya, S. I., Ikawa, M., Kubota, M. (2001) Revascularization of an immature permanent tooth with apical periodontitis and sinus tract. *Dental Traumatology* **17**(4), 185–7.

Johnson, B. R., Remeikis, N. A. (1993) Effective shelf-life of prepared sodium hypochlorite solution. *Journal of Endodontics* **19**(1), 40–3.

Kaiser, H. J. (1964) Management of wide open apex canals with calcium hydroxide. *21st Annual Meeting of the American Association of Endodontists*. Washington DC.

Kim, J.-H., Kim, Y., Shin, S. J., *et al*. (2010) Tooth discoloration of immature permanent incisor associated with triple antibiotic therapy: a case report. *Journal of Endodontics* **36**(6), 1086–91.

Kim, U.-S., Shin, S.-J., Chang, S. W, (2009) In vitro evaluation of bacterial leakage resistance of an ultrasonically placed mineral trioxide aggregate orthograde apical plug in teeth with wide open apexes: a preliminary study. *Oral Surgery Oral Medicine Oral Pathology Oral Radiology & Endodontics* **107**(4), e52–6.

Kinirons, M. J., Srinivasan, V., Welbury, R.R., *et al*. (2001) A study in two centres of variations in the time of apical barrier detection and barrier position in nonvital immature permanent incisors. *International Journal of Paediatric Dentistry* **11**(6), 447–51.

Kleier, D. J., Barr, E. S. (1991) A study of endodontically apexified teeth. *Endodontics & Dental Traumatology* **7**(3), 112–17.

Klein, H. (1978) Pulp responses to an electric pulp stimulator in the developing permanent anterior dentition. *Journal of Dentistry for Children* **45**(3), 199–202.

Koenigs, J. F., Heller, A. L., Brilliant, J. D., *et al*. (1975) Induced apical closure of permanent teeth in adult primates using a resorbable form of tricalcium phosphate ceramic. *Journal of Endodontics* **1**(3), 102–6.

Lawley, G. R., Schindler, W. G., Walker, W. A. 3rd, *et al*. (2004) Evaluation of ultrasonically placed MTA and fracture resistance with intracanal composite resin in a model of apexification. *Journal of Endodontics* **30**(3), 167–72.

Lee, L.-W., Hsiao, S.-H., Chang, C. C., *et al*. (2010) Duration for apical barrier formation in necrotic immature permanent incisors treated with calcium hydroxide apexification using ultrasonic or hand filing. *Journal of the Formosan Medical Association* **109**(8), 596–602.

Levenstein, H. (2002) Obturating teeth with wide open apices using mineral trioxide aggregate: a case report. *South African Dental Journal* **57**(7), 270–3.

Lieberman, J,. Trowbridge, H. (1983) Apical closure of nonvital permanent incisor teeth where no treatment was performed: case report. *Journal of Endodontics* **9**(6), 257–60.

Lolayekar, N., Bhat, S. S., Hegde, S. (2009). Sealing ability of ProRoot MTA and MTA-Angelus simulating a one-step apical barrier technique – an in vitro study. *Journal of Clinical Pediatric Dentistry* **33**(4), 305–310.

Lynn, E. A., Einbender, S. (2003) The use of mineral trioxide aggregate to create an apical stop in previously traumatized adult tooth with blunderbuss canal. Case report. *New York State Dental Journal* **69**(2), 30–2.

Mackie, I. C. (1998) UK National Clinical Guidelines in Paediatric Dentistry. Management and root canal treatment of non-vital immature permanent incisor teeth. Faculty of Dental Surgery, Royal College of Surgeons. *International Journal of Paediatric Dentistry* **8**(4), 289–93.

Mackie, I. C., Hill, F. J. (1999) A clinical guide to the endodontic treatment of non-vital immature permanent teeth. *British Dental Journal* **186**(2), 54–8.

Marmasse, A. (1953) *Dentisterie Operatoire*. JB Bailliére, Paris.

Maroto, M., Barberia, E., Planells, P., *et al.* (2003) Treatment of a non-vital immature incisor with mineral trioxide aggregate (MTA). *Dental Traumatology* **19**(3), 165–9.

Martin, R. L., Monticelli, F., Brackett, W. W, (2007) Sealing properties of mineral trioxide aggregate orthograde apical plugs and root fillings in an in vitro apexification model. *Journal of Endodontics* **33**(3), 272–5.

Matsumiya, S., Susuki, A., Takuma, S. (1962) Atlas of clinical pathology. *The Tokyo Dental College Press* **1**.

Matsuo, T., Nakanishi, T., Shimizu, H., *et al.* (1996) A clinical study of direct pulp capping applied to carious-exposed pulps. *Journal of Endodontics* **22**(10), 551–6.

Matt, G. D., Thorpe, J. R., Strother, J. M., *et al.* (2004) Comparative study of white and gray mineral trioxide aggregate (MTA) simulating a one- or two-step apical barrier technique. *Journal of Endodontics* **30**(12), 876–9.

Mendoza, A. M., Reina, E. S., García-Godoy, F. (2010) Evolution of apical formation on immature necrotic permanent teeth. *American Journal of Dentistry* **23**(5), 269–74.

Mente, J., Hage, N., Pfefferle, T, (2009) Mineral trioxide aggregate apical plugs in teeth with open apical foramina: a retrospective analysis of treatment outcome. *Journal of Endodontics* **35**(10), 1354–8.

Michanowicz, J. P., Michanowicz, A. E. (1967) A conservative approach and procedure to fill an incompletely formed root using calcium hydroxide as an adjunct. *Journal of Dentistry for Children* **34**(1), 42–7.

Moore, A., Howley, M. F., O'Connell, A. C. (2011) Treatment of open apex teeth using two types of white mineral trioxide aggregate after initial dressing with calcium hydroxide in children. *Dental Traumatology* **27**(3), 166–73.

Morfis, A. S., Siskos, G. (1991) Apexification with the use of calcium hydroxide: a clinical study. *Journal of Clinical Pediatric Dentistry* **16**(1), 13–19.

Morgan, R. W., Carnes, Jr., D. L., Montgomery, S. (1991) The solvent effects of calcium hydroxide irrigating solution on bovine pulp tissue. *Journal of Endodontics* **17**(4), 165–8.

Morse, D. R., O'Larnic, J., Yesilsoy, C. (1990) Apexification: review of the literature. *Quintessence International* **21**(7), 589–98.

Nayar, S., Bishop, K., Alani, A. (2009) A report on the clinical and radiographic outcomes of 38 cases of apexification with mineral trioxide aggregate.[Erratum appears in Eur J Prosthodont Restor Dent. 2010 Mar;18(1),42]. *European Journal of Prosthodontics & Restorative Dentistry* **17**(4), 150–6.

Nevins, A., Wrobel, W., Valachovic, R., *et al.* (1977) Hard tissue induction into pulpless open-apex teeth using collagen-calcium phosphate gel. *Journal of Endodontics* **3**(11), 431–3.

Nevins, A., Finkelstein, F. *et al.* (1978) Induction of hard tissue into pulpless open-apex teeth using collagen-calcium phosphate gel. *Journal of Endodontics* **4**(3), 76–81.

Nosrat, A., Homayounfar, N., Laporta, R., *et al.* (2012) Drawbacks and unfavorable outcomes of regenerative endodontic treatments of necrotic immature teeth: a literature review and report of a case. *Journal of Endodontics* **38**(10), 1428–34.

Orstavik, D. (1988) Reliability of the periapical index scoring system. *Scandinavian Journal of Dental Research* **96**(2), 108–11.

Orstavik, D., Kerekes, K., Eriksen, H. M. (1986) The periapical index: a scoring system for radiographic assessment of apical periodontitis. *Endodontics & Dental Traumatology* **2**(1), 20–34.

Pace, R., Giuliani, V., Pini Prato, L. (2007) Apical plug technique using mineral trioxide aggregate: results from a case series. *International Endodontic Journal* **40**(6), 478–84.

Patel, S. (2010) The use of cone beam computed tomography in the conservative management of dens invaginatus: a case report. *International Endodontic Journal* **43**(8), 707–13.

Pinkham, J. R. (1997) Linguistic maturity as a determinant of child patient behavior in the dental office. *Journal of Dentistry for Children* **64**(5), 322–6.

Pitts, D. L., Jones, J. E., Oswald, R. J. (1984) A histological comparison of calcium hydroxide plugs and dentin plugs used for the control of Gutta-percha root canal filling material. *Journal of Endodontics* **10**(7), 283–93.

Pradhan, D. P., Chawla, H. S., Gauba, K., *et al.* (2006) Comparative evaluation of endodontic management of teeth with unformed apices with mineral trioxide aggregate and calcium hydroxide. *Journal of Dentistry for Children (Chicago, Ill)* **73**(2), 79–85.

Roberts, S. C., Jr., Brilliant, J. D. (1975) Tricalcium phosphate as an adjunct to apical closure in pulpless permanent teeth. *Journal of Endodontics* **1**(8), 263–9.

Rohner, W. (1940) Calxyl als wurzelfullings material nach pulpa extirpation. *Schweizer Monatsschrift fur Zahnmedicin* **50**, 903–48.

Rosenberg, B., Murray, P. E., Namerow, K. (2007) The effect of calcium hydroxide root filling on dentin fracture strength. *Dental Traumatology* **23**(1), 26–9.

Rule, D. C., Winter, G. B. (1966) Root growth and apical repair subsequent to pulpal necrosis in children. *British Dental Journal* **120**(12), 586–90.

Sarris, S., Tahmassebi, J. F., Duggal, M. S., *et al.* (2008) A clinical evaluation of mineral trioxide aggregate for root-end closure of non-vital immature permanent incisors in children-a pilot study. *Dental Traumatology* **24**(1), 79–85.

Sato, I., Ando-Kurihara, N., Kota, K., *et al.* (1996) Sterilization of infected root-canal dentine by topical application of a mixture of ciprofloxacin, metronidazole and minocycline in situ. *International Endodontic Journal* **29**(2), 118–24.

Seltzer, S. (1988) The root apex. In: *Endodontology: Biologic Considerations in Endodontic Procedures* (S. Seltzer & P. Krasner, eds) Lea & Febiger, Philadelphia, pp 1–30.

Shabahang, S., Torabinejad, M. (2000) Treatment of teeth with open apices using mineral trioxide aggregate. *Practical Periodontics & Aesthetic Dentistry* **12**(3), 315–20; quiz 322.

Shabahang, S., Torabinejad, M. (2003) Effect of MTAD on *Enterococcus faecalis*-contaminated root canals of extracted human teeth. [Miscellaneous Article]. *Journal of Endodontics September* **29**(9), 576–9.

Shabahang, S., Pouresmail, M., Torabinejad, M. (2003) In vitro antimicrobial efficacy of MTAD and sodium hypochlorite. *Journal of Endodontics* **29**(7), 450–2.

Shabahang, S., Torabinejad, M., Boyne, P.P., et al. (1999) A comparative study of root-end induction using osteogenic protein-1, calcium hydroxide, and mineral trioxide aggregate in dogs. *Journal of Endodontics* **25**(1), 1–5.

Sheehy, E. C., Roberts, G. J. (1997) Use of calcium hydroxide for apical barrier formation and healing in non-vital immature permanent teeth: a review. *British Dental Journal* **183**(7), 241–6.

Simon, S., Rilliard, F., Berdal, A., et al. (2007) The use of mineral trioxide aggregate in one-visit apexification treatment: a prospective study. *International Endodontic Journal* **40**(3), 186–97.

Siqueira, J. F., Jr., Rocas, I. N. (2008) Clinical implications and microbiology of bacterial persistence after treatment procedures. *Journal of Endodontics* **34**(11), 1291–301.e1293.

Sjogren, U., Figdor, D., Spångberg, L., et al. (1991) The antimicrobial effect of calcium hydroxide as a short-term intracanal dressing. *International Endodontic Journal* **24**(3), 119–25.

Steiner, J. C., Dow, P. R., Cathey, G. M. (1968) Inducing root end closure of nonvital permanent teeth. *Journal of Dentistry for Children* **35**(1), 47–54.

Steiner, J. C., Van Hassel, H. J. (1971) Experimental root apexification in primates. *Oral Surgery, Oral Medicine, Oral Pathology* **31**(3), 409–15.

Steinig, T. H., Regan, J. D., Gutmann, J. L. (2003) The use and predictable placement of Mineral Trioxide Aggregate in one-visit apexification cases. *Australian Endodontic Journal: the Journal of the Australian Society of Endodontology* **29**(1), 34–42.

Stewart, D. J. (1963) Root canal therapy in incisor teeth with open apices. *British Dental Journal* **114**: 249–54.

Strobl, H., Haas, M., Norer, B., et al. (2004) Evaluation of pulpal blood flow after tooth splinting of luxated permanent maxillary incisors. *Dental Traumatology* **20**(1), 36–41.

The, S. D. (1979) The solvent action of sodium hypochlorite on fixed and unfixed necrotic tissue. *Oral Surgery, Oral Medicine, Oral Pathology* **47**(6), 558–61.

Toole, R. J., Lindsay, S. J., Johnstone, S., et al. (2000) An investigation of language used by children to describe discomfort during dental pulp-testing. *International Journal of Paediatric Dentistry* **10**(3), 221–8.

Torabinejad, M., Chivian, N. (1999) Clinical applications of mineral trioxide aggregate. *Journal of Endodontics* **25**(3), 197–205.

Torabinejad, M., Watson, T. F., Pitt Ford, T. R. (1993) Sealing ability of a mineral trioxide aggregate when used as a root end filling material. *Journal of Endodontics* **19**(12), 591–5.

Torabinejad, M., Hong, C. U., Lee, S. J., et al. (1995a) Investigation of mineral trioxide aggregate for root-end filling in dogs. *Journal of Endodontics* **21**(12), 603–8.

Torabinejad, M., Hong, C. U., McDonald, F., et al. (1995b) Physical and chemical properties of a new root-end filling material. *Journal of Endodontics* **21**(7), 349–53.

Torabinejad, M., Cho, Y., Khademi, A.A., et al. (2003a) The effect of various concentrations of sodium hypochlorite on the ability of MTAD to remove the smear layer. *Journal of Endodontics* **29**(4), 233–9.

Torabinejad, M., Khademi, A. A., Babagoli, J, (2003b) A new solution for the removal of the smear layer. *Journal of Endodontics* **29**(3), 170–5.

Torabinejad, M., Shabahang, S., Aprecio, R. M., et al. (2003c) The antimicrobial effect of MTAD: an in vitro investigation. *Journal of Endodontics* **29**(6), 400–3.

Torneck, C. D., Smith, J. (1970) Biologic effects of endodontic procedures on developing incisor teeth. I. Effect of partial and total pulp removal. *Oral Surgery, Oral Medicine, Oral Pathology* **30**(2), 258–66.

Torneck, C. D., Smith, J. S., Grindall, P. (1973) Biologic effects of endodontic procedures on developing incisor teeth. IV. Effect of debridement procedures and calcium hydroxide-camphorated parachlorophenol paste in the treatment of experimentally induced pulp and periapical disease. *Oral Surgery, Oral Medicine, Oral Pathology* **35**(4), 541–54.

Tronstad, L. (1978) Tissue reactions following apical plugging of the root canal with dentin chips in monkey teeth subjected to pulpectomy. *Oral Surgery, Oral Medicine, Oral Pathology* **45**(2), 297–304.

Tuna, E. B., Dincol, M. E., Gençay, K., *et al*. (2011) Fracture resistance of immature teeth filled with BioAggregate, mineral trioxide aggregate and calcium hydroxide. *Dental Traumatology* **27**(3), 174–178.

Turkun, M., Cengiz, T. (1997) The effects of sodium hypochlorite and calcium hydroxide on tissue dissolution and root canal cleanliness. *International Endodontic Journal* **30**(5), 335–42.

Vojinovic, O., Srnie, E. (1975) Introduction of apical formation by the use of calcium hydroxide and Iodoform-Chlumsky paste in the endodontic treatment of immature teeth. *Journal of the British Endodontic Society* **8**(1), 16–22.

Wadachi, R., Araki, K., Suda, H. (1998) Effect of calcium hydroxide on the dissolution of soft tissue on the root canal wall. *Journal of Endodontics* **24**(5), 326–30.

Walia, T., Chawla, H. S., Gauba, K. (2000) Management of wide open apices in non-vital permanent teeth with Ca(OH)$_2$ paste. *Journal of Clinical Pediatric Dentistry* **25**(1), 51–6.

Waltimo, T., Trope, M., Haapasalo, M., *et al*. (2005) Clinical efficacy of treatment procedures in endodontic infection control and one year follow-up of periapical healing. *Journal of Endodontics* **31**(12), 863–6.

Webber, R. T. (1984) Apexogenesis versus apexification. *Dental Clinics of North America* **28**(4), 669–97.

Webber, R. T., Schwiebert, K. A., Cathey, G. M. (1981) A technique for placement of calcium hydroxide in the root canal system. *Journal of the American Dental Association* **103**(3), 417–21.

Wechsler, S. M., Fishelberg, G., Opderbeck, W. R. (1978). Apexification: a valuable and effective clinical procedure. *General Dentistry* **26**(5), 40–43.

Weisenseel, J. A., Jr., Hicks, M. L., Pelleu, G. B. Jr (1987). Calcium hydroxide as an apical barrier. *Journal of Endodontics* **13**(1), 1–5.

White, J. D., Lacefield, W. R., Chavers, L. S., *et al*. (2002) The effect of three commonly used endodontic materials on the strength and hardness of root dentin. *Journal of Endodontics* **28**(12), 828–30.

Windley III, W., Teixeira, F., Levin, L., *et al*. (2005) Disinfection of immature teeth with a triple antibiotic paste. *Journal of Endodontics* **31**(6), 439–43.

Witherspoon, D. E., Ham, K. (2001) One-visit apexification: technique for inducing root-end barrier formation in apical closures. *Practical Procedures & Aesthetic Dentistry: Ppad* **13**(6), 455–60; quiz 462.

Witherspoon, D. E., Small, J. C., Regan, J. D., *et al*. (2008) Retrospective analysis of open apex teeth obturated with mineral trioxide aggregate. *Journal of Endodontics* **34**(10), 1171–6.

Yang, S. F., Rivera, E. M., Baumgardner, K. R., *et al*. (1995) Anaerobic tissue-dissolving abilities of calcium hydroxide and sodium hypochlorite. *Journal of Endodontics* **21**(12), 613–16.

Yates, J. A. (1988) Barrier formation time in non-vital teeth with open apices. *International Endodontic Journal* **21**(5), 313–19.

Yeung, P., Liewehr, F. R., Moon, P. C. (2006) A quantitative comparison of the fill density of MTA produced by two placement techniques. *Journal of Endodontics* **32**(5), 456–9.

6 再生歯内療法
（再活性化／血管再生）

Mahmoud Torabinejad[1], Robert P. Corr[2],
George T.-J. Huang[3]

[1]Department of Endodontics, Loma Linda University School
of Dentistry, USA
[2]Private Practice, USA
[3]Department of Bioscience Research, University of Tennessee
Health Science Center, USA

序論	**143**
再植と自家移植後の血管再生	**145**
動物における感染失活歯の再活性化	**147**
ヒトの感染失活歯を再活性化させるための臨床的根拠	**154**
根管内組織の発生および再生における幹細胞の潜在的な役割	**162**
再活性化と再生歯内療法におけるヒト歯髄幹細胞と	
根尖部歯乳頭由来幹細胞の役割	163
再生歯内療法（再活性化）の足場と成長因子	164
歯髄再活性化のための臨床上の手順	**170**
初回の治療	170
2回目の治療	171
臨床的およびエックス線写真的経過観察	**172**
参考文献	**172**

序論

　歯髄壊死は，う蝕，歯冠の亀裂，または歯髄が口腔内の環境に直接曝されたことによる細菌感染の末に起こる（Kakehashiら 1965）．外傷による脱臼や脱落により体からの血液供給が途切れると歯髄虚血を生じ壊死に至るが，このような場合では二次感染をともなっていることが多い（Tsukamoto-Tanaka

ら 2006)．歯髄の壊死や感染のある歯は，通常，根管治療により根管の清掃および形成，そして充填を行うことで高い確率で長期的成功が得られる(Torabinejadら 2007)．しかし，幼若歯で歯髄壊死が起きると歯根の成長は未完成のままになるので，このような歯に一般的な材料を用いて通常の根管治療を行うことはほぼ不可能である．幼若歯の根尖孔は大きく開いたままで，多くの場合末広がりになっているので，従来の方法で根管治療を行うことは適切ではない．これに加えて，根未完成歯の根管壁は薄く，歯根破折を起こす傾向が強い(Kerekesら 1980)．

　適切に根尖を閉鎖することは，根管治療法の教義として広く受け入れられている(Schilder 1967)．歯科医師にとって歯髄壊死を生じた根未完成歯の根管充填を行うことは非常に困難なことである．アペキシフィケーション(apexification)により根尖部に硬組織を形成させる，あるいは人工材料で根尖部を封鎖することによって根管充填材を加圧することができるが，水酸化カルシウムによるアペキシフィケーションでは歯根の成長は継続的ではなく，薄い根管壁を厚くして耐歯根破折性を上げることもできない．

　幼若な壊死歯髄歯の治療でもっとも理想的な治癒形態は，歯髄細胞が再生され根管内に入り込み，通常どおりに歯根の成長が継続することであろう．歯髄再生(pulp regeneration)の利点は，薄い象牙質根管壁の内側に硬組織を形成させることで強度が上がることと，歯根の成長を完了させることで将来さらなる治療が必要になったときに通常の根管治療を適切に行えることである．

　再植歯の血管再生(revascularization)と歯根の継続的な成長の可能性は，歯学論文に詳しく記載されている．しかし，感染が残っていると治癒の障害となり，これらが達成できなくなることが報告されている(Hamsら 1972；Klingら 1986；Cvekら 1990b)．したがって，感染を起こせば根管内の血管再生は起こらないと一般的に考えられていた．ところが，根未完成歯の歯髄が失活した後や根尖側に異常が起きた後でも，歯根の成長や歯髄の再活性化(revitalization)を起こすことは実際可能であることを示す研究報告が続々とでてきている．急性根尖膿瘍をともなう幼若歯の処置で根管壁内面に硬組織が形成されたことから，継続的に歯根の成長が起きたとする19症例と14の経過観察が報告されている(Rule & Winter 1966；Nevinsら 1977；Iwayaら 2001；Banchs & Trope 2004；Chueh & Huang 2006；Cottiら 2008；Jungら 2008；Shahら 2008；Chuehら 2009；Dingら 2009；Boseら 2009；Reynoldsら 2009；Shinら 2009；Mendozaら 2010；Petrinoら 2010；Thomson & Kahler 2010；Nosratら 2011；Cehreliら 2011，2012；Chenら 2011；Jungら 2011；Aggarwalら 2012；Jadhavら 2012；Jeeruphanら 2012；Kimら 2012；Lenzi & Trope 2012；Millerら 2012；Chenら 2013；Keswani & Pandey 2013；

Soares Adeら 2013；Yangら 2013)．これらの症例のほとんどで，主に血餅が足場(スキャフォールド：scaffolds)として使われていた．再活性化や再生歯内療法(regenerative endodontic procedures)で用いられる足場は，多血小板血漿(PRP)が理想的であるとされている(Hargreavesら 2008；Dingら 2009)．PRPには成長因子(growth factor)が含まれており，コラーゲン生成の促進，創傷治癒のための細胞の集結，消炎物質の生成，血管の増殖，細胞分化の誘導，局所的な炎症反応の制御，傷害部における軟・硬組織性の治癒を促進させるとされる(Hiremathら 2008)．TorabinejadとTurmanは，歯髄壊死した根未完成の上顎小臼歯の再活性化処置(revitalization procedure)に足場として通常の血液の代わりにPRPを用いた(Torabinejad & Turman 2011)．5.5か月後，エックス線写真上では根尖周囲の病変の消失，歯根の継続的な成長，さらには根管壁の厚みが増加してきていることが確認された．臨床的には，バイタルテストにも反応があった．この研究論文から，歯髄の再生や再活性化に用いる足場にはPRPが理想的であることが示唆された．

再植と自家移植後の血管再生

外傷により歯髄への血液供給が断たれると虚血性の歯髄壊死を起こすことが報告されている(Tsukamoto-Tanakaら 2006)．このような外傷を受けた後でも血管再生(revascularization)が起こることによって硬組織形成能をもつ細胞で歯髄腔が満たされることについて，さまざまな文献で詳しく説明されている．再植した幼若歯において根管内に血管が再生されたことで歯根が継続的に成長して根管壁が厚くなり根尖が閉鎖したこと，冷温刺激診や電気歯髄診にも反応するようになったこと，さらにレーザードップラー血流計で測定すると通常値に戻っていたことについて多くの報告がでている(Fuss 1985；Johnsonら 1985；Mesaros & Trope 1997)．Andreasenらは，再植した幼若歯94本の前向き調査を行ったところ，34％に血管再生があったことを報告している(Andreasenら 1995)．他の研究者らも同様の結果を得ていた(Sheppard & Burich 1980；Klingら 1986；Cvek 1990a；Yanpiset & Trope 2000)．これらの血管再生の成功率はどちらかというと低いかもしれないが，*in vivo*の動物実験によると術前に局所的に抗生剤を投与したことが血管再生の成功率を90％に上昇させたのではないかと考えられている(Yanpiset & Trope 2000；Ritterら 2004)．

ラット，ネコ，イヌ，サルを用いた多くの研究論文がだされており，これらの論文には研究のために再植された歯の根管内に血管が再生された組織像

が掲載されている(Kvinnsland & Heyeraas 1989；Yanpiset & Trope 2000；Ritterら 2004；Tsukamoto-Tanakaら 2006).　動物の再植歯の治癒過程には，一般的にあるパターンが存在する．歯髄はゆっくりと変性していき，そして新たな組織が根尖孔から入り込み，増殖して変性した組織と置き換わっていくのである．軟組織は歯冠側方向へ進んですべての壊死歯髄組織を排除し，30日で新たな組織で髄腔が満たされたことが観察されている(Monsour 1971；Skoglund & Tronstad 1981；Kvinnsland & Heyeraas 1989；Tsukamoto-Tanakaら 2006).　しかし，これらの研究で再植され，再生された歯には，象牙芽細胞層や象牙細管のある通常の歯髄組織はほとんど認められなかった．実際は大多数の標本において象牙芽細胞が欠落しており，歯髄腔の大部分は骨やセメント質に類似した硬組織層で満たされていたことが報告されている．またこの形成された硬組織は，さまざまな研究者らから骨様象牙質(osteodentin)と表現されている(Kvinnsland & Heyeraas 1989；Yanpiset & Trope 2000；Ritterら 2004).　研究に用いた幼若な再植歯においては，通常の歯髄特有の形態を有する軟組織を認めることは稀である．血管再生を試みた場合に，歯髄の存在した場所に認められる典型的な治癒形態は骨様象牙質の形成である．

　自家移植は，滅菌環境下で行うことと若干の口腔外での処置時間を除いては，外傷により脱落した歯を歯槽窩に戻す処置と状況がよく似ている．外科処置の環境が最良の状態であれば，成功率は94%である(Baussら 2002)．Zhaoらは緑色蛍光タンパク質(GFP：Green Fluorescent Protein)で遺伝形質転換したラットの歯を野生型ラットの抜歯窩に移植した(Zhaoら 2007)．GFPで遺伝形質転換したラットを用いることで，ドナー側の細胞が宿主でどのように分化していくかを確認することができる．免疫組織化学的マーカーを探索すると，血管再生した歯髄組織のなかに骨基質と象牙基質の両方を確認することができた．象牙基質に関連する細胞はどれもGFP免疫陽性であったので，ドナー側の歯髄組織が象牙基質を形成したことを意味している．また，GFP陰性細胞(宿主細胞)がなかったことから，抜歯窩根尖部歯周組織内の間葉系細胞が象牙芽細胞に分化したわけではないことを意味している．これらの所見から，血管再生後に象牙芽細胞を再生させるためには，歯髄組織が一部でも生き残っていなければならないことがわかった．

　移植歯や再植歯での血管再生法に関する多くの研究報告が存在するからといって，歯髄壊死をきたした非外傷歯にも直接この結果が当てはまるわけではない．脱落歯の歯髄は，口腔外での保存時に細菌と接触しなければ通常は汚染されない(Love 1996)．さらには，再植歯の歯髄領域内には切断された歯髄組織片が残存しており，これが移植後の歯髄血管再生の足場となっているものと思われる．この切断された歯髄組織片は，抜歯後に変性することが確

認されているが，歯髄のいくらかは，根尖側にはまだ栄養素が残存しているため外傷を受けても生き残ることができる．移植組織内の血管または失活した血管が新たに形成された血管と吻合し，血管新生していくものと考えられている(Barrett & Reade 1981；Goncalvesら 2007)．

動物における感染失活歯の再活性化

1972年にHamと同僚らは，サル3匹の幼若歯17本を研究のために露髄させ，根尖性歯周炎を誘発させた(Hamら 1972)．根管はブローチと次亜塩素酸ナトリウム(NaOCl)溶液を用いて清掃された．パラクロロフェノールカンフル液で満たしたペーパーポイントを根管内に挿入して仮封し，3日間置いた．続いて，根管壁を径の大きいHファイルを用いてファイリングし，(ブナ樹)クレオソートで何日間にもわたって貼薬した．何歯かは水酸化カルシウムで貼薬してCavitで仮封し，残りは血餅を作ったあとに歯冠修復を行った．サルは術後165日までの間に異なる間隔で安楽死させた．露髄面を口腔内に開放させたコントロール群では，半分以上が根管の1/3から1/2ほどの生活歯髄を認めた．水酸化カルシウムを用いた群では，根尖に硬組織の形成が生じたものもあった．しかし，血餅を用いた群では根尖に硬組織の形成が生じた歯はなかった．骨が根管内に入り込んでいるものもいくらかあり，根管壁に沿って石灰化組織も沈着していた．細胞性のセメント質は結合組織が存在するところまで根管内に入り込んでいた．細菌培養陽性の反応があった歯では，まったく根尖閉鎖の痕跡はなく，象牙質として認められる組織像はどの標本にも見当たらなかった．実験群で一貫して再活性化が認められなかった原因としては，根管充填前に細菌感染があったこと，不適切な歯冠修復材料を使用したこと，または腐食性のある根管貼薬剤を使用したことが考えられる．

Torneckらはまた，感染した歯における洗浄や殺菌の効果について調査している(Torneckら 1973)．彼らは，サルの幼若歯8本を露髄させて口腔内の環境に曝し，歯髄炎および根尖性歯周炎を誘発させた．根管壁はファイリングして生理食塩水で洗浄，パラクロロフェノールカンフルを根管貼薬してアマルガムで封鎖した．そして2か月が経過するまで，異なる間隔で組織検査を行った．根尖には残髄や炎症性の組織像が認められた．根尖付近の炎症の程度は強かったが，硬組織の沈着が認められた(Fig.6.1)．著者らは機械的に行ったインスツルメンテーションにより再生可能な細胞が傷つき，細胞数が減少したか，刺激性のある貼薬剤を用いたことにより歯髄の細胞活性が弱まったとの結論に至った．しかし，どのように殺菌したためにこのような結果に

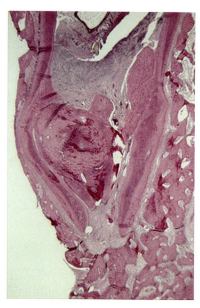

Fig.6.1 露髄後に感染させ，その後に根管形成，貼薬を行い窩洞を封鎖した歯根の組織像．下方には膿瘍を認めるが，ヘルトヴィッヒ上皮鞘のいくらかは生存し，根尖孔に象牙質様の組織が形成された．（Calvin Torneck 先生のご厚意による）

なったかの考察はなかった．

　MyersとFounatinもまた，1974年にサルの歯髄を感染させ実験を行っている．根管は機械化学的に清掃し，根尖から2 mm オーバーさせて5.25％ NaOCl 溶液で洗浄した（Myers & Fountain 1974）．抜髄後の根管は，血液のみ，血液とゼルフォーム，または何も入れずにCavitのみで歯冠の開口部を仮封した．6か月にわたり標本の組織像を調べたところ，根尖部での組織増殖はほとんど認められなかった．この研究の著者らは，大多数の歯において根尖性歯周炎が認められ，また細菌の塊が根管内で確認されたことを報告している．排膿をともない激しく感染を起こしていた歯もあった．再活性化が成功しなかった原因としては，歯冠漏洩の可能性があると考察されている．

　1976年，Nevinsらは抜髄したアカゲザルの歯を仮封せずに口腔内に1週間曝し，感染させた（Nevinsら 1976）．その後，根管形成し，初回は綿球を根管内に挿入してIRMにて仮封した．この間，細菌培養はすべて陽性であったが，3日後には試験的なリン酸コラーゲンゲルを根管内に入れ，12週間後に組織検査を行った．水酸化カルシウムで処置した歯は，予想どおりアペキシフィケーションを認めた．リン酸コラーゲンゲルで充たした21歯中15歯では再活性化が成功し，セメント様細胞が根管壁上に付着し，根管径と根尖孔が小さくなっていた．再活性化に成功した歯の根管壁では，ほぼ全根管にわたって

再生歯内療法(再活性化／血管再生)   149

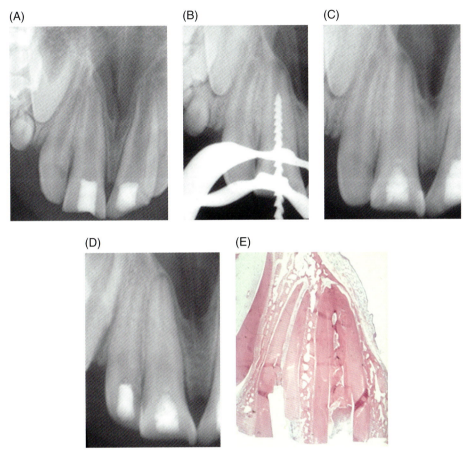

Fig.6.2 (A)サルの歯を抜髄し，根管を仮封しない状態で数日間おき感染させた．(B)その後，機械化学的に根管形成を行った．(C)根管は試験的なリン酸コラーゲンゲルまたは水酸化カルシウムで充たしてIRMで仮封した．(D) 6か月後のエックス線写真から，根尖の閉鎖と厚くなった根管壁が認められた．(E)組織学的に検査すると水酸化カルシウムを充たした右側前歯にはアペキシフィケーションを認め，そして試験的なリン酸コラーゲンゲルで充たした左側前歯にはセメント質，骨，修復象牙質が根管壁に沿って形成されているのが認められた．(Alan Nevins先生のご厚意による)

セメント質，骨，修復象牙質で覆われていて，特徴的な組織像を呈していた(Fig.6.2)．抜髄時に取り残された歯髄組織が，修復象牙質を活発に生成したものと思われる．著者らは，これらの組織像を調べた結果，セメント芽細胞によりセメント質が象牙質根管壁に沿って歯冠側方向に形成されてくるものであるとの結論をだしている．さらに著者らは，根尖側歯根膜内に存在する間葉系細胞が増殖および分化し，根管内に硬組織を形成したのかもしれないと仮説を立てている．

Dasと同僚らは，ヒヒの幼若歯22本を抜髄し，開放状態にして60日間口腔内に曝した(Dasら 1997)．その後，一般的なファイルや抜髄用のブローチのみを使用して根管清掃を行った．標本歯の半数は，FCまたはテトラサイクリンに浸したペーパーポイントを貼薬し，1週間後にペーパーポイントを取り除き歯冠開口部をIRMとアマルガムで封鎖した．実験動物は，6か月後に安楽死させた．テトラサイクリンで処置した9歯中7歯で歯根の成長は完了していた．一方，FCで処置した10歯では，歯根の完成を認めたのは3歯のみであった．また，ファイリングした9歯中3歯で歯根の成長が完了していたが，ファイリングを行わなかった13歯では7歯で歯根の成長を認めた．この研究結果を見る限り，処置中にいくらかの組織が取り除かれずに残存することで，増殖し，歯根を成長させるとの仮説は正しかったことになる．また機械的根管拡大を行ったり，腐食性の貼薬剤を使用したりすると，それらの重要な成長因子をもつ細胞も取り除かれてしまう可能性がある．

　Thibodeauらは，歯髄の壊死と根尖性歯周炎が初めから存在するイヌの幼若歯を対象に研究を行っている(Thibodeauら 2007)．彼らは48本の犬歯の髄腔内に口腔内のプラークを入れて封鎖し，根尖性歯周炎が生じエックス線写真上に透過像が認められるまでその状態で待った．その後，再度アクセスし，機械的拡大は行わず，1.25% NaOCl溶液で洗浄を行った．さらに3Mixで根管貼薬した．1つのグループは，歯冠側までMTAとアマルガムで封鎖し，それ以上処置を行わなかった．もう1つのグループでは，再度アクセスし貼薬した抗生物質を洗浄して除去した後，血餅またはコラーゲン溶液のみ，あるいはコラーゲン溶液と血餅で根管内を充たし，歯冠開口部を封鎖した．処置後3か月までエックス線検査と組織学検査を行い，根尖閉鎖，根管壁の厚み，そして根管内生活細胞の存在の有無を確認したところ，著者らは全体の49%の歯で根管壁の厚みの増加を，55%の歯で根尖閉鎖を認めている．生活組織が存在していた割合は29%であった．治療を施したグループ間で統計学的な有意差は認められなかったが，血餅を根管内に充たしておくと再活性化が起こりやすくなったことが報告されている．

　Wangらは，Thibodeauの研究で用いられた歯の根管内に形成された新たな組織の種類を組織学的に調査している(Wangら 2010)．過去の動物の歯を対象とした研究と同様に，根管内にはセメント質様および骨様組織が認められ，これらのセメント質様および骨様組織が根管壁を厚くしていたことがわかった．また，根尖部にセメント質が添加されたことにより，歯根長が伸びていた(Fig.6.3)．この研究の結論は，根管内で発見された組織は歯髄由来ではないこと，そして再活性化の処置は，組織の再生ではなく組織修復であったということである．

再生歯内療法（再活性化／血管再生） 151

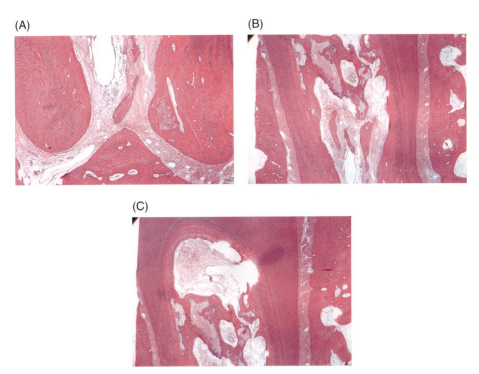

Fig.6.3 イヌの幼若歯に根尖性歯周炎を誘発させ，その後3Mixで殺菌した．3Mixを除去後，血餅あるいはコラーゲン溶液，またはその両方を足場として用いた．その後，根管はMTAで充填し，歯冠側アクセス部はアマルガムで封鎖した．3か月後に組織学的に調べると根管内の根尖側(A)，中央部(B)，歯冠側(C)に骨の形成が認められた．(B Thibodeau先生のご厚意による)

　Zuongと共同研究者らは，イヌの幼若歯に根尖性歯周炎を誘発させて再活性化もしくはアペキシフィケーションを行い，歯根の成長と根尖病変の治癒について調査している(Zuongら 2010)．それぞれ3歯ずつ再活性化を行うグループとアペキシフィケーションを行うグループに分け，術後1，4，8週間でエックス線写真を撮影し検査した．実験に用いたイヌは8週間後に安楽死させた．再活性化の処置を行ったグループの歯の根尖病変はどれも確実に治癒していた．アペキシフィケーションを行ったグループとの比較では，根管壁の厚みは大差なかったが，明らかに根尖閉鎖が起きていた．組織学的には，再活性化を試みた歯には肉芽組織も入り込んでおり，根管壁には大量の石灰化組織が認められた．

　da Silvaと同僚らは，イヌの感染幼若歯を対象に異なる2種類の方法で炎症の程度と根尖歯周組織の治癒度合いを調査した(da Silvaら 2010)．彼らの研究では，56歯にアクセスして過酸化水素水とNaOCl溶液で洗浄を行っている．28歯はEndoVacシステムで根尖側に陰圧をかけてNaOCl溶液で洗浄し，

残りの28歯は通常どおりにNaOCl溶液で歯冠側から陽圧をかけて洗浄して3Mixで2週間貼薬した．すべての根管は滅菌生理食塩水で洗浄してペーパーポイントを用いて乾燥させ，歯冠側のアクセスをMTAとアマルガムで2重に封鎖した．3か月後に組織検査を行ったところ，根尖側で陰圧洗浄を行ったグループは陽圧洗浄を行ったグループと比較して有意に根尖歯周組織で炎症性細胞の浸潤が少なかった．また，線維芽細胞や血管を含む歯周組織由来の結合組織が，両グループの根管内で増殖していたのも発見されている．歯髄壊死により根尖性歯周炎を起こした幼若歯で再活性化を生じさせるのに，EndoVacシステムは3Mixの代わりになるかもしれないことが示唆された．

　Yamauchiらは再活性化処置を用いて6匹のイヌの根尖性歯周炎を起こした64歯を処置している(Yamauchiら 2011)．彼らは，4種類の異なる材料(血餅，血餅とコラーゲンの足場，EDTAで洗浄して象牙基質を露出させた根管に血餅，EDTAで処理してコラーゲンマトリックスと血餅)を根管内に用いた．3.5か月後，すべての歯の根管壁の厚みは増し，根尖病変も消失傾向となった．足場としてコラーゲンを用いたグループでは，用いていないグループと比較して根尖閉鎖はより多く認められ，石灰化組織が形成された数は統計的に有意性があった．EDTAが使われたグループでは，組織像学的に調べると象牙質様石灰化組織から成る毛髪ほどの出っ張りが根管壁上に形成された．これは，石灰化組織が根管壁に接着できるようにスメアー層を除去して処理できるEDTAの典型的な作用といえる．

　Scarparoと同僚らは，ラットの幼若臼歯を対象に，生活歯髄のある歯，歯髄壊死歯，そして歯髄壊死歯に再活性化処置を行った歯における歯根の成長度合いを比較している(Scarparoら 2011)．まず36歯にアクセス形成し，歯髄を除去した後，3週間口腔内に曝して根尖病変を生じさせた．36歯中18歯は後の実験のため開放状態にした．残りの18歯は，根管の歯冠側1/3のみを形成してNaOCl溶液で洗浄し，3Mixで貼薬，緩衝用綿球を置きアマルガムで封鎖し，3，6，9週間後に組織学的調査を行った．結果は予想されたとおりで，生活歯髄の存在するコントロール群では，炎症はなく正常に歯根の成長が認められた．一方，歯髄壊死歯を用いたコントロール群では，根尖性歯周炎が生じ歯根の成長と根管壁の厚みの増加は停滞していた．再活性化処置を行った歯は，根尖性歯周炎による根尖病変の大きさは小さくなり，歯根長と根管壁の厚みは増加した．再活性化した歯のグループの半分は，根尖側でセメント質様組織の形成を認めた．一方，同グループの他の歯では根管内に入り込んだ結合組織の増殖を認めた．

　2011年，Buhrleyらはフェレットの感染のない幼若犬歯を抜髄した後，出血させて血餅を作り，根管内に留めた(Buhrleyら 2011)．術後3か月の組織検

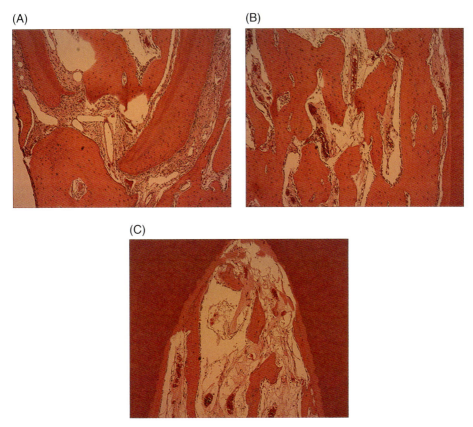

Fig.6.4 フェレットの幼若犬歯を抜髄後に血餅を形成させ，その上をMTAで覆い，そして修復物で封鎖した．3か月後の根管内組織像には骨の増殖が認められた．(A)根尖部，(B)根中央部，(C)歯冠側部．

査では，根尖周囲の骨と連続した骨が根管内に入り込んでいるのが認められた(Fig.6.4)．

　公開されている関連論文をもとにまとめると，壊死歯髄や根尖性歯周炎が存在したとしても再活性化が起きたと考えざるをえないエビデンスがあるようである．過去の研究で再活性化によって再生された組織に関する論文を調べると，それらは骨やセメント質，結合組織に似たものから構成されていることが示されている．公開されている組織学的研究論文の多くは，数十年前に行われたものである．またこれらの論文のなかにはよくある細菌感染があったことを報告していたり，歯冠漏洩を効果的に防ぐのに不適切な材料が使われていたものもある．過去の研究によると再活性化の処置で行ってはいけないことは，一般的な根管拡大清掃や腐食作用のある根管貼薬剤の使用である．両者とも再活性化に必要な組織にダメージを与えてしまうかもしれないからである．

術後のエックス線写真上に認められる根尖閉鎖と根管壁の厚みの増加により，正常に機能する歯髄が再生されたように思えるが，現在の研究から得られた組織像とこの仮説は一致していない．したがって，現在のプロトコールを組み込んださらなる研究が必要である．

ヒトの感染失活歯を再活性化させるための臨床的根拠

　いくつかの症例報告や経過報告でエックス線写真上の歯根厚の増加や根尖閉鎖，また温度診や電気歯髄診が再度陽性になったことが確認されていることから，失活幼若歯で再活性化を起こすことができる可能性が示されている．1966年，RuleとWinterは再活性化処置によりサイナストラクトをともなっていた失活した幼若下顎小臼歯が継続的に成長したことを報告している(Rule & Winter 1966)．患歯に対しては麻酔せずにアクセスしていき出血したところまで根管清掃し，ここに多種類の抗生物質を貼薬した．2週間後，再度同歯にアクセスし，抗生物質を除去して吸収性のヨードホルムを根管内に入れ，酸化亜鉛ユージノール(ZOE)とアマルガムで二重に封鎖した．術後3年に経過観察したところ，歯根は成長し続けた結果，根管壁は厚くなり根尖は閉鎖していた．

　Nevinsと同僚らは，子どもの上顎側切歯が外傷により陥入した結果，不可逆性歯髄炎および根尖性歯周炎が生じた症例の治療報告をしている(Nevinsら 1977)．患歯にアクセスしたところ，根管内からの排膿があった．根管を機械的に拡大清掃し，生理食塩水で洗浄を行った．根尖側に存在した歯髄組織の塊以外はすべて除去し，リン酸カルシウムコラーゲンゲルを根管内に入れて封鎖した．患者の歯は無症状のままであった．アペキソジェネシス(apexogenesis；歯根の成長)が術後7週間でも継続しているのが観察され，その後しばらくして経過観察したところ，さらなる継続が認められた(Fig.6.5)．

　Iwayaらは，幼若下顎小臼歯の中心結節が破折したことにより明らかに歯髄壊死を起こし，さらに急性根尖膿瘍をともなった子どもの症例を報告をしている(Iwayaら 2001)．患歯にアクセスするとすぐに排膿を認めた．複数回にわたりNaOCl溶液および過酸化水素水で洗浄し，抗生物質を貼薬して処置を進めた．根管口より5mm根尖側に生活組織が観察できたため，根管口までの根管に水酸化カルシウムを充たし，接着性の修復物で封鎖した．2年半経過後には根尖歯周膿瘍は治癒し，完全な根尖閉鎖も観察された．

　さらに，BanchsとTropeらも明らかな中心結節破折による歯髄壊死を起こした子どもの幼若下顎小臼歯の処置について，同様の症例を報告している

再生歯内療法(再活性化／血管再生)　155

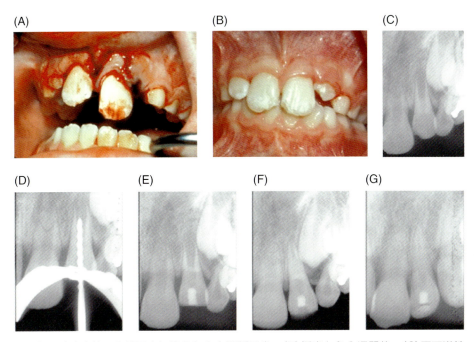

Fig.6.5 (A)事故で歯槽骨内に陥入した上顎側切歯．(B)挺出から8週間後．(C)不可逆性歯髄炎と根尖性歯周炎による症状が悪化．(D)根管形成．(E)リン酸カルシウムコラーゲンゲルを根管内に貼薬した．(F)(G)術後1年と3年のエックス線写真から，根尖閉鎖と根管壁の厚みが増していることが認められる．(Alan Nevins先生のご厚意による)

(Banchs & Trope 2004)．患歯に隣接する歯肉にはサイナストラクトと腫脹を認め，髄腔内にアクセスすると排膿が確認できた．機械的な根管拡大清掃はせず，NaOCl溶液とPeridex(クロルヘキシジン)で化学的に根管洗浄を行い，1か月間3Mixを根管貼薬した．1か月後，3Mixを取り除き，出血させて形成した血餅をMTAで覆い，レジン充填で封鎖した．その後，2年にわたり定期的に経過観察を行った．エックス線写真より，歯根は継続的に成長したことが認められた．2年後の経過観察時には，冷刺激歯髄診が陽性となった．

ChuehとHuangらも同様の研究を行っており，中心結節が破折して歯髄壊死をきたした子どもの下顎小臼歯の治療経過を4症例報告している(Chueh & Huang 2006)．それらの患歯はNaOCl溶液で洗浄し，水酸化カルシウムで根管貼薬された．処置を行った4歯すべてで歯根の成長が継続し，完了した．著者らは，これらの症例で歯冠側根管での硬組織形成がみられなかったのは，水酸化カルシウムを根管の深いところにまで充たしていたことに起因するとしている．

Cottiらは，外傷により歯髄壊死をきたした小児のサイナストラクトをともなう幼若上顎中切歯を治療し，報告している(Cottiら2008)．根管へアクセスし，

スプーンエキスカベーターで壊死組織を根管から除去し，NaOCl溶液で根管洗浄を行った後に水酸化カルシウムで充たしたところ，15日後にはサイナストラクトは消失した．水酸化カルシウムを除去し，根尖を出血させてMTAで覆い，修復物で封鎖した．2年半後の経過観察時にエックス線写真を撮影したところ，継続的に歯根が成長していたことと，根管壁の厚みが増していることがわかった．

　Jungらは，歯髄壊死により根尖性歯周炎を起こした小児の幼若永久歯の治療経過観察症例を報告している(Jungら 2008)．著者らは，4本の壊死歯髄歯の根管をNaOCl溶液で洗浄して3Mixで根管貼薬し，後日，出血させて血餅を形成，その上をMTAで覆い最終修復物をセットした．他の5歯では生活歯髄が根管内に残存しており，出血させる以外は同様の処置を施した．すべての歯において，根尖閉鎖，根管壁の厚みの増加，歯根長の増加が確認された．

　Shahらも治療経過観察症例の報告を行っている．根尖性歯周炎をともなう失活幼若歯14本に再活性化処置を施して3年半にわたり経過を追った(Shahら 2008)．アクセス形成し，(最小限のファイリングを加えた後に)過酸化水素水とNaOCl溶液で根管を洗浄した後，FCで根管貼薬を行った．続いて根尖歯周組織から出血させ，MTAは使用せずグラスアイオノマーセメントで封鎖した．結果，14歯中11歯は病的な兆候もなく無症状で，14歯中8歯で根尖性歯周炎が治癒し根管壁の厚みも増した．また，14歯中10歯で歯根長が伸びたことが確認されている．

　Dingらは，根尖性歯周炎の有無に関係なく，子どもの歯髄壊死した幼若歯12本の治療経過を報告している(Dingら 2009)．アクセス形成し，NaOCl溶液で根管洗浄して3Mixで根管貼薬を行った．1週間後，根管形成用ファイルを使って出血させ，血餅の上にMTAを置きコンポジットレジンで修復した．経過観察時，6歯で症状がまだ残存していたため追加でアペキシフィケーション処置を行った．その後，3名の患者が経過観察に来院しなかった．残りの3歯は15か月後に無症状になり，歯根の成長も完了し歯髄診は陽性となった．著者らは，再活性化が生じなかった理由の1つは，根管清掃後に適切に出血させることができなかったことであると述べている．

　Boseらは，アペキシフィケーションまたは通常の非外科的根管治療を行った40歯と再活性化を行った48歯を比較して，歯根の成長度合いと根管壁の厚みの増加度合いを調査した(Boseら 2009)．再活性化処置を行った歯は歯髄壊死をともなう幼若永久歯で，根尖病変を有するもの有さないもの，どちらも含まれていた．根管の感染は3Mixや水酸化カルシウム，FCで排除を試みた．3Mixまたは水酸化カルシウムを用いて再活性化を行ったグループでは，アペキシフィケーションや非外科的根管治療を行った歯のグループよりも有意

に歯根の成長度合いは高かった．また，3 Mixを用いたほうが水酸化カルシウムを用いた場合と比べて，根管壁の厚みが増加した度合いは大きかった．この研究の著者らは，水酸化カルシウムを再活性化処置のための貼薬剤として使う場合は，根管中央部よりも歯冠側に置くのが最良であると結論づけている．

　Reynoldsらは，歯髄壊死と慢性根尖性歯周炎をともなう2本の幼若下顎小臼歯にNaOCl溶液，生理食塩水，そしてグルクロン酸クロルヘキシジンを用いて再活性化治療を行った症例を報告している（Reynoldsら 2009）．3 Mixを根管貼薬する前に歯冠側根管壁の象牙質にボンディング材を塗布し，3 Mixによる変色の予防を試みた．出血させて血餅を形成させ，その上をMTAで覆い，コンポジットレジンで開口部を封鎖した．治療を行った歯は，18か月が経過するまでに冷刺激に対して通常の陽性反応を示すようになり，症状はなく，変色も起こらず，また継続的な歯根の成長も確認された．

　Shinらは，部分的に歯髄壊死を起こし，慢性根尖膿瘍をともなう幼若下顎小臼歯の治療報告を行っている（Shinら 2009）．彼らは，NaOCl溶液，生理食塩水，グルクロン酸クロルヘキシジンで根管洗浄し，1回法で再活性化処置を行った．根管形成はまったく行わなかった．根管中央部より歯冠側を乾燥させ，MTAで充填し，封鎖した．サイナストラクトに対してもグルクロン酸クロルヘキシジンによる洗浄を行った．術後7か月の経過観察時に継続的な歯根の成長と根管壁の厚みが増加する兆候が認められた．エックス線写上から根尖透過像は消失して根管壁の増加が確認できても，歯髄診は術後19か月経過時でも陰性であった．

　Mendozaと共同研究者らは，21名の小児の歯髄壊死した幼若永久歯28本の治療において，NaOCl溶液での洗浄，水酸化カルシウムの貼薬，そしてIRMやグラスアイオノマーにより封鎖を行うことを，再活性化処理の一環として試みている（Mendozaら 2010）．2年間にわたり経過観察を行ったところ，約85％の歯に歯根長の増加と根尖閉鎖の兆候が確認され，また約15％の歯にセメント質様の硬組織の形成が認められた．

　Petrinoらは，3名の子どもの歯髄が壊死し，根尖性歯周炎または慢性根尖膿瘍をともなった幼若歯6本の治療を行い，その経過観察を報告している（Petrinoら 2010）．患歯の処置では，3 Mixでの根管貼薬の前にNaOCl溶液，生理食塩水，クロルヘキシジンによる洗浄を行っている．3週間後に出血させて血餅の上をMTAで覆い，コンポジットレジンで閉鎖した．術後1年の経過観察では，すべての歯において根尖透過像は消失し，3歯では継続的な歯根の成長が認められ，2歯の歯髄には再活性化の兆候が認められた．

　ThomsonとKahlerらは，歯髄壊死により慢性根尖膿瘍を生じた子どもの幼若下顎小臼歯の症例を報告をしている（Thomson & Kahler 2010）．再活性化

処置を試みる治療計画を立て，根管形成をせずにNaOCl溶液で洗浄を行った．そして症状が強かったことから，2回目の処置時に3Mixで根管貼薬した．6週間後，症状が消失したためNaOCl溶液で根管を洗浄し，出血させて血餅を形成させ，そしてMTAで覆った後，グラスアイオノマーセメントとコンポジットレジンで修復処置を行った．術後18か月の経過観察時には歯髄診は陽性となって正常値を示し，継続的な歯根の成長も認められた．

Nosratらは，歯髄壊死により根尖性歯周炎と慢性根尖膿瘍を生じた子どもの幼若下顎大臼歯に治療を行った2症例を報告している(Nosratら 2011)．根管の処置は他の同様の報告と同じように行い，NaOCl溶液で洗浄し3Mixで根管貼薬した．3週間後に出血させ，その上をカルシウム濃縮マトリックス(CEM)にて覆い，アマルガムで開口部を封鎖した．術後15〜18か月には両歯とも継続的な歯根成長を認めたが，歯髄診は陰性であった．

Cehreliらは，失活歯髄および慢性根尖性歯周炎を有する幼若大臼歯で少なくとも1本の歯根の成長に支障が生じている6歯に対して再活性化治療を行い，経過観察症例として報告している(Cehreliら 2011)．6歯のうち4歯はすでに根管形成されていた．根管口はNaOCl溶液で洗浄し，初回は水酸化カルシウムで根管貼薬した．3週間後，再度NaOCl溶液で根管を洗浄し，出血させ，血餅の上にMTAを置いてグラスアイオノマーセメントで開口部を封鎖した．最終修復物は3週間後にセットした．10か月後の経過観察時にはすべての歯は無症状で，エックス線写真上では根管壁の厚みの増加が見られ，根尖は完全に閉鎖したか，閉塞の途中であった．根管形成されていた2歯の歯髄診は陽性となった．

Chenらは，根尖性歯周炎または膿瘍をともなう歯髄壊死した20本の幼若歯の治療を行い，経過観察を報告している(Chenら 2011)．これらの歯の処置のプロトコールはNaOCl溶液での根管洗浄，必要最小限の根管形成，水酸化カルシウムでの根管貼薬であった．臨床的な症状の消失後に出血させて血餅形成させ，MTAで覆いコンポジットレジンで修復した．6〜26か月の経過観察後には，すべての歯の根尖透過像が消失した．さらに根管壁の厚みの増加，継続的な歯根の成長，根管歯髄腔の狭窄，MTAで充填したところの下側に石灰化層の形成を認めた．根尖は閉塞しているものとしていないものがあった．

Jungらは，歯髄の感染と根尖周囲にエックス線透過像をともなう幼若下顎第二小臼歯2本の治療報告を行っている(Jungら 2011)．1つ目の症例ではビタペックスでアペキシフィケーションを行い，2つ目の症例では再活性化処置を行った．なお，2つ目の症例では歯根端が歯根からの分離したのが認められた．再活性化の処置は，2.5% NaOCl溶液で根管洗浄し，3Mixで2週間根管貼薬を行った後，3Mixを2.5% NaOCl溶液で洗い流し，出血させて根管

口部にMTAを充填し，2週間後にコンポジットレジンで修復した．術後31か月の経過観察時には，根尖周囲にあったエックス線透過像は消失していたが，根管壁の厚みの増加や歯根の成長は認められなかった．しかし不思議なことに，歯根から分離した根尖側1/3の根管壁の厚みは増加し，根尖閉鎖も完了していた．

　Kimらは，3本の歯髄壊死を起こした歯に再活性化処置を行った症例を報告している(Kimら 2012)．3％NaOCl溶液で根管の殺菌を試み，ペーパーポイントで乾燥させ，シプロフロキサシン，メトロニダゾール，セファクロルの抗生物質から成る3Mixを根管貼薬し，Cavitで仮封した．2週間後に3％NaOCl溶液と生理食塩水で3Mixを洗い流し，Kファイルで出血させMTAで覆った．その後，硬化したMTAの上にガッタパーチャを詰めてコンポジットレジンにて修復処置を行った．術後2年の経過観察時には根尖歯周炎は治癒しており，根管壁の厚みと歯根長の増加，さらには根尖閉鎖が認められた．

　Aggarwalらは，同じ患者の歯髄壊死した2本の歯に水酸化カルシウムを用いたアペキシフィケーションとMTAを用いた再活性化を行い，結果の違いを比較している(Aggarwalら 2012)．右側中切歯にはアペキシフィケーションを行い，左側中切歯には再活性化処置を行った．再活性化処置のプロトコールは，最小限の根管形成を行い，5.25％NaOCl溶液と生理食塩水，そして2％クロルヘキシジンで洗浄，2回目の治療で3Mixを根管貼薬した1週間後に除去し，出血させて血餅を形成しその上をMTAで覆い，最後にコンポジットレジンにて修復処置を行うというものであった．2年後，再活性化処置を行った左側中切歯の根尖性歯周炎は治癒し，根管壁の厚みと歯根長の増加が認められた．これに対して，右側中切歯の根管壁の厚みおよび歯根長には変化がなかった．

　Millerらは脱落した中切歯を再植し，8週間後に再活性化処置を行った症例を報告している(Millerら 2012)．根管にアクセスすると根尖側1/3の根管内に生活組織を認めた．2％クロルヘキシジンで根管を殺菌し，EDTAで最終的な根管洗浄を行った．ペーパーポイントで根管を乾燥させ，3Mixを根管貼薬してグラスアイオノマーセメントで仮封した．6週間後に3Mixを2％クロルヘキシジンと17％EDTAで洗い流し，ペーパーポイントで根管を乾燥させた．そして，出血させて血餅を形成させ，その上をMTAで覆いグラスアイオノマーセメントで仮封した．最終的には，Geristoreにて修復処置を行った．術後18か月の経過観察時には，症状はなく，ドライアイスの冷刺激に対しては陽性反応があった．また，根尖の閉鎖と歯根の成長も認められた．

　LenziとTropeらは，外傷を受けた2本の幼若中切歯の治療報告を行っている(Lenzi & Trope 2012)．両歯とも2.5％NaOCl溶液で根管洗浄し，そして3Mix溶液で洗い流した．続いて，ペーパーポイントを用いて根管を乾燥させ，

同じ3Mixペーストを厚く盛りレンツロで根管内に挿入し，グラスアイオノマーセメントで仮封した．35日後，生理食塩水で根管を洗浄し，オーバーインスツルメンテーションにより出血させて血餅を形成させた．そして，その上をMTAで覆い，コンポジットレジンにて最終的な修復処置を行った．21か月後，上顎右側中切歯では，根管壁の厚みの増加，根尖閉鎖，根尖透過像の消失が確認された．しかし，上顎左側中切歯での根管壁の厚みの増加や根尖透過像の消失，根尖硬組織層の形成は認められなかった．

　Cehreliらは，再植した2本の脱落歯に対して再活性化治療を施した症例を報告している(Cehreliら 2012)．再植から1週間後に水酸化カルシウムで根管貼薬した．3週間後に出血させ，血餅をMTAで覆った．18か月後には冷刺激診に対して両歯とも陽性を示し，歯根長と根管壁の厚みの増加も認められた．

　TorabinejadとTurmanらは，歯髄壊死した子どもの根未完成上顎第二小臼歯の治療報告を行っている(Torabinejad & Turman 2011)．歯髄は症候性の根尖性歯周炎が進行したことで壊死に至っている(Fig.6.6)．根管へアクセスし，NaOCl溶液で洗浄，3Mixペーストによる根管貼薬を行った．3週間後，患者から採血してPRPを採取し，それを根管内に注入してMTAで覆い，Cavitで仮封した．最終的にはアマルガムで封鎖した．術後15か月のエックス線写真では，根尖病変は消失し，継続的な歯根の成長と根管壁の厚みの増加が認められた．臨床的には歯髄診では陽性の反応があった．この研究の著者らは，再活性化の処置を成功させるうえでPRPは理想的な足場になりうるかもしれないと結論を出している．明らかに歯髄の再活性化が成功したにもかかわらず，患者が冷刺激痛に耐えられないと訴えたため，抜髄となった．そこで，再活性化により再生された組織を除去し組織学的評価を行った結果，再生された組織は通常の歯髄と似た生活結合組織であることが発見された(Fig.6.6E)．本研究は，歯学論文のなかでヒトの歯にPRPを用いて歯髄を再生させることができる可能性を示した最初の研究となった．

　これらの再活性化を行った臨床症例の報告から，感染根管や壊死歯髄を有する歯でも条件が整えば根管内に硬組織が継続的に形成されることが示されている．またこれらの臨床症例では，標準的な再活性化の方法は存在しないことも示されている．さまざまな足場や根管貼薬剤，根管洗浄法，そして最終修復物が存在しており，これらの方法は今後も発展し続けることであろう．安定した良好な結果を得るうえで最良な治療法は何かを定めるために，さらなる研究が必要である．現在のところ，このような条件下で組織学的にヒトの歯の中で実際に何が起きているかを示すエビデンスは数の面で限られている．髄腔内にどのようなタイプの組織が再活性化されたのかを明確に示すためには，最新の方法でさらなる組織学的なエビデンスをだす必要がある．

再生歯内療法(再活性化／血管再生) 161

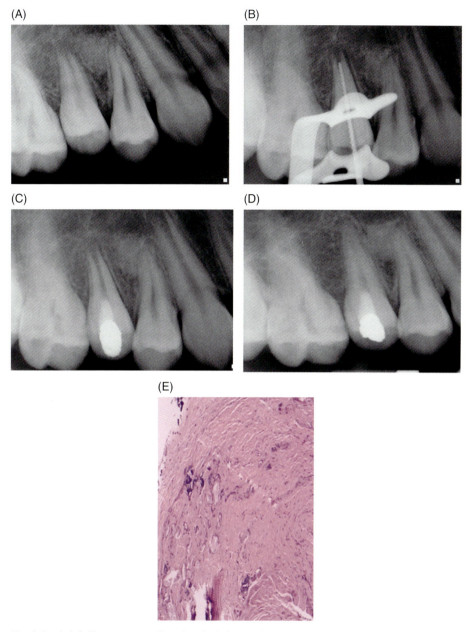

Fig.6.6 (A)術前のエックス線写真．根未完成の上顎第二小臼歯で，歯髄の壊死と根尖病変がみられる．(B)アクセスキャビティー形成後，根管清掃し，3 Mixを用いて根管の殺菌を行った．(C) 3 週間後，PRPを根管内に注入し，MTAで覆ってCavitにて仮封した．1 週間後に最終修復物を窩洞部に充填した．(D)15か月後のエックス線写真．根尖病変は消失し，根管壁の厚みが増しているのが確認できる．冷刺激や電気歯髄診にも陽性反応を示した．しかし，歯髄が過敏状態となったため，その後抜髄された．(E)根管内から取り出した組織を組織検査したところ，炎症性細胞の浸潤はなく，結合組織が認められた．

文献ではこの方法を成功させる3つの要素について言及されている(Hargreavesら 2007).その3つの要素とは,硬組織を形成することができる幹細胞,細胞の分化と成長を安定化させ三次元的形態となっている足場,そして細胞を刺激し,増殖させ,分化させる伝達物質である.

根管内組織の発生および再生における幹細胞の潜在的な役割

象牙質の形成を可能にする正常な歯髄を再生できるかどうかは,象牙芽細胞を新たに発生させることがきる未分化細胞が存在するかで決まる.Gronthosら(2000)は,ヒト歯髄幹細胞(DPSCs：dental pulp stem cells)の存在を報告している.DPSCsは間葉系幹細胞(MSCs：mesenchymal stem cells)の分派である.そして,このDPSCsはもっとも有名な骨髄からの間葉系幹細胞,一般的には骨髄由来のMSCs(BMMSCs：bone marrow-derived MSCs)や骨髄由来間質細胞(BMSCs：BM-derived stromal cells)などと呼ばれている細胞とは異なった性質をもっている.DPSCsとBMMSCsには,それぞれ異なる遺伝子発現様式と分化能がある.リン酸カルシウムとヒドロキシアパタイトを混ぜ,生体内に移植するとBMMSCsは異所性の海面骨や皮質骨を含んだ小骨を形成する.一方でDPSCsは象牙質／歯髄複合体を形成し,骨髄組織を形成しない(Huangら 2009).

その後,DPSCsは歯髄組織の微小血管系と関連性があることが示された(Shi & Gronthos 2003).これは免疫選択法によりDPSCsを分離して調べることができるようになったからである(Gronthosら 2002).Gronthosらは,DPSCsを分離して免疫不全マウスの皮下組織に移植した(Gronthosら 2002).そこで形成された結合組織は歯髄象牙質様の構造体であった.このことから,幹細胞は歯髄にも存在し,分化可能であることが証明された.移植後,3か月間の回復期間を経てから調べたところ,宿主由来の細胞はわずか15%であったことから,ドナー側の幹細胞は独自に増殖できることがわかった.他にも同様の研究結果が報告されている.Batouliらは,ヒトDPSCsを分離して宿主側から採取した象牙質とともに,またはDPSCsのみをマウスの皮下組織に移植した(Batouliら 2003).4週間後にDPSCsは象牙芽細胞に分化して硬組織を形成した.この硬組織は,免疫組織化学染色法により象牙質であることが判明した.移植後8週間で象牙質／歯髄複合体が形成され,歯髄様の結合組織,血管,象牙芽細胞が新たに形成された象牙質の周囲に認められた.また,移植された象牙質の上には修復象牙質の形成が認められた.成熟した象牙質／歯髄複合体は移植後16週

で確認された．この研究でDPSCsは象牙芽細胞に分化できるだけでなく，宿主側の細胞を集め象牙質／歯髄複合体を形成することもできることが判明した．

　Huangと同僚らは，DPSCsの*in vitro*の研究により，幹細胞が象牙質表層に接すると象牙質様の細胞に分化し，さらに象牙芽細胞突起が象牙細管内に入り込んでいることを確認した(Huangら 2006；Zhaoら 2007)．彼らは象牙質を酸処理すると幹細胞を象牙芽細胞前駆体細胞へ分化させることができる成長因子やさまざまな非コラーゲン基質成分が溶けてしまう可能性があるとの仮説を説いている．

　DPSCsに類似したヒト幹細胞で別のタイプが発見されており，根尖部歯乳頭からの幹細胞(SCAP：stem cells from the apical papilla)と呼ばれSonoyamaらによって報告されている．これらの幹細胞は成長途中の歯根の先端に位置する根尖部歯乳頭に存在する(Sonoyamaら 2006, 2008)．SCAPは，DPSCsとはいくつかの点で多少異なっている．① SCAPはCD24やサバイビンを発現させる(一方でDPSCsはそれらを発現させない)．② SCAPはDPSCsと比較すると細胞集団倍加数，テロメラーゼ活性，遊走能，増殖能，象牙質再生能が高い(Sonoyamaら 2006)．これらの特徴をもとに考察すると，SCAPはDPSCsよりも未熟なタイプの幹細胞であると考えられ，歯根の成長を促すために根部の象牙芽細胞を発現させる働きがある．

　続いてHuangと同僚らは，SCAPとDPSCsを用いて空洞の根管内に歯髄を新たに再生させた(Huangら 2010a)．彼らは歯髄を再生できるだけでなく，根管壁上に象牙質様の硬組織の新たな添加が起きることを示した．この結果により，DPSCsとSCAPは失われた歯髄組織を再生させることが可能で，さらに既存の根管壁上への象牙質形成能のある象牙芽細胞様細胞へと分化することができることが示唆された．

再活性化と再生歯内療法におけるヒト歯髄幹細胞と根尖部歯乳頭由来幹細胞の役割

　前述したさまざまな研究が示すように，歯髄や根尖部歯乳頭に幹細胞が存在するために自己再生(象牙芽細胞へと分化する可能性)が可能であることが示されている．もしも十分な数のDPSCsおよび(または)SCAPが感染後も生き残ることができたら，そしてこれらの幹細胞を感染根管治療中でも生かしておくことができるのなら，残ったDPSCsやSCAPによって象牙質の形成や歯根の成長を完了させることができる機能的な歯髄組織を再生させることが理論上可能になる．

　Linと同僚らは，根尖性歯周炎になっていても，生活歯髄組織が部分的であっても構造上傷害がなく機能性が残っていれば，歯髄は再生できることを示し

た(Linら 1984). 彼らは根尖性歯周炎をともなう歯から歯髄を取り除き, 組織学的に調査している. その結果, 多くの歯で通常の健全歯髄が根尖側に残存していることを発見した. 歯髄組織が少しでも残っていれば, 健全な歯髄組織を増殖させて歯髄腔内を満たすことは可能である(Huangら 2008).

　Lovelaceらは, ヒト全身から採取した血液中の幹細胞量と歯髄由来の幹細胞量を比較している(Lovelaceら 2011). 歯髄壊死を起こした幼若歯の根尖歯周組織を刺激して採取した血液を分子技術によるMSCマーカー(CD73, CD105, およびSTRO-1)を使って調査し, 全身を循環している血液と比較した. この研究から根尖歯周組織から採取した血液中の幹細胞マーカー数は全身を循環している血液中のものよりも600倍多いことがわかった. この結果は, 二重の落とし穴となっている. 1つには, MSCsがどこに由来するのかを示すための幹細胞マーカーがなかったことである. つまり, MSCsがBMMSCsに由来したものなのか, DPSCsに由来したものなのか, それともSCPAに由来したものなのかが不明である. SCAPにはCD24のようなある意味特殊なマーカーが存在する. なぜ特殊かというとCD24はDPSCsやBMMSCsにより発現しないからである(Sonoyamaら 2006). したがって, 細胞表層にMSCマーカーが発見されたからといって, それらはDPSCsまたはSCAPだとはならないのである. DPSCマーカーの発現には特異性がなく, 象牙芽細胞により発現することもある. もう1つには, 根管から採取した血液は明らかに全身を循環する血液よりもMSCsを多く含んでいるということである. 血液採取のために根尖から3〜5mmファイルを突き出して出血させれば, 根尖歯周組織は容易に傷つき, 骨芽細胞や血管上にあるMSCsが根管から採取される血液に入り込んでくる. よって, CD105, CD73, およびSTRO-1を発現するこれらの細胞が血液中で発見されることは当然であると言える. 一方でBMMSCsが全身を循環する血液中で見つかることは稀である(Kuznetsovら 2007).

　歯髄の再生が可能かどうかは, 幼若歯の根管清掃後に残存した歯髄や根尖部歯乳頭が存在しているかに依存しているようである. 歯髄や根尖部歯乳頭が感染により完全に消失しているようなケースでは, 歯髄の再生は起こらないだろう. この場合, せいぜいセメント質や骨, 歯根膜を含んだ歯周組織(Fig.6.7, 6.8)が根管内に再生されることになるだろう(Huangら 2008；Huang 2009). しかし, 歯髄や根尖部歯乳頭が残存していれば再活性化または再生療法(revitalization/regenerative procedures)により, 全歯髄が再生され, さらには根管壁上に新たな象牙質の形成が得られるかもしれない.

再生歯内療法(再活性化)の足場と成長因子

　根管内に残存したものが再活性化に影響を与えることを示すエビデンスが

再生歯内療法（再活性化／血管再生） 165

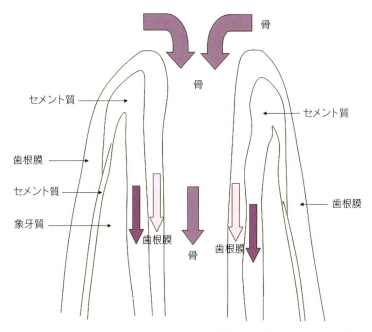

Fig.6.7 骨，歯根膜，そしてセメント質などの歯周組織が根管内に入り込み増殖している．

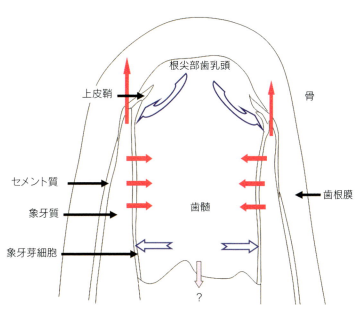

Fig.6.8 残存した歯髄が回復して再生された仮想歯髄．図中のクエスチョンマークは，歯髄が根管内に入り込み再生されるかが不明であることを意味する．

ある．足場が存在しないと再活性化は進行しなくなる．EnglandとBestらは，イヌの幼若歯40本を抜髄し足場なしで再活性化の処置を行い，半分は閉鎖せずに開放して残り半分はCavitで仮封した(England & Best 1977)．この研究の著者らは，根尖でセメント質の添加が起こり，高い確率で根尖閉鎖したことは明らかであると報告している．しかし，歯髄腔内の再活性化や根管壁の厚みが増加した形跡は見当たらなかった．

Ostby(1961)は，血液を再活性化のマトリックスとして使うことを提唱している．MyersとFountainらは，血餅は吸収されずに生活組織が増殖するためのマトリックスとして作用したことを報告している(Myers & Fountain 1974)．Thibodeauらは，血液をマトリックス材として使用したほうが何も使用しない，あるいはコラーゲンマトリックスを使用した場合よりも再活性化に優れていることを報告している(Thibodeauら 2007)．Changらは in vitro の研究において，コラーゲンは収縮するため再生療法に使用する材料としては好ましいものではないとしている(Changら 1998)．

多血小板血漿(PRP：platelet-rich plasma)とは，通常の血液中にある血小板が3.5倍以上含まれている自己血から採取された血漿である(Lindeboomら 2007)．これらの血小板はある種の成長因子の宝庫であると考えられていて，さまざまなメカニズムを通して創傷部を修復し，治癒を促進させる効果がある．これらの成長因子には，血小板由来成長因子(PDGF：platelet-derived growth factor)，形質転換増殖因子(TGF：transforming growth factor)，血管内皮増殖因子(VEGF：vascular endothelial growth factor)，線維芽細胞増殖因子(FGF：fibroblast growth factor)，オステオネクチン，オステオカルシン，インターロイキン-1(IL-1)が含まれる(Loe 1967；Broughtonら 2006；Grazianiら 2006)．PDGFは創傷部をカバーするマトリックスが堆積する速度を速め，多形核白血球(PMN)，マクロファージ，線維芽細胞成長因子，平滑筋細胞などの遊走を促進させ，さらに血管の再生速度を高める働きがある(Seniorら 1983；Grazianiら 2006)．TGFはマクロファージと線維芽細胞の遊走促進，コラーゲンの堆積と成長速度の上昇，血管再生，コラーゲンの劣化防止に関与している(Marxら 1998；Grazianiら 2006)．VEGFは血管再生と脈管形成において主要な役割を担っている(Knightonら 1983；Grazianiら 2006)．

PRPは採取した静脈血より作られる．この生産量は製造業者間で異なっている．採取された血液にはクエン酸やブドウ糖を含んだ抗凝固剤が加えられる．クエン酸やブドウ糖には，血中のカルシウムに吸着してPRPを製造する前に血液を凝固させない作用がある．血液を遠心分離器にかけると，濃度勾配によりそれぞれの血液成分が抽出できるようになる．遠心分離された血液は3層の成分に分かれる．すなわち，赤血球(RBC)層(赤血球から成る層)，PRP層,

そしてPPP(血小板乏血漿)層である．PRP層にはもっとも高濃度の血小板が含まれており，これのみを抽出して塩化カルシウムトロンビン溶液などの凝固剤を加える．これにより，さまざまな外科処置で使いやすいゲル状の溶液が製造される(Harnackら 2009；Rutkowskiら 2010)．

PRPは口腔外科や歯周病治療など，歯科のさまざまな分野で使用されている(Marxら 1998；Anitua 2001；Camargoら 2002, 2005；Kimら 2002；Lekovicら 2002；Nikolidakis & Jansen 2008)．術後の合併症や智歯の抜歯後の骨性治癒に関して，Rutkowskiらは抜歯窩にPRPを使用すると，使用しなかった場合と比較してエックス線写真上では統計的に有意に早期の骨性治癒が認められたことを報告している(Rutkowskiら 2010)．さらに，術前術後にCTを撮影して比較したところ，歯槽裂患者に腸骨を移植してPRPを用いると骨造成が促進され，術後の骨吸収も抑制されていたことが認められている(Oyamaら 2004)．この，PRP添加による早期の骨再生効果については，Marxらも同様に報告している(1998)．

PRPを用いることで軟組織治癒が促進されるメカニズムには，肉芽組織形成の活性化，消炎効果，コラーゲン量の増加，早期の創傷治癒促進効果，が含まれている(Pierceら 1992；Bashutski & Wang 2008)．サイナスリフト後に患者10名の粘膜の微小脈絡毛細血管の密度を調べたところ，PRPを用いた場合は，用いなかった場合と比較して術後最初の10日間での粘膜の創傷治癒速度が有意に高かったことが，Lindeboomらによって報告されている(Lindeboomら 2007)．他の成長因子を調べた別の研究でも，PRPを用いた場合に創傷治癒促進効果があったことを示す同様の結果が報告されている(Pierceら 1988；Wiemanら 1998；Smiellら 1999)．

Zhuと共同研究者らは，PRPとDPSCsを用いてイヌの歯髄の再活性化についての研究を行っている．彼らは成熟または幼若永久歯において，PRP単独またはDPSCsを併用しても，歯髄の再活性化は起きていなかったことを確認している(Zhuら 2012, 2013)．代わりにセメント質様，歯周組織様，骨様組織が根管内に形成されていた(Fig.6.9)．PRPをDPSCsに加えたにもかかわらず，なぜ歯髄再生が起こらなかったかは不明である．これらの研究では，DPSCs単独では歯髄を再生できなかったため，PRPの効果を明確に定義することはできない．

多血小板フィブリン(PRF：platelet-rich fibrin)，つまり第2世代の濃縮血小板は，血液を遠心分離させて化学薬品を何も加えずに製造される．PRFには製造過程で抗凝固剤，ウシ由来のトロンビン，塩化カルシウム，または他の外因性活性剤は添加されていない(PRPとは異なる)．したがって，チェアサイドで製造する場合はPRPと比較すると単純で早く，かつ容易である．

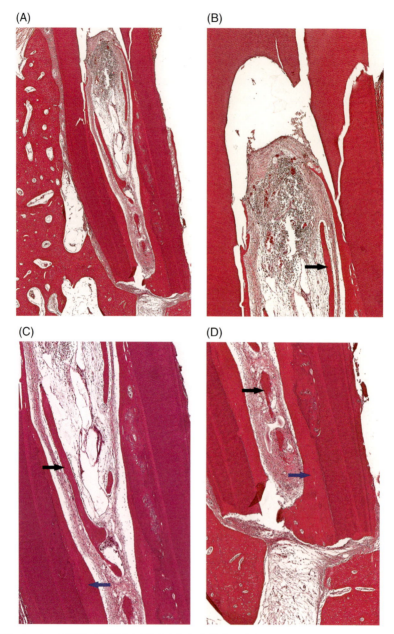

Fig.6.9 *in vivo*の研究で根管内に形成された組織像．感染させたイヌの歯の根管を殺菌し，根管内にDPSCsとPRPを移植した．90日後に実験動物を安楽死させ組織検査を行った．(A) 歯の縦断像．根管内は生活組織で満たされている．(B)歯冠側1/3の根管内を拡大すると血管線維性組織が認められ，炎症性細胞もいくらか存在した．根管内に増殖した海綿骨様の組織(矢印)とセメント質様組織層が根管壁に沿って形成されているのが観察できる．(C) 中央部1/3の根管内を拡大すると骨様組織(黒矢印)とセメント質様組織(青矢印)が根管壁上に確認できる．(D)根尖側1/3の根管内を拡大すると独立した骨様の塊(黒矢印)と細胞性のセメント質様組織の厚い層(青矢印)が認められる．(Zhuら 2013より．許諾を得て転載)

PRFにより安価な自己フィブリン膜を生成することができる．PRPはゲル状の物質であるが，フィブリン膜はフィブリンの包帯として作用し，これが創傷治癒を促進させるマトリックスとして機能する(Dohanら 2006)．

　PRPは臨床的に人工的な急速重合を起こさせるが，PRFは血液内にある天然のトロンビンとゆっくりと重合していく．そのため，天然のフィブリンマトリックスと同様に立体的な構造をもったフィブリンが生成され，さらに効果的に細胞遊走や組織増殖をさせることができる．重合過程の違いにより，それぞれのフィブリンの構造的および生物学的な特徴も異なってくる．フィブリンが集結してできる構造体には両側性または等辺性に結合する構造体の2種類がある．両側性の結合体は，PRPの製造で使われているような高濃度のトロンビンにより生成される．このためフィブリン重合体の厚みが増加する．しかし，これではサイトカインがフィブリン重合体に入り込めず細胞を遊走させるには好ましい状況ではない．PRFのような低濃度のトロンビンからは等辺性の結合体が生成され，これにより構造体の強度を保ちつつサイトカインのフィブリン重合体内への取り込みや細胞の遊走，そして高い弾力性のある細かなネットワークが構築される．したがって，PRF膜のほうが治癒を促進させるのに生理学的には好ましい構造体であるといえる．PRFの生成過程では，濃縮された未活性で機能的に成熟した血小板を含んだフィブリンのマトリックスがつくられる．このマトリックスから7日間にわたり濃縮された成長因子が放出され続けることになる(Carrollら 2005)．PRFはサイトカイン，糖鎖，そしてゆっくりと重合し生成されたフィブリンネットワーク内に取り込まれた構造糖タンパク質で構成されている(Pradeepら 2012)．

　PRFの有益な効果は顔面整形手術，サイナスリフト術，歯周病治療などのさまざまな処置において研究されている．PRFは，生体外でヒト骨膜細胞を増殖させるための適切な足場としても機能する(Pradeepら 2012)．しかし，PRFの成分を完全に把握するには，さらなる研究が必要である．

　他の濃縮血小板を作る方法と比較して，PRFを用いる場合の欠点は，遠心分離してPRFの固まりが得られたら，速やかに使用しなければならないことである．遠心分離からPRF採取までの間隔が長くなればなるほどフィブリンの重合が進み使用できなくなってしまう．PRFは遠心分離して濃縮血小板を採取したらすぐに使用しなければならない．一方でPRPは必要に応じて使用する数分前に活性化すればいいのである(Pradeepら 2012)．

　Huangら(2010b)は，歯髄細胞(DPCs：dental pulp cells)にPRFを使用した場合の生物学的効能を調査し，報告している．PRFは健康な6名の志願者より採取した．ヒト歯髄細胞は，それぞれ健康な患者の第三大臼歯を抜歯する際に採取された．細胞増殖，破骨細胞形成抑制因子(OPG：osteoprotegerin)

の発現，そしてアルカリホスファターゼ(ALP：alkaline phosphatase)活性が調査された．この研究から，PRFはDPCsの細胞活性化を阻害せず，DPCsは位相差顕微鏡下でPRFの縁に付着していることが観察された．さらにPRFは，歯髄細胞の増殖とOGP発現を促進させ，ALPの活性化を有意に上方制御していることがわかった．これらのことから，PRFを歯髄再生に用いれば，生理活性のある足場となりうるかもしれない．

　DPSCsのような幼若幹細胞が分化するには，成長因子が必要であることが報告されている(Friedlanderら 2009)．PRPには情報伝達を誘発できるような成長因子(PDGFやTGFのように)が含まれている(Grazianiら 2006)．Kimと共同研究者らは，歯髄細胞をPDGF，VEGF，bFGFそしてBMPなどのサイトカインで満たされている根管へ誘導した場合における，これらサイトカインの効果を考察している(Kimら 2010)．歯髄腔を清掃してサイトカインを注入したヒト抜去歯をマウスの背中に埋入して3週間待つと，これらの成長因子を用いた結果，幹細胞が引き寄せられて新たな歯髄様組織が髄腔内に形成された．歯髄を再生させられたことは，PDGFとIGFを用いて幼若幹細胞を歯髄様組織に分化させることができたことから証明されたことになる(Howellら 1997；Denholmら 1998)．

歯髄再活性化のための臨床上の手順

　以下は，American Association of Endodontists(AAE)が推奨する歯髄の再活性化の手順を修正したものである．

初回の治療

　アクセスキャビティーの形成は，局所麻酔を奏効させ，ラバーダム防湿下で行うべきである．根管洗浄は，洗浄剤を根尖歯周組織に押し出さないよう制御してくれるシステムを用いて，多量の1.5% NaOClで丁寧かつ徹底的に行う．根管を乾燥させ，抗生物質のペーストか水酸化カルシウムを貼薬し根管内を殺菌する．3Mixペーストを用いるなら，歯質が変色しないよう髄腔内象牙質に対してボンディング材を使い，封鎖すべきである．3Mixを練る際は，毒性を低減させるために低濃度(0.01〜0.1 mg/mL)にして1：1：1の割合でシプロフロキサシン，メトロニダゾール，ミノサイクリンを混ぜる．3Mixペーストは，レンツロスパイラル，MAPシステム，またはシリンジなどを用いて根管内に貼薬し，歯冠の変色が起こらないようにセメント-エナメル境(CEJ)より根尖側に置く．次にCavitを3〜4mmの厚みにして埋め，

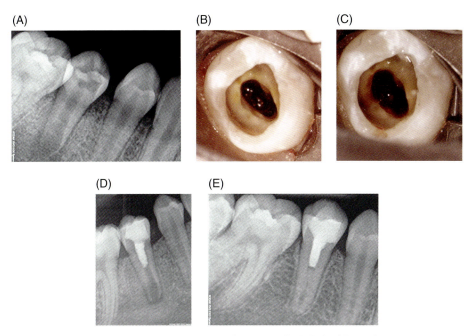

Fig.6.10 （A）術前のエックス線写真．歯髄壊死により根尖病変が生じた根未完成の下顎第二小臼歯．（B）アクセスキャビティーを形成すると歯髄壊死していたことがわかった．（C）根管清掃および除菌を行った後，出血させた．（D）MTAで血餅を覆った．（E）術後15か月で経過観のためにエックス線写真を撮影すると根尖病変は消失し，根管壁の厚みが増していた．（Debby Knaup先生のご厚意による）

その上からグラスアイオノマーセメントでアクセスキャビティーを封鎖する（Fig.6.10A～C）．

2回目の治療

　初回の治療から3～4週間後に経過観察する．感染が除去されていないようならば，同じ抗菌剤を追加するか抗生剤に代わるもので根管を殺菌する．そしてさらに3～4週間後に経過観察する．このときに感染の兆候や症状がなければ，第2段階である血管再生の処置を行う．

　血管収縮剤を含まない3％メピバカインを奏効させ（根尖歯周組織から出血させやすいように），ラバーダム防湿下で仮封材を除去する．根管を1.5％ NaOClで十分に洗浄し，続けて20mlの17％ EDTAで洗浄を行う．最後に，根尖歯周組織に洗浄剤を押し出さないような根管洗浄システムを用いて通常の生理食塩水で洗浄を行った後，ペーパーポイントで根管を乾燥させる．そして，根管形成用のファイル（#10～15）を用意し，根尖歯周組織を突き刺して出血させる．出血量の目安は，CEJから3mm根尖側の位置に留まるように

する．血液が血餅になるまで10分ほど待つ．あるいはPRPかPRFの足場を根管内に入れてもよい．MTAの充填量を調整するのに，CollaPlugやCollacoteを足場の上に置くことを推奨する臨床医もいる．MTAを3〜4mmの厚さで充填したあとは，MTAを完全に硬化させるために湿綿球を置き，仮封材で封鎖する(Fig.6.10D)．MTAが硬化したら仮封材を除去し，コンポジットレジンなどの最終修復物でアクセスキャビティーを封鎖する．これ以外の方法としては，MTAの上に直接強化グラスアイオノマーセメントを置き，さらに最終修復物をセットする．審美領域では，MTAによる歯質の変色を予防するため，髄腔壁をボンディング材で封鎖しておくとよい．

臨床的およびエックス線写真的経過観察

術後最初の1〜2年は，3〜6か月毎に患者を呼んで経過観察すべきである(Fig.6.10E)．最後に経過観察を行うときには，臨床的な症状は消退し，エックス線写真上の根尖透過像も消え，根管壁の厚みと歯根長が増加しているのが確認できることであろう．

参考文献

Aggarwal, V., Miglani, S., Singla, M. (2012) Conventional apexification and revascularization induced maturogenesis of two non-vital, immature teeth in same patient: 24 months follow up of a case. *Journal of Conservation Dentistry* **15**(1), 68–72.

Alsousou, J., Thompson, M., Hulley, P., *et al*. (2009) The biology of platelet-rich plasma and its application in trauma and orthopaedic surgery: a review of the literature. *Journal of Bone and Joint Surgery of Britain* **91**(8), 987–96.

American Association of Endodontists. Considerations for Regenerative Procedures. Available at: http://www.aae.org/uploadedfiles/clinical_resources/regenerative_endodontics/considerationsregendo7-31-13.pdf

Andreasen, J.O., Borum, M.K., Jacobsen, H.L., *et al*. (1995) Replantation of 400 avulsed permanent incisors. 2. Factors related to pulpal healing. *Endodontics and Dental Traumatology* **11**(2), 59–68.

Anitua, E. (2011) The use of plasma-rich growth factors (PRGF) in oral surgery. Practical Procedures in Aesthetic Dentistry **13**(6), 487–93; quiz 487–93.

Banchs, F., Trope, M. (2004) Revascularization of immature permanent teeth with apical periodontitis: new treatment protocol? *Journal of Endodontics* **30**(4), 196–200.

Barrett, A.P., Reade, P.C. (1981) Revascularization of mouse tooth isografts and allografts using autoradiography and carbon-perfusion. *Archives of Oral Biology* **26**(7), 541–5.

Bashutski, J.D., Wang, H.L. (2008) Role of platelet-rich plasma in soft tissue root-coverage procedures: a review. *Quintessence International* **39**(6), 473–83.

Batouli, S., Miura, M., Brahim, J., *et al*. Comparison of stem-cell-mediated osteogenesis and dentinogenesis. *Journal of Dental Research* **82**(12), 976–81.

Bauss, O., Schilke, R., Fenske, C., *et al.* (2002) Autotransplantation of immature third molars: influence of different splinting methods and fixation periods. *Dental Traumatology* **18**(6), 322–8.

Bose, R., Nummikoski, P., Hargreaves, K. (2009) A retrospective evaluation of radiographic outcomes in immature teeth with necrotic root canal systems treated with regenerative endodontic procedures. *Journal of Endodontics* **35**(10), 1343–9.

Broughton, G., 2nd, Janis, J.E., Attinger, C.E. (2006) Wound healing: an overview. *Plastic and Reconstructive Surgery* **117**(7 Suppl), 1e-S–32e-S.

Buhrley, M.R., Corr, R., Shabahang, S., *et al.* (2011) Identification of tissues formed after pulp revascularization in a Ferret model. *Journal of Endodontics* **37**(3), 29.

Camargo, P.M., Lekovic, V., Weinlaender, M., *et al.* (2002) Platelet-rich plasma and bovine porous bone mineral combined with guided tissue regeneration in the treatment of intrabony defects in humans. *Journal of Periodontal Research* **37**(4), 300–6.

Camargo, P.M., Lekovic, V., Weinlaender, M., (2005) A reentry study on the use of bovine porous bone mineral, GTR, and platelet-rich plasma in the regenerative treatment of intrabony defects in humans. *International Journal of Periodontics and Restorative Dentistry* **25**(1), 49–59.

Carroll, R., Amoczky, S., Graham, S., *et al.* (2005) *Characterization of Autologous Growth Factors in Cascade Platelet Rich Fibrin Matrix (PRFM)*. Musculoskeletal Transplant Foundation, Edison, NJ.

Cehreli, Z.C., Isbitiren, B., Sara, S., *et al.* (2011) Regenerative endodontic treatment (revascularization) of immature necrotic molars medicated with calcium hydroxide: a case series. *Journal of Endodontics* **37**(9), 1327–30.

Cehreli, Z.C., Sara, S., Aksoy, B. (2012) Revascularization of immature permanent incisors after severe extrusive luxation injury. *Journal of the Canadian Dental Association* **78**, c4.

Chang, M.C., Lin, C.P., Huang, T.F., *et al.* (1998) Thrombin-induced DNA synthesis of cultured human dental pulp cells is dependent on its proteolytic activity and modulated by prostaglandin E2. *Journal of Endodontics* **24**(11), 709–13.

Chen, M.Y., Chen, K.L., Chen, C.A., *et al.* (2012) Responses of immature permanent teeth with infected necrotic pulp tissue and apical periodontitis/abscess to revascularization procedures. *International Endodontics Journal* **45**(3), 294–305.

Chen, X., Bao, Z.F., Liu, Y., *et al.* (2013) Regenerative endodontic treatment of an immature permanent tooth at an early stage of root development: a case report. *Journal of Endodontics* **39**(5), 719–22.

Chueh, L.H., Huang, G.T. (2006) Immature teeth with periradicular periodontitis or abscess undergoing apexogenesis: a paradigm shift. *Journal of Endodontics* **32**(12), 1205–13.

Cotti, E., Mereu, M., Lusso, D. (2008) Regenerative treatment of an immature, traumatized tooth with apical periodontitis: report of a case. *Journal of Endodontics* **34**(5), 611–16.

Cvek, M., Cleaton-Jones, P., Austin, J., *et al.* (1990a) Effect of topical application of doxycycline on pulp revascularization and periodontal healing in reimplanted monkey incisors. *Endodontics and Dental Traumatology* **6**(4), 170–6.

Cvek, M., Cleaton-Jones, P., Austin, J., *et al.* (1990b) Pulp revascularization in reimplanted immature monkey incisors– predictability and the effect of antibiotic systemic prophylaxis. *Endodontics and Dental Traumatology* **6**(4), 157–69.

da Silva, L.A., Nelson-Filho, P., da Silva, R.A., *et al.* (2010) Revascularization and periapical repair after endodontic treatment using apical negative pressure irrigation versus conventional irrigation plus triantibiotic intracanal dressing in dogs' teeth with apical periodontitis. *Oral surgery, Oral Medicine, Oral Pathology, Oral Radiology, and Endodontics* **109**(5), 779–87.

Das, S., Das, A.K., Murphy, R.A. (1997) Experimental apexigenesis in baboons. *Endodontics and Dental Traumatology* **13**(1), 31–5.

Denholm, I.A., Moule, A.J., Bartold, P.M. (1998) The behaviour and proliferation of human dental pulp cell strains in vitro, and their response to the application of platelet-derived growth factorBB and insulin-like growth factor-1. *International Endodontics Journal* **31**(4), 251–8.

Ding, R.Y., Cheung, G.S., Chen, J., *et al.* (2009) Pulp revascularization of immature teeth with apical periodontitis: a clinical study. *Journal of Endodontics* **35**(5), 745–9.

Dohan, D.M., Choukroun, J., Diss, A., *et al.* (2006) Platelet-rich fibrin (PRF): a second-generation platelet concentrate. Part I: technological concepts and evolution. *Oral Surgery, Oral Medicine, Oral Pathology, Oral Radiology, and Endodontics* **101**(3), e37–44.

England, M.C., Best, E. (1977) Noninduced apical closure in immature roots of dogs' teeth. *Journal of Endodontics* **3**(11), 411–17.

Friedlander, L.T., Cullinan, M.P., Love, R.M. (2009) Dental stem cells and their potential role in apexogenesis and apexification. *International Endodontics Journal* **42**(11), 955–62.

Fuss, Z. (1985) Successful self-replantation of avulsed tooth with 42-year follow-up. *Endodontics and Dental Traumatology* **1**(3), 120–2.

Goncalves, S.B., Dong, Z., Bramante, C.M., *et al.* (2007) Tooth slicebased models for the study of human dental pulp angiogenesis. *Journal of Endodontics* **33**(7), 811–14.

Graziani, F., Ivanovski, S., Cei, S., *et al.* (2006) The in vitro effect of different PRP concentrations on osteoblasts and fibroblasts. *Clinical Oral Implants Research* **17**(2), 212–19.

Gronthos, S., Brahim, J., Li, W., *et al.* Stem cell properties of human dental pulp stem cells. *Journal of Dental Research* **81**(8), 531–35.

Gronthos, S., Mankani, M., Brahim, J., *et al.* (2000) Postnatal human dental pulp stem cells (DPSCs) in vitro and in vivo. *Proceedings of the National Academy of Sciences of the U S A* **97**(25), 13625–30.

Ham, J.W., Patterson, S.S., Mitchell, D.F. (1972) Induced apical closure of immature pulpless teeth in monkeys. *Oral Surgery, Oral Medicine, Oral Pathology* **33**(3), 438–49.

Hargreaves, K.M., Giesler, T., Henry, M., *et al.* (2008) Regeneration potential of the young permanent tooth: what does the future hold? *Journal of Endodontics* **34**(7 Suppl), S51–6.

Harnack, L., Boedeker, R.H., Kurtulus, I., *et al.* (2009) Use of platelet-rich plasma in periodontal surgery – a prospective randomised double blind clinical trial. *Clinical Oral Investigations* **13**(2), 179–87.

Hiremath, H., Gada, N., Kini, Y., *et al.* (2008) Single-step apical barrier placement in immature teeth using mineral trioxide aggregate and management of periapical inflammatory lesion using platelet-rich plasma and hydroxyapatite. *Journal of Endodontics* **34**(8), 1020–4.

Howell, T.H., Fiorellini, J.P., Paquette, D.W., *et al.* (1997) A phase I/II clinical trial to evaluate a combination of recombinant human platelet-derived growth factor-BB and recombinant human insulin-like growth factor-I in patients with periodontal disease. *Journal of Periodontology* **68**(12), 1186–93.

Huang, G.T. (2009) Apexification: the beginning of its end. *International Endodontics Journal* **42**(10), 855–66.

Huang, G.T., Sonoyama, W., Chen, J., *et al.* (2006) In vitro characterization of human dental pulp cells: various isolation methods and culturing environments. *Cell and Tissue Research* **324**(2), 225–36.

Huang, G.T., Sonoyama, W., Liu, Y., *et al.* (2008) The hidden treasure in apical papilla: the potential role in pulp/dentin regeneration and bioroot engineering. *Journal of Endodontics* **34**(6), 645–51.

Huang, G.T., Gronthos, S., Shi, S. (2009) Mesenchymal stem cells derived from dental tissues vs. those from other sources: their biology and role in regenerative medicine. *Journal of Dental Research* **88**(9), 792–806.

Huang, G.T., Yamaza, T., Shea, L.D., *et al.* (2010a) Stem/progenitor cell-mediated de novo regeneration of dental pulp with newly deposited continuous layer of dentin in an in vivo model. *Tissue Engineering Part A* **16**(2), 605–15.

Huang, F.M., Yang, S.F., Zhao, J.H., *et al.* (2010b) Platelet-rich fibrin increases proliferation and differentiation of human dental pulp cells. *Journal of Endodontics* **36**(10), 1628–32.

Iwaya, S.I., Ikawa, M., Kubota, M. (2001) Revascularization of an immature permanent tooth with apical periodontitis and sinus tract. *Dental Traumatology* **17**(4), 185–7.

Jadhav, G., Shah, N., Logani, A. (2012) Revascularization with and without platelet-rich plasma in nonvital, immature, anterior teeth: a pilot clinical study. *Journal of Endodontics* **38**(12), 1581–7.

Jeeruphan, T., Jantarat, J., Yanpiset, K., *et al.* (2012) Mahidol study 1: comparison of radiographic and survival outcomes of immature teeth treated with either regenerative endodontic or apexification methods: a retrospective study. *Journal of Endodontics* **38**(10), 1330–6.

Johnson, W.T., Goodrich, J.L., James, G.A. (1985) Replantation of avulsed teeth with immature root development. *Oral Surgery, Oral Medicine, Oral Pathology* **60**(4), 420–27.

Jung, I.Y., Lee, S.J., Hargreaves, K.M. (2008) Biologically based treatment of immature permanent teeth with pulpal necrosis: a case series. *Journal of Endodontics* **34**(7), 876–87.

Jung, I.Y., Kim, E.S., Lee, C.Y., *et al.* (2011) Continued development of the root separated from the main root. *Journal of Endodontics* **37**(5), 711–14.

Kakehashi, S., Stanley, H.R., Fitzgerald, R.J. (1965) The effects of surgical exposures of dental pulps in germ-free and conventional laboratory rats. *Oral Surgery, Oral Medicine, Oral Pathology* **20**, 340–9.

Kerekes, K., Heide, S., Jacobsen, I. (1980) Follow-up examination of endodontic treatment in traumatized juvenile incisors. *Journal of Endodontics* **6**(9), 744–8.

Keswani, D., Pandey, R.K. (2013) Revascularization of an immature tooth with a necrotic pulp using platelet-rich fibrin: a case report. *International Endodontics Journal* **46**(11), 1096–104.

Kim, S.G., Kim, W.K., Park, J.C., *et al.* (2002) A comparative study of osseointegration of Avana implants in a demineralized freeze-dried bone alone or with platelet-rich plasma. *Journal of Oral and Maxillofacial Surgery* **60**(9), 1018–25.

Kim, D.S., Park, H.J., Yeom, J.H., *et al.* (2012) Long-term follow-ups of revascularizedimmature necrotic teeth: three case reports. *International Journal of Oral Science* **4**(2), 109–13.

Kim, J.Y., Xin, X., Moioli, E.K., *et al.* (2010) Regeneration of dental pulp-like tissue by chemotaxis-induced cell homing. *Tissue Engineering Part A* **16**(10), 3023–31.

Kling, M., Cvek, M., Mejare, I. (1986) Rate and predictability of pulp revascularization in therapeutically reimplanted permanent incisors. *Endodontics and Dental Traumatology* **2**(3), 83–9.

Knighton, D.R., Hunt, T.K., Scheuenstuhl, H., *et al.* (1983) Oxygen tension regulates the expression of angiogenesis factor by macrophages. *Science* **221**(4617), 1283–5.

Kuznetsov, S.A., Mankani, M.H., Leet, A.I., *et al.* (2007) Circulating connective tissue precursors: extreme rarity in humans and chondrogenic potential in guinea pigs. *Stem Cells* **25**(7), 1830–9.

Kvinnsland, I., Heyeraas, K.J. (1989) Dentin and osteodentin matrix formation in apicoectomized replanted incisors in cats. *Acta Odontologica Scandinavica* **47**(1), 41–52.

Lekovic, V., Camargo, P.M., Weinlaender, M., et al. (2002) Comparison of platelet-rich plasma, bovine porous bone mineral, and guided tissue regeneration versus plateletrich plasma and bovine porous bone mineral in the treatment of intrabony defects: a reentry study. *Journal of Periodontology* **73**(2), 198–205.

Lenzi, R., Trope, M. (2012) Revitalization procedures in two traumatized incisors with different biological outcomes. *Journal of Endodontics* **38**(3), 411–14.

Lin, L., Shovlin, F., Skribner, J., et al. (1984) Pulp biopsies from the teeth associated with periapical radiolucency. *Journal of Endodontics* **10**(9), 436–48.

Lindeboom, J.A., Mathura, K.R., Aartman, I.H., et al. (2007) Influence of the application of platelet-enriched plasma in oral mucosal wound healing. *Clinical Oral Implants Research* **18**(1), 133–9.

Loe, H. (1967) The Gingival Index, the Plaque Index and the Retention Index Systems. *Journal of Periodontology* **38**(6):Suppl, 610–16.

Love, R.M. (1996) Bacterial penetration of the root canal of intact incisor teeth after a simulated traumatic injury. *Endodontics and Dental Traumatology* **12**(6), 289–93.

Lovelace, T.W., Henry, M.A., Hargreaves, K.M., et al. (2011) Evaluation of the delivery of mesenchymal stem cells into the root canal space of necrotic immature teeth after clinical regenerative endodontic procedure. *Journal of Endodontics* **37**(2), 133–38.

Marx, R.E., Carlson, E.R., Eichstaedt, R.M., et al. (1998) Plateletrich plasma: Growth factor enhancement for bone grafts. *Oral Surgery, Oral Medicine, Oral Pathology, Oral Radiology, and Endodontics* **85**(6), 638–46.

Mendoza, A.M., Reina, E.S., Garcia-Godoy, F. (2010) Evolution of apical formation on immature necrotic permanent teeth. *American Journal of Dentistry* **23**(5), 269–74.

Mesaros, S.V., Trope, M. (1997) Revascularization of traumatized teeth assessed by laser Doppler flowmetry: case report. *Endodontics and Dental Traumatology* **13**(1), 24–30.

Miller, E.K., Lee, J.Y., Tawil, P.Z., et al. (2012) Emerging therapies for the management of traumatized immature permanent incisors. *Pediatric Dentistry* **34**(1), 66–69.

Monsour, F.N. (1971) Pulpal changes following the reimplantation of teeth in dogs: a histological study. *Australian Dental Journal* **16**(4), 227–31.

Myers, W.C., Fountain, S.B. (1974) Dental pulp regeneration aided by blood and blood substitutes after experimentally induced periapical infection. *Oral Surgery, Oral Medicine, Oral Pathology* **37**(3), 441–50.

Nevins, A.J., Finkelstein, F., Borden, B.G., et al. (1976) Revitalization of pulpless open apex teeth in rhesus monkeys, using collagen-calcium phosphate gel. *Journal of Endodontics* **2**(6), 159–65.

Nevins, A., Wrobel,W., Valachovic, R., et al. (1977) Hard tissue induction into pulpless open-apex teeth using collagen-calcium phosphate gel. *Journal of Endodontics* **3**(11), 431–3.

Nevins, A., Finkelstein, F., Laporta, R., et al. (1978) Induction of hard tissue into pulpless open-apex teeth using collagen-calcium phosphate gel. *Journal of Endodontics* **4**(3), 76–81.

Nikolidakis, D., Jansen, J.A. (2008) The biology of platelet-rich plasma and its application in oral surgery: literature review. *Tissue Engineering. Part B, Reviews* **14**(3), 249–58.

Nosrat, A., Seifi, A., Asgary, S. (2011) Regenerative endodontic treatment (revascularization) for necrotic immature permanent molars: a review and report of two cases with a new biomaterial. *Journal of Endodontics* **37**(4), 562–7.

Ostby, B.N. (1961) The role of the blood clot in endodontic therapy. An experimental histologic study. *Acta Odontologica Scandinavica* **19**, 324–53.

Oyama, T., Nishimoto, S., Tsugawa, T., *et al.* (2004) Efficacy of platelet-rich plasma in alveolar bone grafting. *Journal of Oral Maxillofacial Surgery* **62**(5), 555–8.

Petrino, J.A., Boda, K.K., Shambarger, S., *et al.* (2010) Challenges in regenerative endodontics: a case series. *Journal of Endodontics* **36**(3), 536–41.

Pierce, G.F., Mustoe, T.A., Senior, R.M., *et al.* (1988) In vivo incisional wound healing augmented by platelet-derived growth factor and recombinant c-sis gene homodimeric proteins. *Journal of Experimental Medicine* **167**(3), 974–87.

Pierce, G.F., Tarpley, J.E., Yanagihara, D., *et al.* (1992) Plateletderived growth factor (BB homodimer), transforming growth factor-beta 1, and basic fibroblast growth factor in dermal wound healing. *Neovessel and matrix formation and cessation of repair. American Journal of Pathology* **140**(6), 1375–88.

Pradeep, A.R., Rao, N.S., Agarwal, E., *et al.* (2012) Comparative evaluation of autologous platelet-rich fibrin and platelet-rich plasma in the treatment of 3-wall intrabony defects in chronic periodontitis: a randomized controlled clinical trial. *Journal of Periodontology* **83**(12), 1499–1507.

Reynolds, K., Johnson, J.D., Cohenca, N. (2009) Pulp revascularization of necrotic bilateral bicuspids using a modified novel technique to eliminate potential coronal discolouration: a case report. *International Endodontics Journal* **42**(1), 84–92.

Ritter, A.L., Ritter, A.V., Murrah, V., *et al.* (2004) Pulp revascularization of replanted immature dog teeth after treatment with minocycline and doxycycline assessed by laser Doppler flowmetry, radiography, and histology. *Dental Traumatology* **20**(2), 75–84.

Rule, D.C., Winter, G.B. (1966) Root growth and apical repair subsequent to pulpal necrosis in children. *British Dental Journal* **120**(12), 586–90.

Rutkowski, J.L., Johnson, D.A., Radio, N.M., *et al.* (2010) Platelet rich plasma to facilitate wound healing following tooth extraction. *Journal of Oral Implantology* **36**(1), 11–23.

Scarparo, R.K., Dondoni, L., Bottcher, D.E., *et al.* (2011) Response to intracanal medication in immature teeth with pulp necrosis: an experimental model in rat molars. *Journal of Endodontics* **37**(8), 1069–73.

Schilder, H. (1967) Filling root canals in three dimensions. *Dental Clinics of North America* Nov: 723–44.

Senior, R.M., Griffin, G.L., Huang, J.S., *et al.* (1983) Chemotactic activity of platelet *al*pha granule proteins for fibroblasts. *Journal of Cell Biology* **96**(2), 382–5.

Shah, N., Logani, A., Bhaskar, U., *et al.* (2008) Efficacy of revascularization to induce apexification/apexogensis in infected, nonvital, immature teeth: a pilot clinical study. *Journal of Endodontics* **34**(8), 919–25; Discussion 1157.

Sheppard, P.R., Burich, R.L. (1980) Effects of extra-oral exposure and multiple avulsions on revascularization of reimplanted teeth in dogs. *Journal of Dental Research* **59**(2), 140.

Shi, S., Gronthos, S. (2003) Perivascular niche of postnatal mesenchymal stem cells in human bone marrow and dental pulp. *Journal of Bone and Mineral Research* **18**(4), 696–704.

Shin, S.Y., Albert, J.S., Mortman, R.E. (2009) One step pulp revascularization treatment of an immature permanent tooth with chronic apical abscess: a case report. *International Endodontics Journal* **42**(12), 1118–26.

Skoglund, A. (1981) Vascular changes in replanted and autotransplanted apicoectomized mature teeth of dogs. *International Journal of Oral Surgery* **10**(2), 100–10.

Skoglund, A., Tronstad, L. (1981) Pulpal changes in replanted and autotransplanted immature teeth of dogs. *Journal of Endodontics* **7**(7), 309–16.

Smiell, J.M., Wieman, T.J., Steed, D.L., *et al.* (1999) Efficacy and safety of becaplermin (recombinant human platelet-derived growth factor-BB) in patients with nonhealing, lower extremity diabetic ulcers: a combined analysis of four randomized studies. *Wound Repair and Regeneration* **7**(5), 335–46.

Soares Ade, J., Lins, F.F., Nagata, J.Y, *et al.* (2013) Pulp revascularization after root canal decontamination with calcium hydroxide and 2% chlorhexidine gel. *Journal of Endodontics* **39**(3), 417–20.

Sonoyama, W., Liu, Y., Fang, D., *et al.* (2006) Mesenchymal stem cell-mediated functional tooth regeneration in swine. *PLoS One* **1**, e79.

Sonoyama, W., Liu, Y., Yamaza, T., *et al.* (2008) Characterization of the apical papilla and its residing stem cells from human immature permanent teeth: a pilot study. *Journal of Endodontics* **34**(2), 166–71.

Thibodeau, B., Teixeira, F., Yamauchi, M., *et al.* (2007) Pulp revascularization of immature dog teeth with apical periodontitis. *Journal of Endodontics* **33**(6), 680–9.

Thomson, A., Kahler, B. (2010) Regenerative endodontics – biologically-based treatment for immature permanent teeth: a case report and review of the literature. *Australian Dental Journal* **55**(4), 446–52.

Torabinejad, M., Turman, M. (2011) Revitalization of tooth with necrotic pulp and open apex by using platelet-rich plasma: a case report. *Journal of Endodontics* **37**(2), 265–8.

Torabinejad, M., Anderson, P., Bader, J., *et al.* (2007) Outcomes of root canal treatment and restoration, implant-supported single crowns, fixed partial dentures, and extraction without replacement: A systematic review. *Journal of Prosthetic Dentistry* **98**(4), 285–311.

Torneck, C.D., Smith, J.S., Grindall, P. (1973) Biologic effects of endodontic procedures on developing incisor teeth. 3. Effect of debridement and disinfection procedures in the treatment of experimentally induced pulp and periapical disease. *Oral Surgery, Oral Medicine, Oral Pathology* **35**(4), 532–40.

Tsukamoto-Tanaka, H., Ikegame, M., Takagi, R., *et al.* (2006) Histochemical and immunocytochemical study of hard tissue formation in dental pulp during the healing process in rat molars after tooth replantation. *Cell and Tissue Research* **325**(2), 219–229.

Wang, X., Thibodeau, B., Trope, M., *et al.* (2010) Histologic characterization of regenerated tissues in canal space after the revitalization/revascularization procedure of immature dog teeth with apical periodontitis. *Journal of Endodontics* **36**(1), 56–63.

Wieman, T.J., Smiell, J.M., Su, Y. (1998) Efficacy and safety of a topical gel formulation of recombinant human platelet-derived growth factor-BB (becaplermin) in patients with chronic neuropathic diabetic ulcers. A phase III randomized placebo-controlled double-blind study. *Diabetes Care* **21**(5), 822–7.

Yamauchi, N., Yamauchi, S., Nagaoka, H., *et al.* (2011) Tissue engineering strategies for immature teeth with apical periodontitis. *Journal of Endodontics* **37**(3), 390–97.

Yang, J., Zhao, Y., Qin, M., *et al.* (2013) Pulp revascularization of immature dens invaginatus with periapical periodontitis. *Journal of Endodontics* **39**(2), 288–92.

Yanpiset, K., Trope, M. (2000) Pulp revascularization of replanted immature dog teeth after different treatment methods. *Endodontics and Dental Traumatology* **16**(5), 211–17.

Zhao, C., Hosoya, A., Kurita, H., *et al.* (2007) Immunohistochemical study of hard tissue formation in the rat pulp cavity after tooth replantation. *Archives of Oral Biology* **52**(10), 945–53.

Zhu, X., Zhang, C., Huang, G.T., *et al.* (2012) Transplantation of dental pulp stem cells and platelet-rich plasma for pulp regeneration. *Journal of Endodontics* **38**, 1604–9.

Zhu, W., Zhu, X., Huang, G.T., *et al.* (2013) Regeneration of dental pulp tissue in immature teeth with apical periodontitis using platelet-rich plasma and dental pulp cells. *International Endodontics Journal* **46**(10), 962–70.

Zuong, X.Y., Yang, Y.P., Chen, W.X., *et al.* (2010) [Pulp revascularization of immature anterior teeth with apical periodontitis]. *Hua Xi Kou Qiang Yi Xue Za Zhi* **28**(6), 672–4.

7 MTAを用いての穿孔封鎖

Mahmoud Torabinejad[1], Ron Lemon[2]

[1]Department of Endodontics, Loma Linda University School of Dentistry, USA
[2]UNLV, School of Dental Medicine, USA

序論	**180**
穿孔の種類	**184**
アクセス形成に起因する穿孔	184
根管清掃・形成に起因する穿孔	
（ストリップパーフォレーション）	186
歯根吸収に関連した穿孔（内部吸収，外部吸収）	186
穿孔封鎖の予後に影響を与える要素	**187**
穿孔の大きさ	187
穿孔した場所	188
歯髄腔の穿孔	**189**
原因	189
予防	189
歯髄腔穿孔の認識と治療	191
側壁面の穿孔封鎖	191
根分岐部の穿孔封鎖	192
根管清掃・形成中の穿孔	**192**
歯冠側根管の穿孔	192
原因，予兆，予防	192
治療	193
予後	194
根管側方の穿孔	195
原因と予兆	195
根中央部穿孔の治療	195
予後	197
根尖側根管の穿孔	197
原因と予兆	197
治療	197

予後	197
ポスト形成中の根管穿孔	**198**
原因，予兆，予防	199
治療	199
予後	199
穿孔してからの経過時間	199
MTAを用いた根管内穿孔封鎖術	**201**
方法	201
まとめ	**204**
参考文献	**204**

序論

　さまざまなケースにおいて穿孔封鎖を試みるかどうかを術者および患者が決断する際には，多くの事を考慮する必要がある．医原性の穿孔は稀なことである．もしそうでない場合は，症例選択，技術レベル，そして歯科用顕微鏡(DOM)などの機材の使用を検討して，穿孔しないように心掛けるべきである．治すよりも予防するほうがつねに望ましいものであるので，術者は自分の技術力や経験の程度に合わせて症例を選択すべきであり，難症例は専門医に紹介するべきである．完璧に処置できた穿孔封鎖症例であっても，歯の構造的な強度は損なわれているので長期的な予後は悪くなる可能性があり，最終的には歯根破折や歯周組織の喪失につながる可能性もある．

　術者は，時間，場所，穿孔の大きさといった穿孔封鎖の予後に影響する重要な可変要因を把握する必要がある(Petersssonら 1985；Fuss & Trope 1996)．これらの可変要因を把握できていれば，さまざまなケースにおける穿孔封鎖の予後は良好となるだろう．穿孔したら抜歯は避けられないというわけではない．患者に抜歯を勧める前に，治療の選択肢をいくつか提示すべきである．歯内療法の治療同意書には穿孔の可能性に関して記載があるべきである．さらに術者は，患者に穿孔の可能性について説明するのを渋るべきではない．

　穿孔した歯を治療するか抜歯するかを決める重要な要素は，歯を残した場合の患者にとっての利点，穿孔封鎖の予後，そして修復処置的および歯周病的な観点からの患者の口腔内全体の状態である．口腔内が不衛生で歯周病に罹患した歯に穿孔封鎖を行っても予後不良となる．穿孔をともなう歯に複雑な補綴処置が将来必要になる場合は，穿孔封鎖の治療費を患者に請求することはお勧めできない．

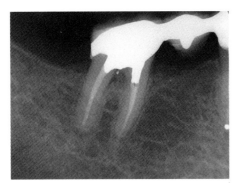
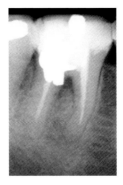

Fig.7.1 MTAが登場する前は，アマルガムのような修復物が穿孔部の封鎖に使用されていたが，つねに湿気にさらされることや充填しにくいことが原因で成功率は低かった．ここ示す2症例とも歯槽骨の吸収が認められるため穿孔封鎖は失敗である．

　従来の方法で穿孔封鎖の処置を行った症例と比較すると，現在の方法で行った症例の予後は改善されている．穿孔封鎖が成功した場合やMTA(Dentsply Tulsa Dental, Tulsa, OK)のような生物学的活性のある材料を用いた場合にどのような効果をもたらすのかを詳しく把握することで，穿孔封鎖の予後を大きく改善することができているのである．生物学的活性のある材料を使えるようになる前の時代では，穿孔部を封鎖するのに修復材が用いられていた．アマルガム，Cavit，Intermediate Restorative Material(IRM)，グラスアイオノマーセメント，コンポジットレジンが用いられていたが，それらは辺縁封鎖性に問題があった(Fig.7.1)．湿気のある環境下での穿孔封鎖にそれらの修復材を使用すると封鎖性に問題が生じるのである(Seltzerら 1970；Alhadainy 1994；Fuss & Trope 1996；Reganら 2005；Tsesis & Fuss 2006)．また封鎖方法にも問題があり，たいていは適切に封鎖されていないことが多かった．さらには修復材が根尖歯周組織に逸脱すると異物反応により歯周組織に慢性的な炎症が生じた(Fig.7.2)．

　湿気の制御や修復材を押し出さないようにするために，"マトリックス保護"法(internal matrix method)が考案された．ヒドロキシアパタイトや硫酸カルシウムなどの生物学的許容性のある補填材を穿孔部から骨欠損部に詰めることにより，湿気は制御され，穿孔封鎖材がオーバー充填される可能性も低くなるため，適切に穿孔部を封鎖することができる(Lemon 1990, 1992)．

　1998年にMTAの発売が開始されたことで，生物学的修復時代の幕開けとなった．MTAの好ましい独特な性質については，本書の始めに解説した．MTAをリン酸イオンを含んだ平衡生理食塩水と混和するとヒドロキシアパタイト結晶がMTAの表層に形成される(Sarkarら 2005)．ヒドロキシアパタイ

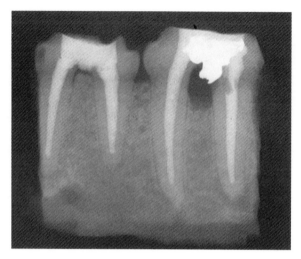

Fig.7.2 アマルガムを穿孔部に充填するのは困難であり，また封鎖性が高くないことから，実験ではアマルガムを充填した根分岐部の骨吸収は進行し，慢性の炎症が生じた．これに対して穿孔部の封鎖にMTAが使われた隣接歯では，同じ結果にはならなかった．

トは石灰化を起こすには必須である．生物学的な修復とは，硬化したMTAの表面がセメント質や骨で覆われることを意味する．もっとも大事なことは，他の修復材と比較してMTAを使用した場合に誘発された慢性の炎症はほとんどなかった(Fig.7.3)ことである(Pitt Fordら 1995；Torabinejadら 1995；Kohら 1997；Keiserら 2000；Hollandら 2001；Rafterら 2002；Camilleri & Pitt Ford 2006；Ribeiroら 2006；Souzaら 2006；Camilleri 2008；Komabayashi & Spångberg 2008；Wangら 2009；Brito-Júniorら 2010；Samieeら 2010；Silva Netoら 2010；Fayaziら 2011)．Pitt Ford(1995)らは，イヌ小臼歯の根分岐部を穿孔させ，穿孔直後または1週間汚染させてから，アマルガムまたはMTAで穿孔部を封鎖した．これらの標本を組織検査したところ，MTAで封鎖したもののほとんどにMTA上へのセメント質の形成が認められたが，アマルガムで封鎖したものの結果は逆になっていた．

穿孔封鎖の治癒率は，穿孔直後で汚染されていない環境下でMTAを用いて封鎖したほうが後日汚染されてから封鎖した場合よりも有意に高いことが報告されている．Yildirimら(2005)は，イヌの歯の根分岐部穿孔をMTAまたはSuperEBAで封鎖し，その治癒率を調査している．6か月後に組織学的に調べると充填したすべてのMTAの下にはセメント質の形成が認められた．これに対して，SuperEBAで封鎖したものの下にはセメント質の形成がないばかりか，同時に中等度から重度の炎症が観察された．Noetzelら(2006)は，イヌを用いた別の研究においてリン酸三カルシウムセメントで根分岐部の穿孔封

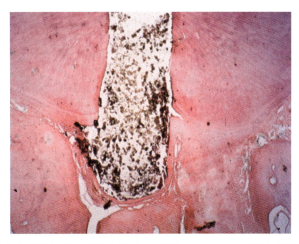

Fig.7.3 イヌ小臼歯根分岐部の穿孔をMTAで封鎖したことで，MTAに隣接した部分にセメント質の形成を認めた．また，歯根膜には炎症性細胞の浸潤は認められない．

鎖を行った12週間後，MTAで行った場合と比較して炎症性細胞の浸潤量は有意に多いことが観察できたことを報告してる．Al-DaafasとAl-Nazhan(2007)らは，グレーMTAまたはアマルガムを用いて細菌感染したイヌの歯の根分岐部の穿孔を封鎖し，材料による違いを比較してる．さらに彼らは，押し出しを防ぐためのバリアとして硫酸カルシウムをMTAの下に入れた場合の効果も調査している．過去の研究結果と同様に，MTAで封鎖を行った場合はアマルガムでの場合と比較して有意に炎症は少なく，より多くの骨形成が認められた．またオーバー充填を防ぐために硫酸カルシウムを入れていた標本では，穿孔封鎖部の周辺には軽度から中等度の慢性炎症と重層偏平上皮が観察された．Vladimirovら(2007)は，イヌの歯の根分岐部穿孔部をProRoot MTAもしくはチタンセメントで封鎖し，評価している．30日後にはチタンセメントと比較してMTAの下に生じた皮膜厚と炎症性細胞浸潤量は少なかったことが観察された．現在発表されている研究を基にまとめると，MTAで穿孔封鎖を行えば他の市販されている穿孔部封鎖材と比較して組織学的により優れた結果が得られる．しかし，MTAがオーバー充填しないようにマトリックス(バリア)を入れたとしても，これは治療の成功にはまったく影響しない．加えて，穿孔部は細菌感染が起こらないように速やかに封鎖することが成功の鍵となる．

　MTAの優れた封鎖性は，MTAと歯質の間にヒドロキシアパタイト結晶が形成されることに起因していることが報告されている(Kohら 1997；Hollandら 1999；Reganら 2002；Mainら 2004；Juárez Broonら 2006；Paceら 2008；Robertsら 2008；Mirandaら2009；Menteら 2010)．MTAで適切に穿孔封鎖を行うことで，多数の穿孔封鎖症例の予後が大いに改善される．

穿孔の種類

アクセス形成に起因する穿孔

　石灰化根管の探索は穿孔を招く結果になりうる．歯槽骨頂より歯冠側に位置する穿孔はアマルガムやコンポジットレジンなどの修復材で封鎖するべきである(Fig.7.4)．これに対して，歯槽骨頂よりも根尖側に位置する穿孔はMTAで封鎖すべきである．アクセスキャビティー形成中は穿孔しないようにつねに注意する必要がある．なぜなら，うまく穿孔封鎖できたとしても歯は構造的に弱くなり，歯根破折を起こしやすくなるからである．穿孔を予防するには以下のことに留意すべきである．

1　術前のエックス線写真でしっかりと診査する．歯冠側髄腔の石灰化や長軸に対しての傾き，そして歯の解剖学的特徴をしっかりと把握することが大切である．エックス線写真での水平面(近遠心方向)に対しての傾きは正しい方向へアクセスするための参考になる．
2　それぞれアクセスキャビティ形成に合った適切なアクセス外形に形成する．髄腔開拡中にアクセス外形が不適切だと見通しも悪くなり，間違った方向に誘導されてしまう(Fig.7.5)．
3　拡大と照明(顕微鏡)を用いる．適切に見ることができれば，急な色の変化や象牙質の連続性により，根管口の場所を把握することができる．修復物や補綴物に問題があり将来交換する予定であるなら，または歯冠修復物をアクセス形成の前に除去するならば，視界性能は格段に向上する．石灰化根管のような難症例やクラウンを通して行う根管治療には，必ず顕微鏡を使用するべきである．
4　形成中に撮影したエックス線写真を参考にする．金属製のクランプにより髄腔開拡している位置がわかりにくくなることがある．クランプを遠心側の歯または隣接歯に装着し，治療する歯にはラバーダムシートの穴を通すだけにすればこの問題は解決する．症例によってはラバーダム装着前に根管や髄腔の位置を明示しておいたほうが良い．術前のエックス線写真から根管や髄腔に届くまでにアクセス形成する必要のある深さを測定するべきである．この測定した深さにまで到達しているのに髄腔や根管が現れない場合は，形成方向を確認するためにエックス線写真を撮影するべきである(Fig.7.6)．

MTAを用いての穿孔封鎖 **185**

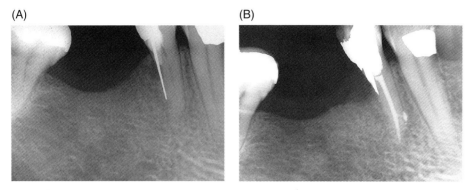

Fig.7.4 (A)アクセス形成中，偶発的に歯冠部に穿孔を起こし，第二小臼歯遠心側に骨吸収像が生じた．(B)根管を発見し，根管清掃・充填を行った後にアマルガムにて穿孔部を封鎖した．

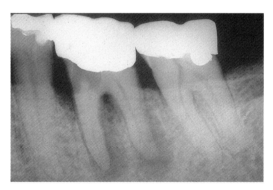

Fig.7.5 アクセス形成中に形成方向を誤り視界不良となり，形成角度がつきすぎて髄室側壁に穿孔が生じた．

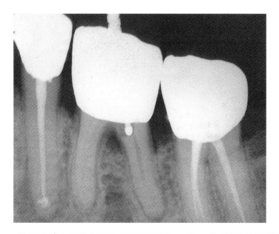

Fig.7.6 小さなバーをアクセス形成部の底面に置き，エックス線写真を撮影すると石灰化根管の位置を特定するのに非常に役立つ．

根管清掃・形成に起因する穿孔（ストリップパーフォレーション）

適切な根管治療法により，ストリップパーフォレーションの大部分を未然に防ぐことができる．穿孔を未然に防ぐうえで重要なことは，それぞれの歯における根管の解剖学的知識を身につけること，術前のエックス線写真を診査すること，根管長計測用に撮影したエックス線写真からそれぞれの根管湾曲度を調べることである(Fig.7.7)．根管径よりも大きな根管形成用器具を用いて，複根歯で根管壁厚を読み間違えることで根分岐部に穿孔してしまうことはよくあることである(Fig.7.8)．

歯根吸収に関連した穿孔（内部吸収，外部吸収）

内部吸収の原因は歯髄にある．内部吸収の進行は通常の根管治療により止めることができ，内部吸収が歯周組織まで到達していなければその予後は良好である．穿孔に至る前に内部吸収の進行を止められるならMTAを使う必要はない．しかし穿孔が認められるなら，MTAが穿孔部を封鎖する材料としては好ましい(Fig.7.9)．

炎症性外部吸収は歯髄腔内へ到達することもある(Fig.7.10)．治療予後は外部吸収の原因と象牙質の喪失量により異なる．交換型の外部吸収（アンキローシス；ankylosis）はセメント質のバリアを失うことで生じる．アンキローシスが生じるもっとも典型的なパターンは，脱落した歯の再植である．MTAによって外部吸収の進行を食い止められるかは懐疑的であるが，炎症性外部吸収の原因が壊死歯髄であるならば，MTAによる根管充填で進行を食い止めることができるかもしれない．しかし，治療予後は慎重に経過観察する必要がある．

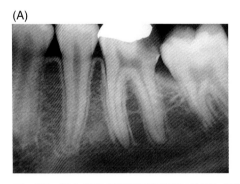 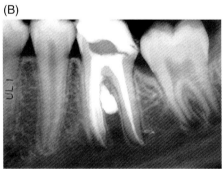

Fig.7.7 近心根管の解剖学的形態に注意していないと(A)，下顎大臼歯では大きなストリップパーフォレーションを起こしてしまう(B)．

MTAを用いての穿孔封鎖 **187**

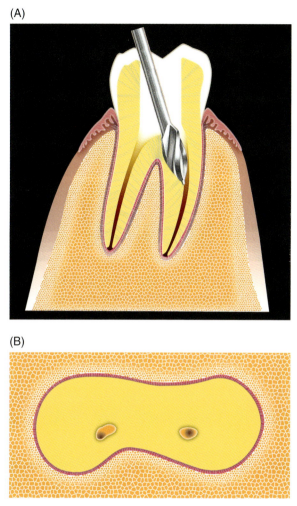

Fig.7.8 細い根管に太い回転切削器具を使用し(A), 複根歯で根分岐部までの根管壁の厚みを読み間違えること(B)が, ストリップパーフォレーションの原因でもっとも多い.

穿孔封鎖の予後に影響を与える要素

穿孔の大きさ

穿孔が大きいほど歯根周囲にある組織への潜在的な傷害の度合いも大きくなる. 大きな穿孔の封鎖は非常に複雑である. 出血のコントロールは難しく, たいていは穿孔内部にマトリックスを挿入する必要がある. 大きな穿孔部に用いるマトリックス材で推奨できるのはコラテープ(Zimmer Dental, Carls-

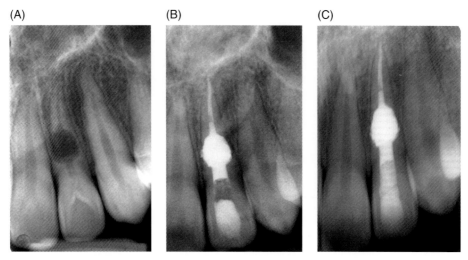

Fig.7.9 （A)歯髄原性の内部吸収．（B)通常の根管治療が施され，根尖側根管はガッタパーチャとシーラーにより，内部吸収部はMTAによりそれぞれ根管充填された．（C)術後1年のエックス線写真から，適切に治癒していることが確認できる．

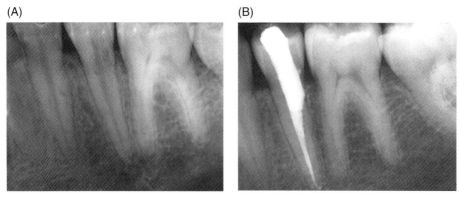

Fig.7.10 （A)下顎第二小臼歯において根管外からの歯根吸収が認められる．根管清掃し，根管内へ貫通する入り口を確認してから根管全体を充填した．（B)術後2年のエックス線写真から，根管治療により外部吸収の進行が止められたことがわかる．

bad, CA)である．コラテープは止血効果があり，MTAが硬化するのに必要な水分を含んだコラーゲン線維で構成されている．それらのコラーゲン線維は使用後数週間で吸収される．

穿孔した場所

根管穿孔はアクセス形成中，根管形成および根管清掃中，そしてポスト形

成中にさまざまな部位で起りうる(Fig.7.11). 歯の解剖学的形態と穿孔した場所により, 穿孔封鎖の難易度や治療予後が変わる(Table 7.1, 7.2).

歯髄腔の穿孔

原因

歯髄腔, 石灰化歯髄腔の根管口, または石灰化根管を探索していて髄腔穿孔を起こすことがある. 切削用バーで複根歯の石灰化した歯髄腔を通り越して切削しているのに気づかなければ, 髄床底がくり貫かれて根分岐部の穿孔を起こすことになる(Fig.7.12). 装着されたクラウンと歯根の長軸の平行性を見失ってしまうと, 歯冠側または歯根側の穿孔を招くことになる.

予防

水平的に偏心投影して撮影した複数のエックス線写真を確認することで歯髄腔の位置・大きさ・広さ, ならびに石灰化の有無に関する重要な情報が得られる. 石灰化した歯髄腔内や装着されたクラウン内でアクセス形成する際

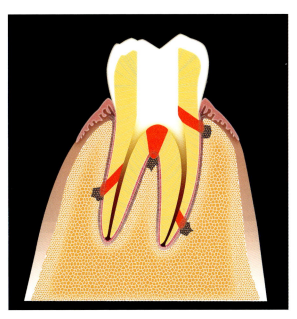

Fig.7.11 根管穿孔はアクセス形成, 根管形成・清掃, およびポスト形成中にさまざまな部位で起こりうる. 大きな穿孔は封鎖することも封鎖材の扱い方もさらに難しくなる.

Table 7.1　穿孔した位置：単根歯

位置	封鎖材	備考
歯槽頂骨より歯冠側	Geristore，アマルガム，コンポジットレジン，グラスアイオノマーセメント	封鎖材の扱いが困難，外科処置が必要になる可能性，審美性が損なわれる可能性
歯槽骨頂より根尖側にある歯頚部根管1/3	MTA± コラーゲンマトリックス	穿孔部と歯周ポケットが交通している場合は予後が不良，穿通性を確保するのが困難，根管充填前にMTAは硬化（1週間）していなければならない
中央部または根尖側根管1/3	MTA± コラーゲンマトリックス	視認性に乏しい，穿孔部より歯冠側の根管はMTAで充填する，MTAを湿らせる（湿綿球を入れて1週間待つ）

Table 7.2　穿孔した位置：複根歯（根分岐部）──図表を参照

位置	封鎖材	備考
歯槽骨頂より歯冠側（歯根表面）	Geristore，アマルガム，コンポジットレジン，グラスアイオノマーセメント	封鎖材の扱いが困難，外科処置が必要になる可能性，歯周組織が損なわれる可能性
根分岐部（髄床底）	MTA± コラーゲンマトリックス	穿孔部と歯周ポケットが交通している場合は予後が不良，根管清掃・形成する前に穿孔封鎖する必要がある
ストリップパーフォレーション（根分岐部）	MTA± コラーゲンマトリックス	視認性に乏しい，まず穿孔封鎖を行ってから穿通を試みる，穿通路を確保するためにシーラーをつけずにガッタパーチャポイントを入れた状態でMTAの硬化を待つ（1週間），湿綿球を入れてMTA硬化用の水分を補給する
中央部または根尖側根管1/3	MTA± コラーゲンマトリックス	視認性に乏しい，穿孔部より歯冠側の根管はMTAで充填する，MTAを湿らせる（湿綿球を入れて1週間待つ），ポスト形成が必要ならMTAが硬化する前にMTAを取り除いて必要なスペースを確保する

に顕微鏡を使うことは,歯髄腔と根管を明示するうえで大変重要なことである.石灰化根管の根管口を探索する場合は,小さなバーを根管口が存在する可能性のある場所に置きエックス線写真を撮影することが推奨される(Fig.7.6).この方法により石灰化根管の位置の目安がつくので,迷った場合は大いに役立つ.

歯髄腔穿孔の認識と治療

アクセス形成中に歯髄腔穿孔を起こした際の目安としてよく見られるのは,突然の持続的な出血やファイルが歯根を通り抜けて歯根膜腔や骨内に入り込んでいる像がエックス線写真で確認できることである(Fig.7.12).またときには,穿孔を起こすとそれまで痛みを訴えていなかった患者が突如痛みを訴えることもある.電気的根管長測定器を正しく使えば,穿孔の有無を確認することができる.

壁面を穿孔した場合は,前歯ならコンポジットレジンで,臼歯ならアマルガムなどの修復材で修復することができる.もし歯冠を大きく損傷したならば,全部被覆冠で補綴することを推奨する.

側壁面の穿孔封鎖

歯冠の穿孔が歯槽骨頂よりも上ですぐに届くような位置にあれば,穿孔部の大きさによりコンポジットレジン,アマルガム,および全部被覆冠などで修復することができる.歯肉縁下の穿孔や歯槽骨頂よりも若干下の位置にある穿孔であれば,挺出や歯冠長延長術により対処できる(Fig.7.4).

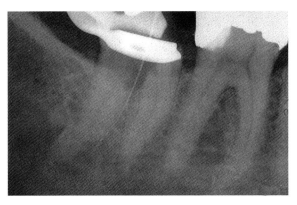

Fig.7.12 歯根穿孔の目安として典型的なのは,ファイルが歯を通り抜けて歯根膜や骨内に入り込んでいるのがエックス線写真で確認できることである.

根分岐部の穿孔封鎖

　アマルガム，ガッタパーチャ，酸化亜鉛ユージノール，Cavit，水酸化カルシウム，インジウムホイルなどの材料が臨床や実験動物での穿孔封鎖に使用されてきた．MTAが開発される以前，臨床医の多くは穿孔封鎖にアマルガムを使用していた(Fig.7.1)．アマルガムでの穿孔封鎖は大多数が失敗に終わり，一方，MTAでの穿孔封鎖の成功率は高かったことから，現在では根分岐部の穿孔封鎖ではほぼMTAが用いられるようになっている．根管口が明示されたら，ただちに穿孔封鎖を行うべきである．MTAが根管内に入り込まないようにファイルを根管内に挿入した状態で穿孔封鎖の処置を行ったほうがよい(Fig.7.13)．

　Oliveiraら(2008)はケースレポートで，第一大臼歯の根分岐部穿孔に対してMTAで穿孔封鎖を行ったところ，20か月後には根分岐部病変や臨床症状が完全に消失したことを報告している．Paceと共同研究者ら(2008)は，10歯の根分岐部穿孔部をNaOClとEDTA，および超音波チップを使って洗浄し，穿孔内部にマトリックスを挿入しないでMTAにて封鎖し，その後，根管治療を行い歯冠部に最終補綴物を装着した．術後6か月，1年，2年，5年で臨床的な症状およびエックス線写真により評価したところ，10症例中9症例が臨床的に機能しており，根分岐部病変，痛み，腫れは消失ていた．これらの結果から，マトリックスを使用せずにMTAにて穿孔封鎖を行えば，高い封鎖性を得られるとともに，穿孔部周囲の損傷した歯周組織を治癒させることができると著者らは結論づけている．

根管清掃・形成中の穿孔

　穿孔は，根管清掃および形成中にさまざまな場所で起こりうる(Fig.7.11)．穿孔した場所(歯冠側，根中央部，根尖側)は治療計画や予後を左右する．

歯冠側根管の穿孔

原因，予兆，予防

　歯冠側の穿孔は歯頸部根管をファイルやゲーツグリッデンドリルまたはピーソーリーマーで過剰に拡大したときに起こりうる(Fig.7.14)．ほとんどの根管穿孔は，根管口までの直線的な形成，石灰化根管の注意深い探索，根尖孔径とテーパーの十分な把握で予防できる．歯髄腔での穿孔と同様に歯冠側根管の穿孔を起こした際の目安として典型的なのは，突然大量に出血してく

MTAを用いての穿孔封鎖　193

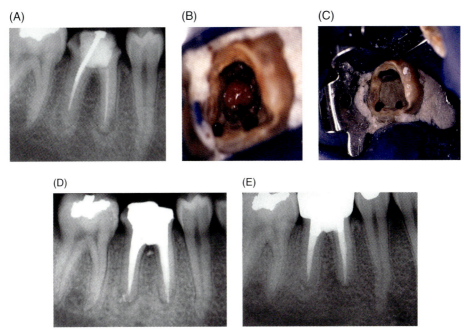

Fig.7.13 (A)根分岐部に穿孔を起こしている場合は，根管の穿通性は確保しておかなければならない．根分岐部の穿孔を確認したら(B)，MTAで穿孔封鎖を行う際は，ファイルを根管内に入れておく(C)．(D)穿孔内部にマトリックスは使用しない．(E)26か月後，歯周ポケットと穿孔部との交通はなかった．（Mahmoud Torabinejad 先生，Randy Garland 先生のご厚意による）

ることやファイルが歯根を通り抜けて歯根膜腔や骨内に入り込んでいる像がエックス線写真で確認できることである(Fig.7.14A)．

治療

　穿孔部と歯肉溝を交通させないようにすることは，穿孔封鎖処置の予後にかかわるため非常に重要である．一度それらを繋げる交通路ができてしまうと，永久的に歯周病変は進行し続けることになる(Fig.7.15)．根管の歯冠側1/3の領域で起こったストリップパーフォレーションの封鎖は，すべてのタイプの穿孔のなかでもっとも長期予後が不良である(Lemon 1992)．穿孔部は適切に封鎖できる位置にない．穿孔部より根尖側の根管は清掃してガッタパーチャとシーラーで充填し，根管の残りの部分はMTAで充填すべきである．また，根尖から歯冠側までMTAで根管充填するのも正しい選択である．

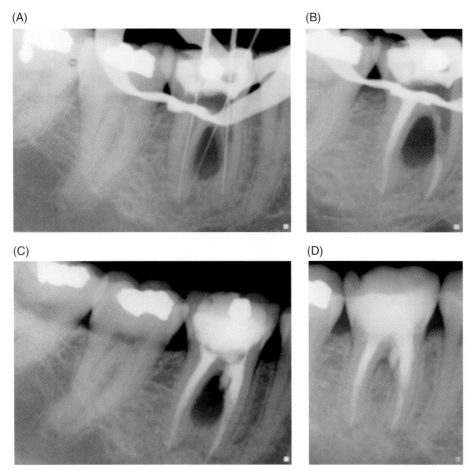

Fig.7.14 根管穿孔を発見したら根管の穿通路を確保しておかなければならない．ストリップパーフォレーションを発見後(A)，根管を穿通させ，遠心根と近心根の根尖側はガッタパーチャとシーラーで充填した(B). (C)近心根の歯冠側はMTAで根管充填した．穿孔内部のマトリックスは使用していない. (D)術後9か月のエックス線写真では骨性治癒が認められ，歯周ポケットと穿孔部の交通はなかった．(Albert G Goerig 先生のご厚意による)

予後

　一般的に歯冠側根管穿孔の予後は，歯周病が進行してくることが予想されることから不良である．根管内からの穿孔封鎖が失敗した場合は，別の処置方法を考慮しなければならない．もしも穿孔封鎖を外科的に行い，穿孔部と付着歯肉の間に骨が残れば，歯周病が進行してくる可能性は有意に低くなる．しかしながら，歯頸部根管の穿孔を外科的に封鎖しても，歯周ポケットは少なくとも穿孔部の根尖側底部までは伸びていくことが多い．なぜこのような

ことが起こるかというと，接合上皮が根尖方向に伸びていくことと最終的にはアタッチメントロスが生じるからである．したがって，歯槽骨頂付近の歯冠側根管の穿孔封鎖は，非外科的に挺出させるか，外科的に歯冠長延長術を施し穿孔部を露出させる必要がある．

根管側方の穿孔

原因と予兆

レッジの形成，レッジ根管を穿通させようとすること，また間違った方向に器具を押し込もうとすることは，人工根管の形成や根中央部および根尖側根管での穿孔を招くことになる(Fig.7.16)．根管側方に穿孔した場合の兆候は，他のタイプの穿孔と類似している．突如，根管内や髄腔内に新鮮な血液が入り込むこと，エックス線写真でファイルが本来の根管から外れて挿入されていることが確認できる．

根中央部穿孔の治療

治療方法は歯冠側根管の場合と似ている．穿孔部よりも根尖側の根管清掃・形成を行い，穿孔部より根尖側の根管はガッタパーチャとシーラーで，その他の部分はMTAで根管充填する．しかし，このような場合，通常の根管充填では出血の制御が難しいので，MTAで全根管を充填するほうが望ましい．Leeら(1993)は染色液の漏洩試験を行い，穿孔部封鎖材として使用した場合，MTAはIRMやアマルガムよりも優れていたことを報告している．Hollandら

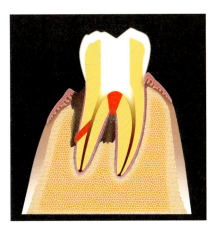

Fig.7.15 穿孔部が封鎖されなければ，口腔内との交通路が構築されて永続的に歯周病が進行していくことになる．

(2001)は，SealapexまたはMTAを用いてイヌの根管側面の穿孔を封鎖したところ，180日後にMTAで封鎖した標本のほとんどでセメント質の添加が穿孔封鎖部周辺に認められ，炎症性細胞の浸潤はなかったのに対して，Sealapexで封鎖した標本では180日後でも炎症性細胞の浸潤が認められたことを報告している．この研究と同じ研究者グループ(Hollandら 2007)が，意図的に根管側方に穿孔させたせたイヌの歯を，すぐにMTAで穿孔封鎖したグループと1週間後に穿孔封鎖したグループ，そして水酸化カルシウムで貼薬してから1週間後に穿孔封鎖したグループに分けて違いがあるかを調査している．90日後には，汚染されず即時に穿孔封鎖したグループは汚染されたグループと比較して組織学的に有意に良好な結果が得られており，著者らは穿孔封鎖時に汚染されてしまうと穿孔封鎖処置した歯の予後に有害な影響がでることと，水酸化カルシウムを汚染された穿孔部に貼薬しても早く治癒するわけではないと結論をだしている．

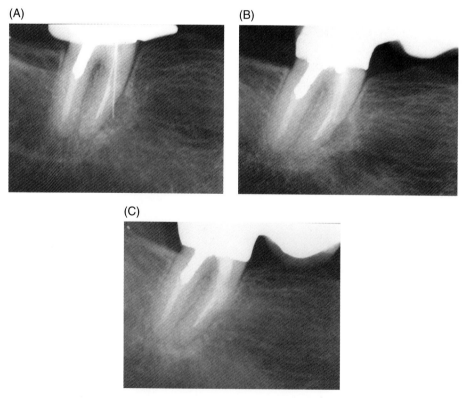

Fig.7.16 (A)下顎第一大臼歯の根管側方の穿孔．(B)根管清掃し，穿孔部を明示して根管全体をMTAで充填した．(C)術後1年のエックス線写真では，MTAでの穿孔封鎖により側方の病変が消失したことが確認できる．(Ahmad Fahid 先生のご厚意による)

予後

　根中央部で穿孔した歯の予後は，根管清掃・形成が行えたか，止血ができたか，穿孔部より根尖側根管を適切に封鎖できたかにかかっている．根管清掃が完全に終了していたか部分的に清掃した後に穿孔した場合は，まったく根管清掃ができていなかった状態で穿孔した場合と比べて予後は良い．また，根尖に近い位置で穿孔した場合は，歯槽骨頂に近い位置で穿孔した場合よりも予後は良い．穿孔の大きさや外科的に封鎖可能なのかも長期的予後が良好になるかの変動要素である．小さな穿孔は大きな穿孔よりも封鎖するのは容易である．外科的に穿孔封鎖可能なのであれば，頬側面にある穿孔は他の場所にある穿孔よりも容易に封鎖できるので予後は良好である．そして，MTAは外科的，非外科的にかかわらず，穿孔を封鎖するのに優れた材料である．

根尖側根管の穿孔

　根尖側根管の穿孔は，直接根尖孔を拡大しすぎる(オーバーインスツルメンテーション)か，根尖側根管が湾曲していることで(湾曲根管を穿通しようとすることで)起こりうる．

原因と予兆

　解剖学的根尖孔を超えた誤った作業長で根管拡大しすぎると，根尖孔を穿孔することになる．すなわち根尖孔の"吹き飛ばし(blowing out)"となる(Fig.7.17A)．レッジ形成や間違った方向に器具を押し込もうとすると，人工根管の形成や根尖側根管で穿孔を招く．

　根尖側根管の穿孔が起きた際の目安として典型的なのは，根管内またはファイルやペーパーポイントの表面に新鮮な血液が認められることやアピカルストップがないことである．最後に用いたファイルがエックス線写真上に見える根尖を超えていれば，根尖側根管で穿孔を起こしたことになる．

治療

　新たに作業長を設定してアピカルシートを形成し，新たな作業長まで根管充填することはよく行われる治療の流れである．MTAを根尖部のバリアとして使用する，またはMTAで根管全体を充填することで根管充填材を押し出さないようにできる(Fig.7.17B, C)．根尖にMTAをバリアとして使う場合は，MTAの根管充填長を根尖から3〜4mmの長さにする必要がある．

予後

　穿孔の大きさ，形態，位置は予後に影響を与える要因として重要である．

根尖側根管の大きな穿孔を封鎖するのは大変である．根尖側根管にMTAを充填することができれば，根尖側根管の穿孔を起こした歯の予後は良好となる．また，外科ケースにおいても，最終的に外科処置で根尖孔を封鎖することができるかによって予後は変ってくる．一般的に前歯の根尖側根管の穿孔を封鎖することは容易で，臼歯では実質的に難易度が高くなる．

ポスト形成中の根管穿孔

ポスト形成は歯根の長軸と平行にするべきである．ポストの径は歯根径の

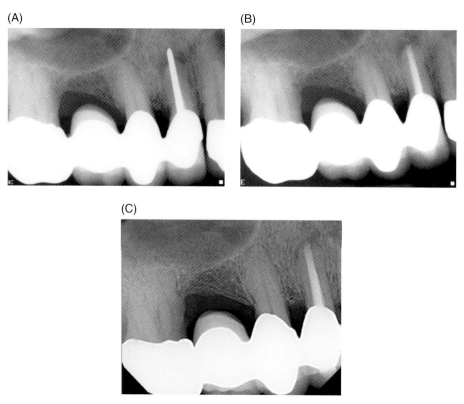

Fig.7.17 (A)誤った作業長により解剖学的根尖孔を超えてオーバーインスツルメンテーションすると，根尖孔が"吹き飛び(blowing out)"，シルバーポイントはオーバーに充填される．(B)シルバーポイントを除去し，根管清掃して根尖から3mmの位置までMTAで根管充填した．MTAを押し出さないようにコラコートを用いた．MTA充填よりも歯冠側の根管は，ガッタパーチャとシーラーで根管充填した．(C)術後2年のエックス線写真から，この処置により根尖病変は消失し，治癒していることがわかる．(Jeffrey Samyn先生のご厚意による)

1/3を超えるべきではなく，長さも作業長の2/3以上になってはいけない(Fig.1.12)．

原因，予兆，予防

　歯根の穿孔の主な原因は，ポスト形成で歯の長軸から逸れた位置で過剰に拡大してしまうことである(Fig.7.18A)．ポスト形成中に突如根管内に新鮮な血液が入り込んだりエックス線写真上でポストが歯周組織へ突き出ているのは，典型的なポスト形成による穿孔である．臨床的な穿孔の目安は，サイナストラクトや歯周ポケットの底面がポスト穿孔部まで届いていることである(Fig.7.18A)．根管穿孔を未然に防ぐには，加熱した器具でガッタパーチャを必要な位置まで除去するか，回転切削器具を挿入しやすくなるようにポストスペースのガイドを形成する器具で隙間をつくっておくべきである．ポスト形成の範囲は湾曲部よりも手前に留めておくべきである．またポストスペースは，垂直性歯根破折を起こしにくくするために，つねに根管の中央に位置するように形成しなければならない(Fig.7.18B)．

治療

　ポストの撤去が可能なら，非外科的に穿孔部を封鎖することが望ましい．ポストの撤去が困難で外科的に封鎖できる位置にあるならば，MTAを用いて外科的に穿孔封鎖すべきである(Fig.7.19)．

予後

　ポスト形成で穿孔が生じた歯の予後は，穿孔の大きさ，付着上皮の位置関係，穿孔部の封鎖が可能であるかなどにより変化する．ポストを撤去することができるならば，非外科的に封鎖することが望ましい(Fig.7.18C)．穿孔が小さい歯は，穿孔が大きいものや歯肉溝に近いもの，穿孔封鎖しにくいものと比べて予後は良好である．

穿孔してからの経過時間

　一般的には，穿孔封鎖を行った歯の予後は，穿孔してから封鎖するまでの時間の経過に比例して悪化する．穿孔部の炎症により歯周組織は崩壊していき，穿孔部と歯周ポケットが交通すると口腔内の細菌が流入してくるので，穿孔封鎖を行っても治癒が得にくくなる．したがって，このような歯の長期予後は悪化する．最良の予後を得たいのであれば，穿孔がみつかったら直ちに封鎖を行うことである．根管治療中に穿孔を発見したならば，優先順位は根管治療を継続することではなく，速やかに穿孔部を封鎖することである．

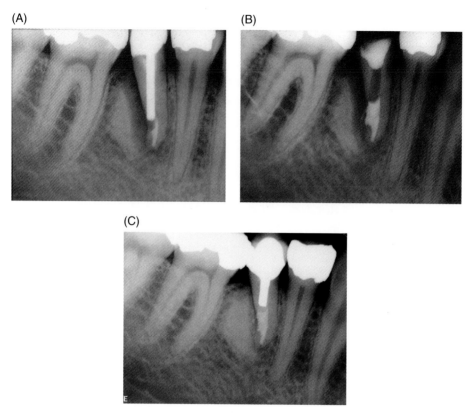

Fig.7.18 (A)下顎第二小臼歯のポスト形成で遠心側根管に穿孔を起こしていた．(B)穿孔部はMTAにて封鎖した．(C)術後13年のエックス線写真より，根尖透過像が完全に消失していることがわかる．(Noah Chivian先生のご厚意による)

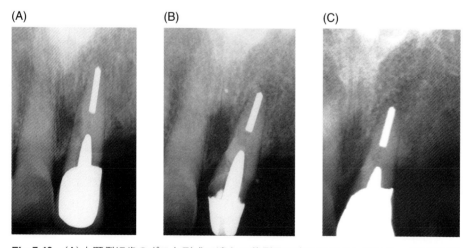

Fig.7.19 (A)上顎側切歯のポスト形成で遠心口蓋側面に穿孔を起こしていた．(B)穿孔部は意図的再植法によりMTAを使い外科的に封鎖した．(C)術後5年のエックス線写真では，側方にあった透過像は完全に消失している．

MTAを用いた根管内穿孔封鎖術

　MTAの扱いは技術的な練習が必要である．しかし，基本的な原理を把握することができていれば，練習のための時間はさほど必要としない．MTAの粉末は十分な滅菌水を加えて混和する必要がある．水とMTAの混和物に光沢や光の反射が見えたならば，水の量が多すぎである．充填する前に滅菌された綿製ガーゼで余分な水分を吸い取れば，穿孔部に運ぶのに適した粘度になるだろう．

方法

1　穿孔部の形成

　根管治療が終了する前に穿孔を起こしたなら，根管治療を継続する前に穿孔封鎖を行うべきである(Fig.7.14)．穿孔封鎖の処置をしている間は根管の穿通路にMTAが入り込まないようにしなければならない．穿孔部からの出血を抑えて，もし必要なら穿孔部周囲象牙質の感染を除去する．次亜塩素酸ナトリウム溶液を十分に染みこませた綿球を2分間，穿孔部周囲の象牙質にあてることで止血と感染除去を行うことができる．もしも止血が不十分だったり，穿孔部が大きかったりする場合は，コラテープを穿孔内部にマトリックスとして挿入すべきである．コラテープはコラーゲンであり，これを穿孔部を通して骨吸収している部位に詰める．前述したように，コラーゲンは柔らかく吸収性があり，MTAが硬化するための水分を供給し，オーバー充填を最小限に抑えてくれる効果がある．

2　MTAの運び方

　十分な滅菌水を加えてMTAの粉末を湿らせる．滅菌ガーゼを使い，混和物から余分な水分を軽く吸い取る．穿孔封鎖するのに大量のMTAが必要ならば，アマルガムキャリアーを使いMTAを穿孔部まで運ぶ．穿孔部が小さい場合は，特別に考案されたマイクロキャリアーを使用する(Fig.7.20)．MTAを穿孔部まで運んだら滅菌綿球で余分な水分を吸い取り，根管充填用プラガーで丁寧に圧接して充填していく．余分なMTAは根管治療用のエキスカベーターを使い排除する．最後はしっかりと硬化させるために滅菌水を十分に染みこませた綿球を髄腔から露出しないようにしてMTAを覆うように置くとよい．MTAは硬化するのに追加的に水分が必要である．そしてこの湿綿球の上から窩洞内に仮封材を詰める．

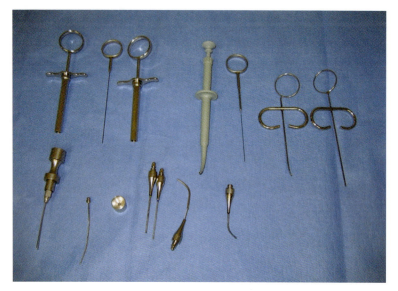

Fig.7.20 MTAを穿孔部や根尖部に運ぶのにさまざまなキャリアーが使われる．

3　穿孔封鎖後の処置

　MTAが硬化するまで1週間待つ．挿入していた湿綿球を取り除き穿孔封鎖部まで開ける．そしてMTAが硬化しているかを調べる．根管治療がまだ途中であれば，非外科的に通常の根管治療を継続する．穿孔封鎖により根管穿通路が塞がってしまった場合は，治療予後が悪くなることが予想される．したがって，MTAで穿孔封鎖するときには，穿通路が塞がらないように最大限の注意を払うべきである．

4　経過観察時の評価

　術後の評価は1か月，3か月，6か月後に行う．穿孔封鎖が成功したか失敗したかの評価は，これらの期間内に行うべきである（Fig.7.21）．はじめの1か月目で患者が歯を使ったときに不快感がないことが重要である．もし，術前にサイナストラクトが存在していたならば，再発はせずに消失していなければならない．また術前に深い歯周ポケットが存在していたならば，ポケットは浅くなっているはずである．術前に深い歯周ポケットもサイナストラクトも存在しておらず，経過観察時にそれらのどちらかが存在するようになった場合は，治療の失敗を意味することになる．エックス線写真上では，はっきりとした変化が認められないかもしれない．1か月目の経過観察時に行ったのと同じ

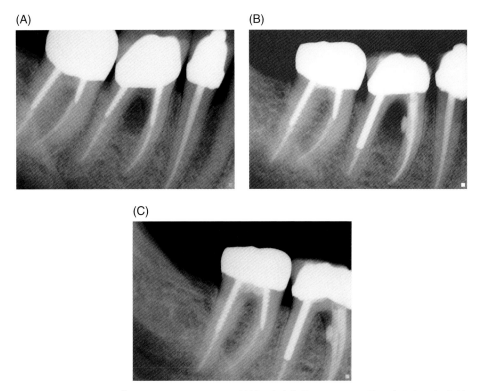

Fig.7.21 ストリップパーフォレーションの封鎖．(A)術前のエックス線写真から，根分岐部病変が広がり，骨吸収を起こしていることがわかる．(B)MTAによる非外科的な穿孔封鎖．(C)術後6か月の経過観察時のエックス線写真から，根分岐部の骨が再生していることがわかる．(M. Pouresmail 先生のご厚意による)

評価方法で3か月目と6か月目の経過観察を行う．成功していればエックス線写真上には早期の骨性治癒が認められるはずである．

　新たな鋳造製の補綴物を装着する時期は症例毎に異なる．コアは，穿孔閉鎖を行い，根管治療が完了してから装着するべきである．新しい鋳造製の補綴物を装着する時期は，少なくとも術後1か月目の経過観察時に良好な経過を辿っていることが判明してからのほうがよい．

5　予後

　Mainら(2004)は，MTAで根管穿孔を封鎖した16症例の長期的予後を調査している．3名の独立した調査官が，二重盲検法により術前と術後のエックス線写真を比べて病変の有無を調べた．さらに彼らは，術後の経過観察時に歯周ポケットの有無など臨床的診査も行っている．16症例中5症例が根管側方の穿孔として，5症例がストリップパーフォレー

ションとして，3症例が根分岐部の穿孔として，3症例が根尖側根管の穿孔として分類された．16症例中どの症例にも，術前に3mm以上の歯周ポケットは存在していなかった．16症例中7症例に，穿孔封鎖を行う前から透過像が存在していた．経過観察は術後12～45か月までの期間行った．術前に透過像のあった症例はすべて，経過観察期間で治癒した．術前に透過像のなかった症例でも，新たな透過像は生じなかった．

　Menteと共同研究者ら(2010)は，2000～2006年までの間，MTAで穿孔封鎖された26歯について治療経過を調査している．治療は，勉強中の歯学部学生(29%)，一般歯科医(52%)，歯内療法専門医(19%)により行われた．穿孔封鎖は歯科用顕微鏡下で行われた．適正な審査官らが穿孔封鎖後12～65か月の期間に，臨床的およびエックス線写真的に治療経過を評価したところ，21歯中18歯(86%)が治癒したと分類された．これらの結果から，この研究の著者らは，いかなるタイプの根管穿孔でも，MTAを封鎖材として用いれば生物学的適応性があり，歯の長期予後も良好になると結論をだした．

まとめ

　生物学的活性のあるMTAを穿孔部封鎖材として使用した歯の予後は，有意に改善されたことが示されている．MTAの扱い方は独特であるので，穿孔部に運ぶ場合は，一般的な方法とは異なる方法で扱う．しかし，一度マスターしてしまえば，過去にはホープレスと診断された穿孔封鎖でも成功させることが可能になった．

参考文献

Al-Daafas, A., Al-Nazhan, S. (2007) Histological evaluation of contaminated furcal perforation in dogs' teeth repaired by MTA with or without internal matrix. *Oral Surgery, Oral Medicine, Oral Pathology, Oral Radiology and Endodontics* **103**, e92–9.

Alhadainy, H.A. (1974) Root perforations: A review of literature. *Oral Surgery, Oral Medicine, Oral Pathology* **78**, 368–74.

Brito-Júnior, M., Viana, F.A., Pereira, R.D. et al. (2010) Sealing ability of MTA-Angelus with propyleneglycol in furcal perforations. *Acta Odontologica Latinoamerica* **23**, 124–8.

Camilleri, J. (2008) The chemical composition of mineral trioxide aggregate. *Journal of Conservative Dentistry* **11**, 141–3.

Camilleri, J., Pitt Ford, T.R. (2006) Mineral trioxide aggregate: a review of the constituents and biological properties of the material. *International Endodontics Journal* **39**, 747–54.

Fayazi, S., Ostad, S.N., Razmi, H. (2011) Effect of ProRoot MTA, Portland cement, and amalgam on the expression of fibronectin, collagen I, and TGFβ by human periodontal ligament fibroblasts in vitro. *Indian Journal of Dental Research* **22**, 190–4.

Fuss, Z., Trope, M. (1996) Root perforations: Classification and treatment choices based on prognostic factors. *Endodontics and Dental Traumatology* **12**, 55–64.

Holland, R., de Souza, V., Nery, M.J. *et al.* (1999) Reaction of dogs' teeth to root canal filling with mineral trioxide aggregate or a glass ionomer sealer. *Journal of Endodontics* **25**, 728–30.

Holland, R., Filho, J.A., de Souza, V. *et al.* (2001) Mineral trioxide aggregate repair of lateral root perforations. *Journal of Endodontics* **27**, 281–4.

Holland, R., Bisco Ferreira, L., de Souza, V., *et al.* (2007) Reaction of the lateral periodontium of dogs' teeth to contaminated and noncontaminated perforations filled with mineral trioxide aggregate. *Journal of Endodontics* **33**, 1192–7.

Juárez Broon, N., Bramante, C.M., de Assis, G.F. *et al.* (2006) Healing of root perforations treated with Mineral Trioxide Aggregate (MTA) and Portland cement. *Journal of Applied Oral Science* **14**, 305–11.

Keiser, K., Johnson, C.C., Tipton, D.A. (2000) Cytotoxicity of mineral trioxide aggregate using human periodontal ligament fibroblasts. *Journal of Endodontics* **26**, 288–91.

Koh, E.T., Torabinejad, M., Pitt Ford, T.R. (1997) Cellular response to mineral trioxide aggregate. *Journal of Endodontics* **24**, 543–7.

Komabayashi, T., Spångberg, L.S. (2008) Comparative analysis of the particle size and shape of commercially available mineral trioxide aggregates and Portland cement: A study with a flow article image analyzer. *Journal of Endodontics* **34**, 94–8.

Lee, S.J., Monsef, M., Torabinejad, M. (1993) Sealing ability of a mineral trioxide aggregate for repair of lateral root perforations. *Journal of Endodontics* **19**, 541–4.

Lemon, R.R. (1990) Furcation repair management: classic and new concepts. In: *Clark's Clinical Dentistry* (Hardin, J. F., ed.). J B Lippincott Co., Philadelphia, Vol **1**, Chapter 10.

Lemon, R.R. (1992) Nonsurgical repair of perforation defects: internal matrix concept. *Dental Clinics of North America* **36**(2) 439–57.

Main, C., Mirzayan, N., Shabahang, S., *et al.* (2004) Repair of root perforations using mineral trioxide aggregate: a long-term study. *Journal of Endodontics* **30**, 80–3.

Mente, J., Hage, N., Pfefferle, T. *et al.* (2010) Treatment outcome of mineral trioxide aggregate: repair of root perforations. *Journal of Endodontics* **36**, 208–13.

Miranda, R.B., Fidel, S.R., Boller, M.A. (2009) L929 cell response to root perforation repair cements: an in vitro cytotoxicity assay. *Brazilian Dental Journal* **20**, 22–6.

Oliveira, T.M., Sakai, V.T., Silva, T.C. *et al.* Repair of furcal perforation treated with mineral trioxide aggregate in a primary molar tooth: 20-month follow-up. *Journal of Dentistry in Childhood (Chicago)* **75**, 188–91.

Noetzel, J., Ozer, K., Reisshauer, B.H., *et al.* (2006) Tissue responses to an experimental calcium phosphate cement and mineral trioxide aggregate as materials for furcation perforation repair: a histological study in dogs. *Clinical Oral Investigation* **10**, 77–83.

Pace, R., Giuliani, V., Pagavino, G. (2008) Mineral trioxide aggregate as repair material for furcal perforation: case series. *Journal of Endodontics* **34**, 1130–3.

Petersson, K., Hasselgren, G., Tronstad, L. (1985) Endodontic treatment of experimental root perforations in dog teeth. *Endodontics and Dental Traumatology* **1**, 22–8.

Pitt Ford, T.R., Torabinejad, M., McKendry, D.J. *et al*. (1995) Use of mineral trioxide aggregate for repair of furcal perforations. *Oral Surgery, Oral Medicine, Oral Pathology and Endodontics* **79**, 756–63.

Rafter, M., Baker, M., Alves, M. *et al*. (2002) Evaluation of healing with use of an internal matrix to repair furcation perforations. *International Endodontics Journal* **35**, 775–83.

Regan, J.D., Gutmann, J.L., Witherspoon, D.E. (2002) Comparison of Diaket and MTA when used as root-end filling materials to support regeneration of the periradicular tissues. *International Endodontics Journal* **35**, 840–7.

Regan, J.D., Witherspoon, D.E., Foyle, D.M. (2005) Surgical repair of root and tooth perforations. *Endodontic Topics* **11**, 152–78.

Ribeiro, C.S., Kuteken, F.A., Hirata Junior, R., *et al*. (2006) Comparative evaluation of antimicrobial action of MTA, calcium hydroxide and portland cement. *Journal of Applied Oral Science* **14**, 330–3.

Roberts, H.W., Toth, J.M., Berzins, D.W., *et al*. (2008) Mineral trioxide aggregate material use in endodontic treatment: A review of the literature. *Dental Materials* **24**, 149–64.

Samiee, M., Eghbal, M.J., Parirokh, M. *et al*. (2010) Repair of furcal perforation using a new endodontic cement. *Clinical Oral Investigation* **14**, 653–8.

Sarkar, N.K., Caicedo, R., Ritwik, P., *et al*. (2005) Physiochemical basis of the geologic properties of mineral trioxide aggregate. *Journal of Endodontics* **31**(2), 97–100.

Seltzer, S., Sinai, I., August, D. (1970) Periodontal effects of root perforations before and during endodontic procedures. *Journal of Dental Research* **49**, 332–9.

Silva Neto, J.D., Brito, R.H., Schnaider, T.B., *et al*. (2010) Root perforations treatment using mineral trioxide aggregate and Portland cements. *Acta Cirugica Brasilica* **25**, 479–84.

Souza, N.J.A., Justo, G.Z., Oliveira, C.R. *et al*. (2006) Cytotoxicity of materials used in perforation repair tested using the V79 fibroblast cell line and the granulocyte-macrophage progenitor cells. *International Endodontics Journal* **39**, 40–7.

Torabinejad, M., Hong, C.U., Pitt Ford, T.R., *et al*. (1995) Cytotoxicity of four root end filling materials. *Journal of Endodontics* **21**, 489–92.

Tsesis, I., Fuss, Z. (2006) Diagnosis and treatment of accidental root perforations. *Endodontic Topics* **13**, 95–107.

Vladimirov, S.B., Stamatova, I.V., Atanasova, P.K, *et al*. (2007) Early results of the use of ProRoot MT and Titan cement for furcation perforation repair: a comparative experimental study. *Folia Medica (Plovdiv)* **49**, 70–4.

Wang, L., Yin, S.H., Zhong, S.L., *et al*. (2009) Cytotoxicity evaluation of three kinds of perforation repair materials on human periodontal ligament fibroblasts in vitro. *Hua Xi Kou Qiang Yi Xue Za Zhi* **27**, 479–82.

Yildirim, T., Gençoğlu, N., Firat, I., *et al*. (2005) Histologic study of furcation perforationstreated with MTA or Super EBA in dogs' teeth. *Oral Surgery, Oral Medicine, Oral Pathology, Oral Radiology and Endodontics* **100**, 120–4.

8 MTAを用いた根管充填

George Bogen[1], Ingrid Lawaty[2],
Nicholas Chandler[3]

[1]Private Practice, USA
[2]Private Practice, USA
[3]Faculty of Dentistry, University of Otago, New Zealand

序論	**208**
特色と特性	**210**
根管充填時の作用機序	210
粒子の大きさ	210
水和生成物とpH	211
中間層の形成	212
耐破折性	213
封鎖性と硬化膨張	213
適応と使用	**215**
通常の根管充填	215
再治療	218
外科処置前の根管充填	219
根管充填時の穿孔封鎖	223
MTA根管充填法によるアペキシフィケーション	225
歯の特殊な解剖学的形態に合わせた根管充填	226
根管充填法	**228**
標準的な根管充填法	228
Lawaty法	232
Auger法	234
修復処置を行う時の考慮	**236**
欠点	**236**
シーラー	**237**
酸化亜鉛ユージノール系	238
水酸化カルシウム系	238
エポキシレジン系	239
グラスアイオノマー系	239
シリコン系	239

モノブロックシーラーシステム（単一構造体シーラーシステム）	239
ケイ酸カルシウム系	240
まとめ	241
参考文献	241

序論

　Mineral Trioxide Aggregate(MTA)は，もともと逆根管充填材および穿孔封鎖材として歯科用に開発された(Lee etら 1993；Abedi & Ingle 1995；Torabinejad & Chivian 1999)．この水硬性のケイ酸カルシウム系セメントは，優れた生体親和性と骨伝導性をもつことが明らかになっている．このセメントの治療効果の範囲は広く，覆髄，断髄，アペキソジェネシス(apexogenesis)，形態異常歯の修復，歯根吸収，再生療法にまで及び，そして最近では根管充填材としても使用されている(Torabinejad & Chivian 1999；Kohら 2001；O'Sullivan & Hartwell 2001；White & Bryant 2002；Branchs & Trope 2004；Aggarwal & Singla 2010；Roigら 2011；Dregerら 2012)．穿孔封鎖や逆根管充填，そして根尖側充填は部分的な根管充填と同じことなので，根管系すべてをMTAで充填することは，外科的もしくは非外科的歯内療法，または非外科的・外科的歯内療法の両方を行った場合においても大きな利点があるので臨床的には最先端治療として考えられている．

　MTAによる根管充填は，根尖歯周組織に進行した病変が存在するとき，通常のガッタパーチャ(GP)とシーラーを用いて根管充填を行っても治癒しないような難治性の歯に対して，革新的な解決法となりうる．GPは，通常の根管治療においてもっとも一般的に使われている根管充填材(シーラーを根管壁に塗布するためのコア材)であるが，直接または間接的に唾液に触れると容易に細菌感染を起こしてしまう(Swanson & Madison 1987；Madison & Wilcox 1988；Khayatら 1993；Jacobsonら 2002；Yazdiら 2009)．また，根管充填材によって根管内に細菌が侵入しないように防げるか再感染させないようにできるかは，根管の封鎖性やプロビジョナルレストレーションやクラウンなどの補綴・修復物の適合性に大きく依存している(Saunders & Saunders 1994；Ray & Trope 1995；Urangaら 1999；Tronstadら 2000；Siqueiraら 2000；Balto 2002；Westonら 2008)．多くの歯科医師は，GPの長所を再治療時の除去が容易であることだと考えている．このGPの独特な特性があったために新たな器具が開発され，そして顕微鏡が使われるようになったことで再根管治療の成功率は向上してきた．しかし，GPを用いた根管充填法の欠点の多くを克服でき

るような根管充塡材を用いたほうが有益であろう．

　一般的に根管充塡材として理想的なのは，細菌の栄養源を取り除くことで根管が再感染しないようにでき，そして細菌が生き残り続けるのが困難な環境にすることができる材料である(Sundqvist & Figdor 1998；Carrotte 2004)．また，根管充塡材の理想的な要件とは，根尖歯周組織への刺激性を有していないこと，静菌作用があること，エックス線不透過性があること，滅菌されていること，染色性がないこと，不溶性であること，組織液に影響されないこと，構造的に安定していること，側方も根尖方向も封鎖できること，生体親和性があること，簡単に充塡でき，そして除去できることである(Grossman 1982)．根管充塡材で側方も根尖方向も完全に根管系を封鎖することができるならば，その除去は困難であるか，実質的に不可能なはずである(Torabinejadら 1993；Boutsioukisら 2008)．この点では，MTAと他の根管充塡材は理想的なものではないかもしれないが，MTAは生物学的活性および生物学的誘導性を有していることを考慮すると根管充塡材として重要な役割を担っている．

　MTAによる根管充塡を比較的新しい治療方法であると考えている歯科医師が少なからず存在する(O'Sullivan & Hartwell 2001；de Leimburgら 2004；D'Arcangelo & D'Amario 2007；Bogen & Kutler 2009)．ところがMTAで根管充塡を行うという方法は，19世紀後半にドイツで発表された論文よりも以前に遡るほど歴史のある方法である．その間，ポルトランドセメント，つまりMTAと非常に類似したこの材料は根管充塡材としてだけでなく，覆髄材としても使用されていた(Witte 1878；Schlenker 1880)．マヤ族においては，西暦400年頃にはMTAと類似した材料がインレー用のセメントとして使われていた(Versianiら 2011)．興味深いことに，根尖性歯周炎の治療に根管充塡材としてこのセメントを使用した場合の成功率は，非常に高かったことがMTAが使用され始めた時期の報告で明らかとなっている．そして，治療後および経過観察中に患者が感じていた痛みは徐々に和らぎ，消失していったことが確認されている．初期のポルトランドセメントを調査した研究者らは，全員が経過観察中に治療の失敗はなかったと主張し，再植症例でも根管封鎖が上手くいったことを報告している．このMTAに類似したセメントは，硬化すると多孔性になり他の充塡用セメントと絡み合って接着するため，高い封鎖性が得られると評価された．唯一の明確な欠点は，前歯の変色であった．

　19世紀以降，根管形成・清掃を行った根管を充塡するための材料は，根尖性歯周炎の原因や原因菌の変化にともない改善されてきた．これらの材料は，ペースト状，セメント状，可塑性の固形物状であった(Grossman 1982)．GPは根管内への挿入が容易で生体親和性もあることから，広く使われるようになり(Weine 1992；Glick & Frank 1986；Seltzerら 2004)，GPと共通の特性を

もつサーマフィルやレジロンなどの多くの種類のコア材が開発された.

　近年開発された根管充填材は,根管を封鎖するのにシーラーとともに使用した場合に十分な封鎖性があり,取り扱いにも優れていることが研究報告で明らかになっている.使用されているコア材には,エポキシレジン,グラスアイオノマー,バイオセラミック,メタクリレート,合成ポリエステル,シリコン系の材料が含まれている.コア材とシーラーを組み合わせて根管充填を行うよりも,レジン系またはシリコン系のシーラーのみで行うことを推奨している研究者も少なくない(Malagninoら 2001；Tanomaru-Filhoら 2007；Guess 2008；Cottonら 2008；Ordinola-Zapataら 2009；Williamsonら 2009；Hammadら 2009；Ariら 2010；Kato & Nakagawa 2010；Savarizら 2010；Pameijer & Zmener 2010；Pawińskaら 2011；Anantula & Ganta 2011；McKissockら 2011).GPは今でも根管充填材としてもっとも広く使われている材料ではあるものの,最近の新しい根管充填材の研究では,MTAを含めて理想的な材料の要件を満たすには大幅な改良が必要であることが示されている.

　MTAで根管充填を行うことには,傷ついた歯周組織や支持組織の再生および治癒が促進されるという明確な利点が存在する(Pitt Fordら 1995；Zhuら 2000；Hollandら 2001；Zhangら 2009).MTAによる根管充填によって,細胞性の修復反応が誘導され,セメント質の添加や骨形成の促進,歯根膜の再生を可能にするため,難治性もしくは通常の根管治療が上手くいかなかった歯を治療する際の有効な打開策になると考えられる.生物学的活性を生み出すMTAの特性をいま一度明らかにすることで,水硬性のケイ酸三カルシウムセメント(MTA)を治療に使うことのメリットをしっかり理解してほしい.

特色と特性

根管充填時の作用機序

　成分内にいくつかの重要な特性が含まれていることにより根管充填用セメントとしてMTAを使用したときに生物学的活性と生物学的誘導性が引き起こされる.この特性としては,粒子の大きさ,水和生成物,pHの持続性,象牙質との間に生じる中間層,封鎖性,硬化膨張,抗菌性が挙げられる(Table 8.1参照).

粒子の大きさ

　数名の研究者が,ProRoot MTA(white MTA：WMTAおよびgray MTA：GMTA)の粒子の大きさと形状を調査し,報告している(Leeら 2004；

Table 8.1 根管充填材としてのMTAの利点

時間をかけて硬化するためアルカリ性のpHが持続する
ヒドロキシアパタイトと似た中間層が象牙質との間に形成される
SEM画像で調査すると隙間がまったくないほど高い封鎖性がある
象牙細管内に入り込み塞ぐことのできるほど粒子サイズが小さい
スメア層があっても影響されない硬化特性
*E. Faecalis*や*C. albicans*の成長を抑制する
セメント質形成と歯根膜の再生を促進する
骨結合因子生成と骨形成を促進する
象牙質が存在すると抗菌作用が増加する
耐歯根破折性を上昇させることができる

Dammasckheら 2005；Camilleriら 2005；Camilleri 2007；Asgaryら 2006；Komabayashi & Spångberg 2008a）．全般的にWMTAの粒子の大きさはGMTAよりも細かく均等性がある（粒の大きさが揃っている）といえる．Komabayashi & SpångbergらによるとGMTA粒子の直径は低倍率視野（LPF：low-power-field）で10.48±5.68μm，高倍率視野（HPE：high-power-field）で3.05±2.44μmであった．WMTAの粒子の直径は，LPFで9.86±4.73μm，HPFで2.96±2.36μmと計測された．したがって，WMTAの粒子はGMTAよりばらつきの範囲が狭いことがわかる．GMTA粒子とWMTA粒子の約70％が平均1.5〜3.0μmである．象牙細管の直径は2〜5μmであるので，MTA粒子中の小さい粒子は象牙細管内へ入り込むことができることが明らかになっている（Garberoglio & Brånnstrom 1976）．このため，MTAは水硬性に象牙細管を封鎖しているのであろう（Komabayashi & Spångberg 2008b）．このようにMTA粒子は細かく，形状が小さいので，細菌が象牙細管に入り込み根管形成・清掃後にも生き残ってしまっても，象牙細管内に入り込み封鎖することで細菌を餓死させているのかもしれない．

水和生成物とpH

MTAは硬化反応の過程でカルシウムイオンを放出する．ここでとくに重要なのは，カルシウムイオンが放出されることにより周囲がアルカリ性の環境になることである（Hollandら 2002；Leeら 2004；Santosら 2005；Bozemanら 2006；Camilleri 2008a）．pH値12.5のアルカリ性が持続した環境では，抗菌および抗真菌効果が発揮される（Duarteら 2003；Al-Nazhan & Al-Judai 2003；Fridland & Rosado 2005；Al-Hezaimiら 2006a）．MTAは，水和反応が開始され，硬化する過程で何日間かにわたりカルシウムイオンを放出することが報告されている（Ozdemirら 2008）．さらに水和反応が進むとスルホアルミン酸カルシウム高硫酸が生じる（Taylor 1997；Budig & Eleazer 2008）．硬

化中のMTAから放出され続けるカルシウムは象牙細管内に拡散していき，硬化時間が長い分，カルシウムイオン濃度も上昇していく(Fridland & Rosado 2005；Camilleri 2008a；Ozdemirら 2008)．

MTAに生体親和性があるのは，水和反応を起こしている間に水酸化物イオンが放出され，水酸化カルシウムが生成されるためではないかと推察されている(Camilleri 2008b)．さらに反応が進むとケイ酸カルシウムは水酸化カルシウムと反応してケイ酸カルシウム水和物ゲルを生成し，全体的にアルカリ性の環境となるため，*Enterococcus faecalis*(Senら 1995；Molanderら 1998；Peciulieneら 2001；Santosら 2005)や*Candida albicans*(Al-Nazhan & Al-Judai 2003；Mohammadiら 2006；Al-Hezaimiら 2006a)などの根管内によく存在している微生物にとって生存が困難な環境となる．MTAには殺菌性や細菌を弱体化させる効果があることが報告されている(Ribeiroら 2006；Jacobovitzら 2009)．

中間層の形成

硬化反応が進行するにつれてヒドロキシアパタイトが生じる．そして，このときにMTAから放出されたカルシウムイオンが組織液と接触して中間層の形成量が最高頂に達する(Leeら 2004；Bozemanら 2006)．この過程で，まず無定型のリン酸カルシウムが生成され，これが後にアパタイト相へと移行していく．この相ではカルシウム欠損B型炭酸アパタイト結晶が生じることが知られている．石灰化が進行する過程において，この脆弱な無定型のリン酸カルシウム結晶は，アパタイト結晶が形成される前に生じる中間生成物として非常に重要である(Tayら 2007)．MTAの硬化反応により誘発されて生成されるアパタイトは，コラーゲン線維中に蓄積されていく．中間層の形成が進行してアパタイトが蓄積されると象牙質の表層で無機質の核形成が盛んになる．これはタグ(棒)のような構造となり，象牙細管の中にまで入り込んでいく(Reyes-Carmonaら 2009；Okiji & Yoshiba 2009)．アパタイト層をもつ材料は，化学的に骨のような石灰化組織と接着することが確認されている(Hollandら 1999a；Reyes-Carmonaら 2009)．

MTAがリン酸を含有する組織液に接すると象牙質との間に生じる中間層は象牙質と接着性があり，走査型電子顕微鏡下で調べるとアマルガムやIRM (intermedicate restorative material)やSuper EBAよりも辺縁適合性ははるかに高かった(Torabinejadら 1993；Sarkarら 2005)．この中間層は，象牙質の表層に沿って生成されるため，MTAとの間の隙間が埋まり，これが漏洩を抑える主な要因となっている．またこの層は化学的にMTAとコラーゲンが交差して接着した層となっているため，ハイブリッド層とも言われている(Torabinejadら 1993). この形成された中間層をエックス線回折分析すると構造や成分がヒドロキシアパタイトに類似している(Sarkarら 2005；Bozemanら 2006). このように，石灰化中間層が生成されることと高いpH値が長期間維持(硬化後のpH値12.5)されることにより残存した細菌は生き埋めになり死滅するため，静菌作用や殺菌作用を発揮していることが窺える(Torabinejadら 1995a；Camilleriら 2005).

耐破折性

MTAで根管充填を行った歯と行っていない歯を比較すると，前者のほうが耐歯根破折性の点で有意に優れていることが報告されている(Bortoluzziら 2007；Hatibović-Kofmanら 2008). MTAによる根管充填は，耐歯根破折性を高め，歯の構造強化にも貢献しているかもしれない. in vitroの研究において，1年間保存したMTAで根管充填した抜去歯を用いて，その特性が調査されている(Topcuoğluら 2012). メタロプロテアーゼ-2 (metalloproteinase-2)は，コラーゲンの破壊を抑制する働きがあることが知られている. このため，MTAで根管充填を行った歯の耐歯根破折性が高くなるのは，MTAにより部分的にメタロプロテアーゼ-2が保存されることで象牙質内のコラーゲンの破壊が食い止められることに起因している可能性がある(Tjaderhane 2009；Parirokh & Torabinejad 2010).

機械化学的根管形成により象牙質はかなり脆弱になる. その結果，通常の方法によりガッタパーチャとシーラーで根管充填を行っても歯根破折を起こす傾向が強くなってしまう(Simら 2001；Grigoratosら 2001；Topcuoğluら 2012). とくに水酸化カルシウムを長期に貼薬すると根未完成歯は脆弱化されるため，耐破折性は著しく低下してしまう(Andreasenら 2002). MTA(他のケイ酸カルシウム系セメントを含めて)は，経時的に耐破折性が高くなることが証明されている(Tunaら 2011). MTAの特性の1つとして根管充填に用いると耐破折性が高められるので，根未完成歯のような根管壁厚が薄い歯にMTAを根管充填材として用いることで長期予後を改善することができる.

封鎖性と硬化膨張

根管を適切に封鎖して細菌の侵入を防ぐためには，充填材には構造的に安定していることと，象牙質根管壁と緊密に接着し封鎖できることが求められる(Stormら 2008). 他の充填材と比較して，MTAの封鎖性は非常に優れていることが示されている(Torabinejadら 1993, 1995b；Wuら 1998；Robertsら 2008). また，湿潤環境下で充填を行うと耐漏洩性も上昇することが報告されている(Torabinejadら 1995c；Gondimら 2003；Chogleら 2007). この高い

封鎖性は，少なくともある程度はGMTAとWMTA（GMTAよりも膨張率は低い）にもともと備わっている硬化膨張する特性からくるものであろう（Stormら 2008；Okiji & Yoshiba 2009；Hawleyら 2010）．MTAと象牙質の境界部に生成されるアパタイト結晶内で，カルシウムイオンとリン酸イオンの相互化学反応が進行して，アパタイト中間層の厚みが増加するため，線膨張率が増加していると考えられる（Sarkarら 2005；Tayら 2007；Okiji & Yoshiba 2009）．

逆根管充填材としてのGMTAとWMTAを比較した研究では，GMTAのほうが高い封鎖性を示したことが報告されている（Mattら 2004）．ヒト唾液に汚染された場合でもGMTAのほうがWMTAよりも優れているが，GPとシーラーによる垂直加圧充填法で根管充填を行った歯と比較した場合は，GMTAとWMTAの両方とも封鎖性は高かったことが示されている（Al-Hezaimiら 2005）．Stormら（2008）が水で混和して24時間後の線膨張を計測したところ，GMTAは1.02％で，WMTAでは0.08％であった．ハンク平衡塩溶液で混和するとGMTAの線膨張数は0.68％で，WMTAでは0.11％であった．MTAを根管充填材として用いたときに生じる線膨張により，肉眼で確認できないほど

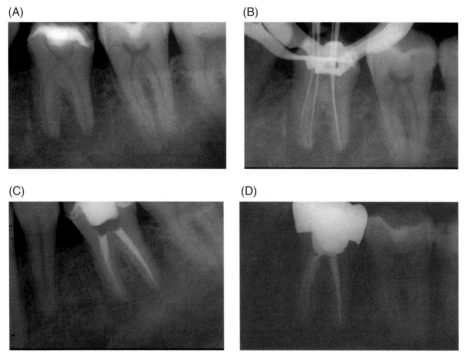

Fig.8.1 (A)患者は41歳，男性．下顎左側第一大臼歯に大きな根尖病変が見られる．患者はGPで根管充填することに不安を抱いていたため，MTAによる根管充填を選択した．(B)エックス線写真で作業長を決定した．(C) 3根管ともMTAで髄床底の高さまで充填した．(D)リン酸亜鉛セメントのコアとゴールドクラウンで補綴処置を行って，9年8か月後の定期検診時のエックス線写真．根尖病変が消失していることがわかる．

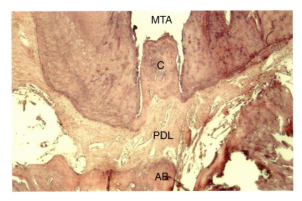

Fig.8.2 MTAで根管充填したイヌの歯の180日後の組織像．新たなセメント質が根尖孔に形成され，生物学的に閉鎖していることがわかる（C），MTA充填材（MTA），無傷の歯根膜（PDL），歯槽骨（AB）．炎症性細胞の浸潤は認められない．（原倍率は100倍）（Brazil, Sao PauloのRoberto Holland先生のご厚意による）

小さな歯根の亀裂が広がる可能性があることが考えられる（De Bruyne & De Moor 2008）．封鎖性ではWMTAよりもGMTAのほうが優れているかもしれないが，歯根に亀裂の存在が疑われるか発見された場合は，WMTAを用いるほうが安全である．

適応と使用

通常の根管充填

　通常のGPとシーラーによる根管充填の代わりに，難易度の高くない通常の根管に対して根管充填材としてMTAを使用することは妥当性のある治療の選択肢である．とくに全身疾患を患っている患者や病変が大きく広がっているようなケースでは，根管充填にMTAを用いることの妥当性は高い．炎症性外部吸収歯および内部吸収歯，根未完成歯，または患者がGP以外の根管充填材を希望しているような場合は，初回の根管治療でもMTAで根管充填を行うことが重要な治療の選択肢となってくる．MTAで根管充填を行うと再治療時に除去困難または除去不能となるためこれに反対する臨床医もいるが，治癒が得られなければ外科的に再治療することは可能である．初回の根管治療においてMTAで根管充填する利点は，将来外科的な介入，すなわち根尖切除術の必要がなく，術後の再感染などに起因した病変に発展しないほど良好な結果が得られることである（Kvist & Reit 2000）（Fig.8.1参照）．

　炎症性の根尖歯根吸収は，根尖性歯周炎が長期間存在することで起きる典型的な合併症である（Kaffeら 1984；Lauxら 2000；Vier & Figueiredo 2004）．

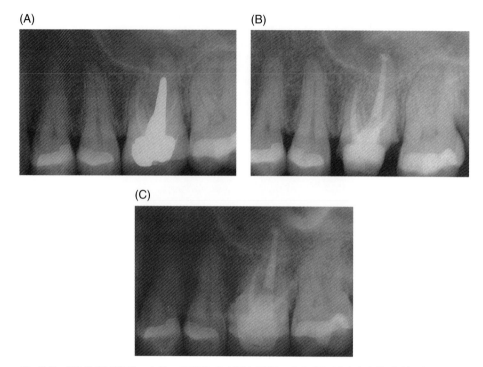

Fig.8.3 （A）患者は38歳，女性．症候性の上顎左側第一大臼歯には大きな鋳造ポストとGPによる根管充填が認められ，根尖病変と口蓋根に外部吸収をともなっている．（B）すべての根管をMTAで充填した．口蓋根は根尖から5 mmの長さでMTAによる根管充填が成されている．歯冠側根管は熱可塑性のGPでバックフィルし，その上にボンディング材を使用してレジンコアを装着した．（C）術後2年6か月の経過観察時のエックス線写真．セラミッククラウンが装着され，口蓋根根尖周囲にあった根尖透過像は完全に消失していることが確認できる．

壊死歯髄をともなった歯では，炎症が続いた期間により，しばしば中等度から重度の吸収が根尖孔および根尖孔周囲に起こる．根尖病変をともなう歯の74.7〜81％に，根尖部の外部吸収があったことが報告されている（Lauxら 2000；Vier & Figueiredo 2002）．外部吸収のある歯に対して根管充填材としてGP用いた場合，封鎖性は高くなく，生物学的活性化作用もないため，治癒が妨げられることになる．さらに，根尖周囲はグラム陽性通性嫌気性菌によるバイオフィルムの形成が起きやすい場所であり，GPが根管充填材として使用されると根尖歯周炎の治癒が妨げられてしまう（Takemuraら 2004；Noguchiら 2005）．大きな根尖病変をともなう歯の根管内には，ほとんどの場合バイオフィルムが存在する（Siqueira & Lopes 2001；Nairら 2005；Linら 2008；Ricucci & Siqueira 2010）．初期の根尖性歯周炎や難治性の根尖性歯周炎でも同様であろう．難治症例歯の根管充填にMTAを用いることには利点が

MTAを用いた根管充填　　**217**

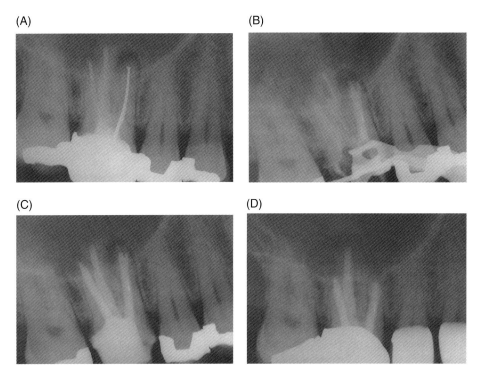

Fig.8.4　(A)患者は42歳で，上顎右側第一大臼歯の異常を訴え来院した．術前のエックス線写真からMB根にシルバーポイントが確認でき，また根尖病変をともなっていた．さらに，DB根の根尖側根管には破折器具を認める．(B)MB根管からシルバーポイント除去し，根管充填を行うと根尖分岐を認めた．(C)3根管ともMTAで根管充填を行った．MTAの硬化を確認後，レジンコア築造をボンディング材で接着した．(D)術後8年の定期検診時のエックス線写真．根尖周囲にあった透過像が消失していることがわかる．治療を行った歯は症状もなく，咬合機能も完全に元どおりになり安定していた．

ある(Yildirim & Gencoglu 2010)．イヌの歯にMTAで根管充填を行った研究では，主根管にセメント質の形成が認められ，側枝のあった歯にも同様のことが認められた(Hollandら 1999b)(Fig.8.2参照)．

　明らかな根尖部の歯根吸収がエックス線写真上で確認できるならば，根管充填にはMTAを用いるのが理想的である．また，根管形成・清掃後に止血不能な出血がある場合においても，根尖から3〜5mmの長さになるようにMTAで根管充填することが推奨される(Mattら 2004；Al-Khataniら 2005；Paceら 2008)．内部吸収された隙間をMTAで埋めることができ，さらに病原性のあるバイオフィルムや象牙細管内に潜んでいる細菌の進行を食い止めることができる(Mattら 2004；Ricucci & Siqueira 2010)．MTAによる根管充填は，根管外に押し出しても構わないので，手用器具やプラガーで行うのがもっともよい(Fig.8.3参照)．

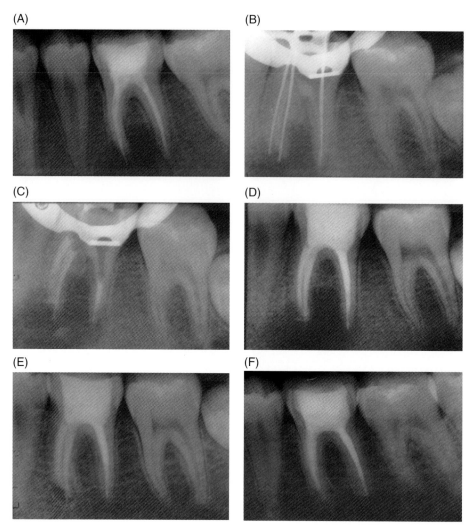

Fig.8.5 (A)患者は12歳，男性．下顎左側第一大臼歯の急性根尖膿瘍と下顎隙の感染を訴えて来院した．術前のエックス線写真で根管充填材が認められることから，再感染根管治療が必要であることがわかった．(B)作業長計測のためにエックス線写真を撮影．(C)まずは遠心根管からMTAにて5 mm程の長さに根管充填した．(D)遠心根管はMTAの上に熱可塑性のGPとシーラーを用いてバックフィルした．そして，コンポジットレジン充填にて修復処置を行った後，エックス線写真を撮影した．(E)術後3年3か月の経過観察時のエックス線写真．(F)最終補綴物としてのクラウンで咬合面を被覆しないまま，術後9年4か月が経過した．エックス線写真上では異常もなく，歯周ポケットや動揺度も正常であった．

再治療

　長期間にわたり根管充填材が口腔内液によって汚染されていた場合に行う感染根管治療は，難易度が非常に高くなることがある．難治性の感染根管症例にみられる細菌で有名なのが，*E.faecalis*，*C.albicans*，そしてグラム陽性

菌を主体とする*Proprionibacterium*属，*Actinomyces*属，*Streptococcus*属，*Peptostreptococcus*属で，これらは象牙細管にコロニーを作るとされる(Pinheiroら 2003；Siqueira & Rocas 2004；Williamsら 2006)．これらの微生物は時間をかけて増殖していき，象牙細管表層から400〜500μmの深層部まで入り込みコロニーを形成することが知られている(Orstavik & Haapasalo 1990；Petersら 2001；Love & Jenkinson 2002；Waltimoら 2003；Siqueira & Sen 2004)．象牙細管内深層部に細菌コロニーが定着すると長期的に水酸化カルシウムによる貼薬を行ったとしても完全に排除することはできなくなる(Stuartら 2006)．最新の洗浄薬や根管洗浄システムを用いたとしても，これらの微生物の根絶は非常に困難である(Stuartら 2006)．しかし，MTAで根管充填を行うことで，通常の根管治療では排除できない象牙細管内深層部の微生物を死滅させることができるかもしれない．(Fig.8.4参照)

　根管治療が失敗した歯が感染した状態で長期間放置された場合に問題となるのが，感染が進行してイスムス，盲管(フィン)，側枝，分岐根管など解剖学的に複雑な隙間にまで到達してしまうことである(Nairら 2005；Ricucci & Siqueira 2010)．これらのような清掃しにくい場所や再度コロニーが形成された場所があるとGPやレジロン(レジン系根管充填材)で根管充填を行っても，環境的にpH値の変化はなく殺菌性がないため，感染を排除することは困難である．たとえ顕微鏡下でよく調べながら超音波チップで形成し，最新の根管洗浄システムを用いて根管清掃を行ったとしても，将来，外科処置を必要としないレベルまで完全に細菌のコロニーを排除することはできない．長期間にわたり細菌のコロニー形成が続くと根管壁上にはバイオフィルムが形成され，根尖孔外へと広がっていくことになる(Tronstadら 1990；Abou Rass & Bogen 1998；Sundeら 2000；Noguchiら 2005)．このように多種類の細菌から成るコロニーが形成され続けると，通常の根管治療を行いGPを用いて根管充填をしたとしても根尖性歯周炎は治癒せず，外科処置以外の解決策がなくなってしまう．再感染根管治療歯をMTAで根管充填した場合の予後は，一般的にGPを用いた場合と比べて明らかに改善されるので，将来，外科処置が必要になる可能性を最小限に抑えることができる(Fig.8.5参照)．

外科処置前の根管充填

　外科処置を行う可能性がある場合は，あらかじめMTAで根管充填をしておけば逆根管形成しにくいような症例であっても根尖を切除するだけで目的を達成することができる．とくに下顎第二・第三大臼歯の近心根や遠心根，そして上顎小臼歯・大臼歯の口蓋根はアクセスしにくい場所である．他には下顎大臼歯に遠心舌側根管がある場合は，外科処置に先立ってMTAで根管充填

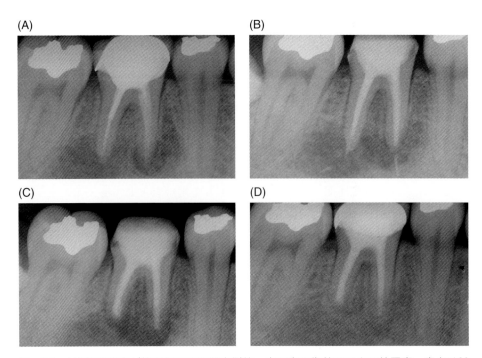

Fig.8.6 （A）根管治療が施されてる下顎右側第一大臼歯の術前エックス線写真．患者は26歳の女性で，大きな根尖病変を認め，下顎隙に感染が波及し症状がでていた．（B）クラウンとコアを外してGPを除去した後，MTAにて根管充填し，レジンコアを充填した．再治療後，GPが根尖歯周組織に飛び出しているのが確認できる．（C）外科処置により根尖切除し，押し出されたGPと炎症性組織を取り除いた．根尖切除後の切断面を顕微鏡下で調べたところGPが遠心根管の根管壁に残っていたため，除去し，MTAにて逆根管充填した．（D）術後1年6か月の経過観察時に撮影したエックス線写真．新しいクラウンが装着され，病変や骨窩洞部があったところは完全に骨性治癒していることが確認できる．

しておけば根尖切除のみと単純化することができる．硬化が完了していれば，根尖切除によりMTAの根管封鎖性は影響されないので，感染組織を除去して治癒を促進させることができる（Andelinら 2002；Lambら 2003）．実際に外科処置時に行うのは根尖の切除のみとなるため，根切断面に対してマイクロミラーや超音波チップ，MTAキャリアーなどを挿入する必要がなく，骨窩洞形成量を最小限に抑えることができる．しかし，根尖切除後の根管壁にGPが残存しているのが判明した場合は，GPを除去して逆根管窩洞形成し，逆根管充填を行う必要が生じることになる．サーマフィルなどの根管充填材に見られるプラスチック製，あるいは金属製のキャリアーが根管内に見つかった場合も同様に逆根管充填を行うべきである．

しぶといグラム陽性菌や真菌は，GPやシーラーと根管壁の間でも生き残ることができるので，根管壁上にGPを残すことは好ましくない（Friedman 2008）．以前に施された根管治療で根管のトランスポテーション，壊死歯髄の

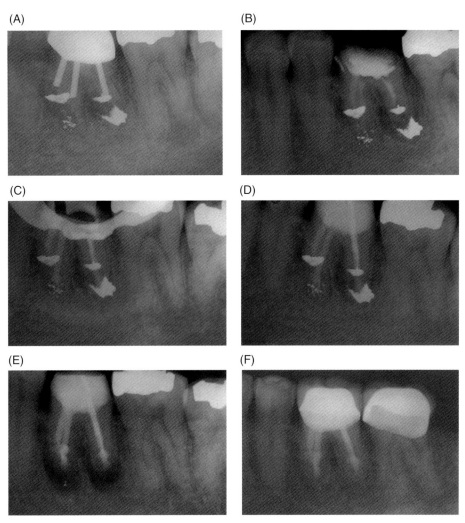

Fig.8.7 （A）患者は34歳の女性．下顎左側第一大臼歯に症状を訴えて来院した．術前のエックス線写真から，3本の金属製ポストが確認できる．過去に外科処置によりアマルガムで逆根管充填が行われている．抜歯後インプラント埋入の治療計画が立てられた．（B）クラウンとポストを除去し，水酸化カルシウムにて貼薬した．（C）全根管をMTAにて充填した．（D）MTAが硬化した後，ポストとコアを装着した．（E）2度目の外科処置によりアマルガムの逆根管充填材を除去し，MTAにて再度逆根管充填を行った．（F）術後8年5か月の経過観察時のエックス線写真．外科処置により生じた骨窩洞部には骨性の治癒が認められた．患歯にあった症状も消失していた．

残存，根管充填材内の気泡，シーラーが欠乏している場所，側枝，未処置のイスムス，根管内破折器具，バイオフィルムなどが存在していた場合，これらが原因で治癒が妨げられるため，MTAを用いて非外科的または外科的に根管充填を行うことには大きな意義がある．MTAで根管充填した歯の根尖を切

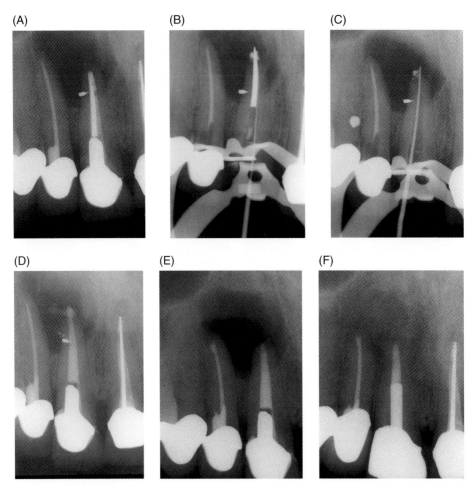

Fig.8.8 (A)術前のエックス線写真から，上顎右側中切歯はシルバーポイントで根管充填されているが，根管治療は失敗していることが確認できる．サイナストラクトが形成され，大きな根尖病変は側切歯まで広がっていた．(B)歯冠側根管からシルバーポイントをバイパス形成して感染根管治療を試みた．(C)シルバーポイントを除去した後にエックス線写真を撮影したところ，根管充填材を根尖孔外に押し出してしまったことが判明した．(D)取り外した鋳造ポストとコアを仮着する前にMTAで根管充填した．(E)右側中切歯と側切歯の根尖切除を行い，押し出した根管充填材とシルバーポイントの残骸を摘出した．(F)術後4年6か月の経過観察時に撮影したエックス線写真．正常な根尖歯周組織が認められる．(California, Los AngelesのLaureen M. Roh先生のご厚意による)

断した後に撮影したエックス線写真と顕微鏡下での診査で問題がある場合には，逆根管充填を行うべきである(Fig.8.6，8.7参照)．

　大きな根尖病変(5mm以上)が長期間存在している場合は，骨欠損量も大きいことから，再治療せずに抜歯してインプラントの埋入を強く推奨する臨床医も少なくはない(Greensteinら 2008)．以前なら大きく進行した病変をと

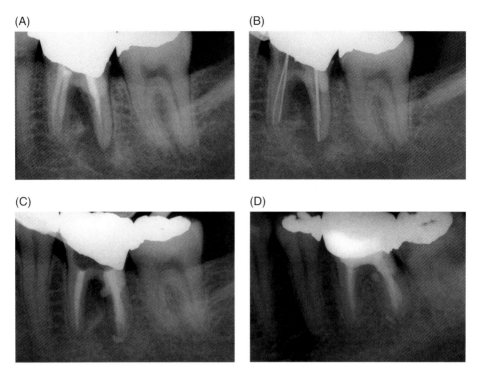

Fig.8.9 (A)患者は67歳．GPで根管充填された下顎左側第一大臼歯に症状がでて来院した．術前のエックス線写真では，根分岐部病変を確認することができる．(B)エックス線写真で作業長を確認したところ，遠心根の根尖が歯根吸収していることがわかった．(C)すべての根管をGMTAで充填したところ，根分岐部側の根管穿孔部からMTAが押し出されていることを確認した．(D)術後18か月後の経過観察時のエックス線写真から，根分岐部病変と根尖病変は完全に消失していることが確認できた．

もなう歯の感染根管治療を行っても予後不良であったが，現在では外科処置を併用してMTAで根管充填することで，そのような歯も保存できるという治療の選択肢がある(Fig.8.8参照)．

根管充填時の穿孔封鎖

穿孔は，医原性であるか，根管と歯根膜を繋ぐ病的な通路である．MTAはこのような穿孔をともなう歯の処置を行うのに適切な材料であるといえる(Mainら 2004；Paceら 2008)．MTAを用いて穿孔封鎖を行う場合は，穿孔部と象牙質の境界を明示して，適切に封鎖して治療を促進できるように十分な量のMTAを使う必要がある．この穿孔封鎖処置は非外科的にも外科的にも歯科用顕微鏡(DOM)下で行うことができる．しかし，穿孔はつねに髄床底上やアクセスしやすく簡単に封鎖できる場所で起こるとは限らない．また，GPとシーラーで根管充填を行った場合は，何度も経過観察が必要になる．再治

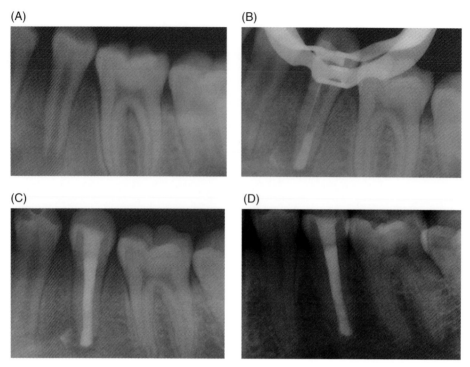

Fig.8.10 (A)患者の年齢は10歳で，下顎左側第二小臼歯に症状があり来院した．患歯には中心結節があり，根未完成で大きな根尖病変をともなっていた．(B)根尖部から5mmの長さになるようにGMTAで根管充填した．(C)MTA根管充填材の上に熱可塑性のGPでバックフィルし，さらにコンポジットレジン充填で修復処置を行った．(D)術後9年の定期検診時のエックス線写真．歯根の成長は完了し，根尖が閉鎖していることが確認できる．

療時にMTAの根管充填材を除去することは可能かどうか議論になりやすいが，穿孔部が根管口よりも根尖側寄りにある場合は，根管全体をMTAで充填すべきであることには有力な論拠がある．

　根管穿孔をGPとシーラーで充填することに利点があるとする研究論文は存在しない．穿孔が存在する歯にポスト形成を行わないのであれば，もっとも理論的に筋の通った処置法は根管全体を充填することである．穿孔歯にポスト形成すると治療予測が困難となりやすい．MTAを充填した場合，厚みが確保され，セメントとしても全体的に安定しているので，歯根吸収や穿孔をともなう歯の根管全体を充填したほうがGPよりも予知性が高い(Tsaiら 2006)．もし，穿孔根管にポスト形成が必要であるならば，MTAによる穿孔封鎖は補綴処置の必要条件に合わせて変更しなければならない．術者は，穿孔をともなう根管を根尖から根管口までの全体をMTAのみで根管充填することで処置が単純化できる利点を理解すべきである(Fig.8.9参照)．

MTA 根管充填法によるアペキシフィケーション

　MTAによって根尖閉鎖を誘導する処置は，予知性があり，失活した感染幼若永久歯にとって理想的な処置である(Shabahang & Torabinejad 2000；Giulianiら 2002；Witherspoonら 2008；Paceら 2008；Bogen & Chandler 2008；Nayarら 2009；Güneşら 2012)．再生歯内療法(regenerative endodontic procedures．Chapter 6 を参照)を選択しないのであれば，MTAで根尖側の根管充填を行うことで歯根の成長を完了させることができる．MTAによりセメント質や象牙質の形成が促進され，根尖歯乳頭の細胞により歯根の成長が完了し，根尖が閉鎖する(Huangら 2008)．この過程で根尖歯乳頭の細胞がセメント芽細胞や象牙芽細胞に分化してこの歯根の成長は完了する(Fig.8.10参照)．

　当然のことではあるが，根尖が開いている歯の根管充填は，作業長まで根管形成・清掃を適切に行ってからでなければすべきではない．通常，作業長は術前のエックス線写真と太いマスターファイルを根管内に挿入して撮影したエックス線写真から推測して決定する．このような歯の根管形成における目的は，根尖側根管の末端部まで根管壁を清掃し，根尖歯周組織を傷つけないように保護することにある．根尖孔外にある組織は，根管充填中に充填材が過度に押し出されないようにするためのバリアや防御膜としての機能がある．根尖側の根管充填を行う際は，手指の感覚を働かせて，丁寧かつ慎重に充填材を押し込んでいく．理想的な根管充填の範囲は，根尖末端部または根管壁内面末端部(カラー部)までか，それよりも 1 mm 短い位置までである(Chapter 5 を参照)．

　根尖孔の径よりも 1，2 番手サイズが小さいマスターアピカルファイル(MAF)，根管充填用プラガー，Glick プラガー(目盛りのついているプラガー)，GP マスターポイント，またはペーパーポイントの太い末端部を使って加圧し，充填を行う．超音波チップも使用可能だが，強度は最小限度にして根尖から多量のMTAを押し出さないように注意して行う必要がある．根管充填時にMTAが根尖から押し出される頻度は高いが，それが原因で治療が失敗することはない(Tahanら 2010)(「根管充填法」の項目を参照)．理想的な根尖側根管充填は，充填長が 4 〜 5 mmになることである(Mattら 2004)．エックス線写真を撮影し，根管充填材の長さと密度が適切になっていることが確認できたら，引き続き歯科用顕微鏡(DOM)下で歯冠側のMTA 根管充填を太めのプラガーを使って圧接し，滅菌ペーパーポイントで乾燥させる．MTA 根管充填の上にはレジン強化型グラスアイオノマーセメント(RMGI)またはコンポマー(コンポジットレジンとグラスアイオノマーセメントのハイブリッド)を充填することができる．その後，セメント - エナメル境の近く，またはセメント - エナメル境までGPとシーラーで側方加圧または加熱充填を行ってもよい．あるい

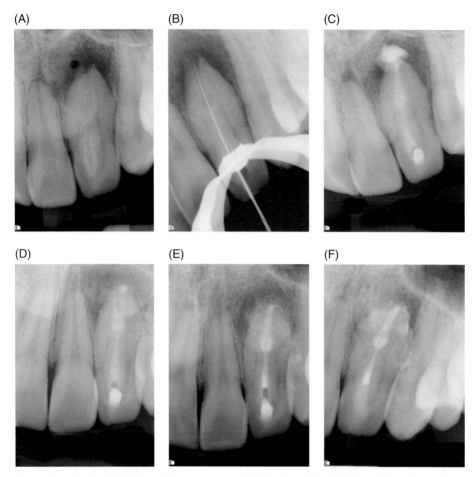

Fig.8.11 (A)患者は16歳，術前のエックス線写真から上顎左側側切歯が歯内歯の形態をとっていることがわかる．(B)作業長はエックス線写真を撮影し決定した．(C)水酸化カルシウムペーストで根管貼薬を行った．(D)水酸化カルシウムで貼薬してから2か月後のエックス線写真．(E)中央の根管をMTAで充填し，アクセス部を仮封した後のエックス線写真．(F)術後4年の定期検診時のエックス線写真から，根尖周囲の透過像は消失していることがわかる．症状はなく，冷刺激に対しても正常な反応を示した．（California, MurrietaのAdrian Silberman先生のご厚意による）

はレジンコアを築造するか，他の歯根補強法により根管系を永久的に封鎖する（Desai & Chandler 2009a）．

歯の特殊な解剖学的形態に合わせた根管充填

MTAで根管充填を行う重要な利点は，内部吸収を起こした根管や解剖学的に複雑なさまざまな形態に対して適応できることである．複雑な歯の形態で代表的なものには，歯内歯，中心結節，双生歯，癒合歯，樋状根（Cの字型の

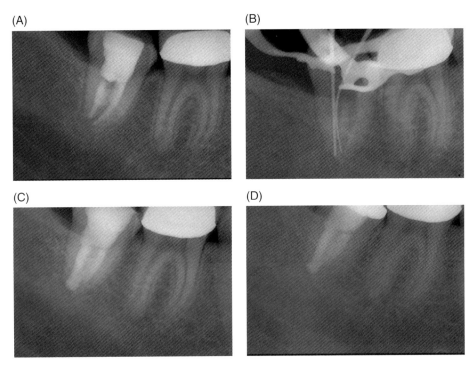

Fig.8.12 (A)患者は28歳で，Cの字形態の根管をもつ（樋状根の）下顎右側第二大臼歯をGPで4か月前に根管充填された．痛みが強く，咬合させることができないほどであった．（B）根管形成・清掃後に遠心側根管にファイルを挿入した状態でエックス線写真を撮影した．(C)MTAで根管充填し，コンポジットレジンコアを充填してエックス線写真を撮影した．(D)術後2年のエックス線写真．症状はなく，歯は正常に機能している．

根管）がある(Bogen & Kuttler 2009)．これらのような症例でMTAを用いるメリットは実際に大きく，さまざまな症例に適用することができる．MTAの粒子の大きさは小さく，とくにWMTAのほうがさらに小さくなっているので，フィン，盲孔，イスムスなどの細かい隙間に入り込み，根管の一部または全体を封鎖することができる．歯内歯の場合は，MTAによる根管充填で一方の根管にいる細菌を排除し，もう一方の歯髄腔内にある歯髄の生活度は維持させることもできる(Fig.8.11参照)．

　樋状根すなわち根管の水平断面形態がアルファベットのCの字になっている根管を充填する場合，MTAは根管充填材として非常に優れている(Tsaiら 2006)．この"Cの字形態の根管"をGPで充填するのは困難であり，このような歯の再感染根管治療を行う場合は，外科的にMTAで逆根管充填することによって対処する場合が多い．したがって，再感染根管治療において非外科的にMTAで初めから根管充填する方法は，外科的にMTAで逆根管充填する方法に加えて実行可能な選択肢の1つとなる．再感染根管治療においてC

の字根管(樋状根)を有する大臼歯をGPで根管充填した場合よりも，MTAで根管充填したほうが成功率はほとんどのケースで安定的に高くなっている(Fig.8.12参照).

　歯冠の形態異常のために未成熟歯において根管治療が必要になるケースでもっともよくあるのが中心結節である(de Limaら 2007；Alani & Bishop 2009). 中心結節は蒙古人系の患者にはよく見られる特徴で，両側の小臼歯の中心結節が壊れて歯髄感染していることがよく認められる(Cho 2005；Raoら 2010). 臨床的には，エナメル質の出っ張りまたは距錐咬頭が咬合面にあり，顕微鏡下で小さな開口部が確認できる．この"出っ張り"が破損するか，咬耗した結果，露髄急性根尖膿瘍，根未完成の根尖透過像の増大が認められるようになる．このようなケースでは，再生歯内療法を行うか，MTAで根尖側根管を充填することで歯根の成長が完了して根尖孔が閉鎖し，根尖性歯周炎を治癒に導くことができる．

根管充填法

　MTAで根管充填を行う方法は複数あり，Lawaty法，ステンレススチール(SS)製ファイルやプラガーを使った一般的な充填方法，螺旋状のロータリーファイルを逆回転させて用いる方法などがある．術者にとっては，可能な限り根管全体をMTAのみで充填することで治療手順を簡略化することができ，また根管内にあるさまざまな隙間や穿孔部に沢山のMTAが入り込むので，高い封鎖性も得ることができる．

標準的な根管充填法＊
(＊Bogen & Kutler 2008)
　MTAで根管充填を行う前準備としては，GPで根管充填する場合と同じように根管洗浄と根管形成を行うが，スメア層は除去しても除去しなくても構わない(Yildirimら 2008). スメア層の除去を行わなくても中間層の形成には影響しないどころか，スメア層が存在したほうが封鎖性は経時的に高くなる(Hatibović-Kofmanら 2008；Tunaら 2011). スメア層は連結材として作用し，MTAが根管象牙質と接着する効果を高める働きがある．修復治療でセルフエッチングプライマーとボンディング材の使用により生じるハイブリッド層と同じようにスメア層が機能するのである．スメア層を除去すべきか否かに関する議論は結論に達していないが，MTAで根管充填を行う症例においてはスメア層を残留させて根管充填しても失敗しないことは明らかであるといえ

る(Yildirimら 2010)．

　1度目または2度目以降の非外科的根管治療における成熟歯の根管形成で使用するマスターアピカルファイル(MAF：master apical file)は，最小サイズが25番であるが，35番や40番のほうがより望ましい．WMTAはGMTAと比べて粒子の大きさが小さいことから，操作性や充填性は良好である．しかし，*in vitro*の研究においては，GMTAのほうが封鎖性がより高いことが報告されている(Al-Hezaimiら 2006b)．0.12%のクロルヘキシジンでMTAを混和すると滅菌水や局所麻酔薬で混和した場合と比べて抗菌性が高くなる(Stoweら 2004；Holtら 2007)．どの位置に歯があるか，審美性，将来的に外科処置を行う可能性，充填の難易度により，術者はどのタイプのMTAを使用するのか，何で混和するのかを決めなければならない．

　根管を滅菌ペーパーポイントで乾燥させたら，混和したMTAをシリンジタイプのキャリアーで根管内に運ぶ．そして，Glickプラガーもしくは1/3，5/7，9/11サイズの根管充填用プラガーを順番に使い，根尖方向に押し込んでいく．MAFよりも1番手もしくは2番手小さいサイズのSS製Kファイルを使い，根尖から3〜5mmの位置まで湿ったMTAを詰めていく．たとえば，最後に使ったMAFのサイズが35号ならば，25号か30号のKファイルを用いて作業長までMTAを押し込んでいく．最後に，根尖側根管をMTAで埋めたら，MAFの先端部(パイロットチップ部)をダイヤモンドバーを高速回転用ハンドピース(エアータービン)に装着し回転切削してフラットにし，根管内に詰めたMTAの上から圧接する．

　最初に数回，KファイルでMTAを根管内に運ぶとMTAは根管壁に広がり，Kファイルの周囲にもMTAが付着する．そこで根管壁周辺からKファイルを離し，弱〜中等度の圧力をかけて抵抗を感じるまで根尖方向に押す．根尖が閉鎖している場合は，しっかりと圧力をかけても問題ない．手用プラガーを使って充填することもできるが，湾曲根管の場合は難しいだろう．作業長部からMTAを充填していくにつれて，ファイルの挿入深度が徐々に浅くなっていくのがわかるだろう．そうしたら，次は1/3サイズか5/7サイズの根管充填用プラガーでMTA充填の上から加圧する．プラガーに超音波振動(振動強度は弱にして)を与えるとさらに圧接することができる．エックス線写真を撮影し，MTA内部の気泡の有無や充填密度が適切であることが確認できたら，新たにMTAを根管内に追加していき，太い手用ファイルもしくはプラガーを用いて歯冠側まで充填する．あるいは，熱可塑性のGPとシーラーを用いてバックフィルしてもよい．

　術後のエックス線写真で充填の密度が適切でなかった場合は，充填した(水気を含んだ)MTAの上から細いKファイル(20号ほどの)で加圧し，適切な

密度になるように圧縮する．もし気泡が入り込んでいることが判明したならば，27Gか30Gの洗浄針を使い，滅菌水あるいは局所麻酔薬に高圧力をかけてMTA充塡材を洗い流すことができる．これが上手くいかなければ，30号か35号のKファイルに超音波振動をかけて充塡材を分散させ取り除いてもよい．以上のどれもが失敗に終わった場合は，残りの根管もMTAで充塡し，治癒するのか，あるいは外科処置が必要になるのかを経過観察する必要がある．MTAを根管口まで充塡した際に髄床底にまではみ出してしまった場合やアクセスキャビティーの壁面や髄床底上に残った場合は，2ウェイシリンジでMTAにしぶきをかければ取り除くことができる．

　MTAで根尖側根管充塡を行った後にGPやレジロンでバックフィルする場合は，洗浄針の側面に穴が開いているタイプのものを使い，滅菌水で根管洗浄を行う．根管洗浄後はペーパーポイントで根管を乾燥させ，適切な太さの

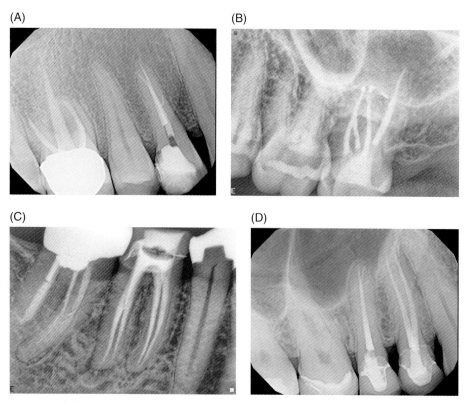

Fig.8.13 (A)上顎右側第一小臼歯の2根管をMTAで根管充塡し，仮封した後のデジタルエックス線写真．L根中央部の側枝にMTAが充塡されていることが確認できる．(B)上顎左側第二大臼歯の4根管をMTAで根管充塡し，コンポジットレジンコアを直接充塡した後のエックス線写真．(C)下顎右側第一大臼歯の4根管をMTAで根管充塡し，アクリル製のプロビジョナルを仮着した後のエックス線写真．(D)MTAで根管充塡した上顎右側第一・第二小臼歯の術後1年の経過観察時のエックス線写真．

プラガーでMTAの末端面を平らにする．根未完成歯や歯根吸収により根尖が開いているような歯の根管充填では，注意深く圧力をかけることで根尖孔外へMTAを多量に押し出さないようにコントロールすることができる（Felippeら 2005；Tahanら 2010）．

　根尖が大きく開いている場合は，特大サイズのペーパーポイントの末端部，GPポイント，Glickプラガー，または太いプラガーなどを使いMTAを圧接する．根管充填用プラガーに超音波振動（振動強度を弱にして）を与えながら用いてもよい．しかし，根尖が開いている場合は，注意しないと多量のMTAが根尖孔外へ押し出されてしまう可能性がある．押し出されたMTAが原因で治療が失敗することはないが，エックス線写真上で根管充填が理想的に見えるようにすると審美性に問題が生じることもある．また根尖が開いている歯や

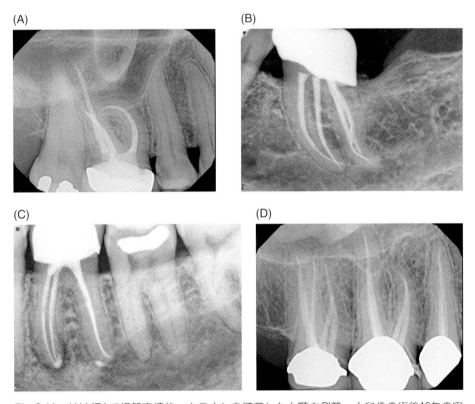

Fig.8.14　(A)MTAで根管充填後，クラウンを装着した上顎右側第一大臼歯の術後10年の定期検診時のエックス線写真．MB根の湾曲部を超えて根管充填が行われていることが確認できる．(B) 4根管をMTAで根管充填した下顎左側第一大臼歯の定期検診時のエックス線写真．(C)MTAで根管充填した下顎左側第一大臼歯の術後3か月経過観察時のエックス線写真．いくつかの側枝にもMTAが充填され，少量のMTAが根尖孔から押し出されたことも確認できる．(D)MTAを垂直加圧充填した上顎右側第一・第二大臼歯および第二小臼歯の4年後の定期検診時エックス線写真．

穿孔をともなう歯根吸収がある歯，または長期間穿孔が放置されていたような歯で，出血が多い場合には，大きなキャリアー(アマルガムキャリアーなど)を使って大量のMTAを素早く充填する必要がある．あるいは，水分量を抑えて混和したMTAを大きな固まりにし，根管内に運ぶ．MTAの上にしみ出てきた余分な水分や血液は，水酸化カルシウムの粉末をMTA根管充填の上に置き圧接するか，水酸化カルシウムの粉末は使わずに乾燥綿球で吸い取る．これは，特大サイズのペーパーポイントの末端部を使っても同様の作業ができる．つまり，MTAの上からペーパーポイントを圧接させて血液がしみ出てこなくなるまでこれを繰り返すのである．もしも根管内の出血が止まらず制御不能であるならば，その日は水酸化カルシウムを詰めて仮封したほうがよい．

Lawaty 法 *
(*Bogen & Kutler 2008)

　MTAで根管充填を行う場合の根管形成・清掃の方法としては，通常のGPで根管充填を行う場合と同様の機械化学的な形成が必要である．根管は通常根管形成用に使用される0.06～0.08テーパーファイルのように大きなテーパーファイルではなく小さなテーパーファイルを使って形成するので，根管の切削量はさらに少なくなり，天然形態を維持することができる．WMTAの粒子の大きさは小さいため根管充填時に根尖方向へ移動させるのが容易であり，根尖孔の太さも20号のファイルと同じくらい小さいサイズに留めることができる(GMTAを使う場合は，MAFのサイズを少なくとも25～30号のKファイルにしなければならない)．0.04テーパーのProFileを使うと理想的なグライドパス(glide path)形成が完了する．根管形成中の根管洗浄は6.0％のNaOCl溶液で行い，滅菌水で洗い流す．スメア層の除去はEDTAやBioPure™MTADまたはQMix™で行うが，スメア層が残存していたとしても治療結果には影響しない(Yildirimら 2008)．根管は適切なサイズのペーパーポイントで乾燥させる．

　適量のGMTAまたはWMTAをダッペンディッシュに入れ，シリンジから滅菌水もしくは局所麻酔薬を注ぎGlickプラガーで混和する．混和するMTAの量は，根管形成の終了した根管口を含めて髄床底全体を埋めるくらいないといけない．MTAの余分な水分は，ダッペンディッシュの内側面を綿棒で丁寧に拭うようにして取り除く．Glickプラガーは混和したMTAをダッペンディッシュから髄腔内に運ぶのにも使う．

　MTAは濡れた砂のような状態になるように混和する．もし，混和したMTAが乾燥してきたら，滅菌水か局所麻酔薬を追加して湿らせると元の状態に戻る．髄腔内に運ばれたMTAは根管充填時の"備蓄"としての役目があり，必

MTAを用いた根管充填　233

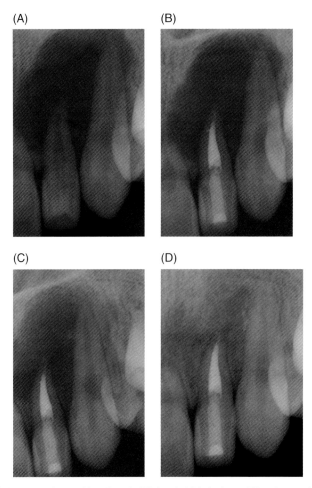

Fig.8.15 （A）患者は12歳，男性．上顎左側側切歯が歯内歯の形態になっており，大きな根尖病変がみられる．サイナストラクトを認め，頬側の口腔前庭部は大きく腫れあがっていた．（B）Auger法によりMTAで根管充填し，コンポジットレジンコアを接着した後のエックス線写真．（C）術後3か月の経過観察時のエックス線写真．（D）術後1年のエックス線写真．術前にあった根尖病変は消失していることが確認できる．症状はなく歯は正常に機能していた．

要に応じて，それを根管充填に使う．MTAを根尖まで運んでいくためには，太さの違うKファイルを何本か使う必要がある．始めに使うファイルはMAFよりも1番手小さいものを選び，最後に使うファイルは多くの場合60号になる．大きな湾曲根管がある場合には，柔軟性の高いファイルを使うことが推奨される．

　最初に使うKファイルに電気的根管長測定器を繋いで作業長の位置を把握してから行えば，MTAの押し出しを抑えられる．最初のファイルは，根管に沿って受動的に歯冠側根管が漏斗状の形態を描くように動かし，そして

MTAを根管壁全周から取り込みながら根尖方向に向けて軽く上下動させていく．歯冠側に置いた"備蓄"からMTAが根尖に運ばれ充填されるにつれて電気的根管長測定器の反応が鈍くなる．そして同時に，ファイルを押すたびに抵抗を感じるようになる．また根尖側根管にMTAが充填されていくにしたがい，MTAがファイルについてくるのも観察できる．ファイルを押す際の抵抗感が消失するにつれて，ファイルは再び受動的に動かしやすくなる．そして，次第にファイルの根管挿入深度が浅くなっていくことに気づくはずである．ファイルを根尖方向に押すときの抵抗感がなくなったら，順番に次の太いファイルを使っていく．この操作を繰り返していき，60号のKファイルで終了させる．MTA根管充填の内部に気泡を入れないためには，ファイルは細いほうから順番に使うことである．細いファイルの後にいきなり太いファイルを使わないことが重要である．また，根管充填が終了してからエックス線写真を撮影するよりも，途中でエックス線写真を撮影し，MTA根管充填の密度を確認したほうが上手くいっていなかった場合のリカバリーが早くなる．

歯冠側根管もMTAで充填することができるが，たいていの症例ではポストのためのスペースを空けておくか，熱可塑性のGPでバックフィルすることが多いだろう．MTAで歯冠側根管を充填する場合は，Schilderプラガーを使い軽く受動的な圧力をかけて行い，決して過度な圧力を側方根管壁にかけないようにする．プラガーは必要に応じて8号から大きな号数のものへ替えていくとよい．この後の修復処置において歯冠側の形成が制限されないのであれば，アクセスキャビティー内の余ったMTAは髄床底の充填に使い，湿綿球をその上に置いて根管充填を終了する．髄床底をMTAで埋めることにより，髄管などの隙間を封鎖することができ，根分岐部象牙質の補強にもつながる．MTAが硬化したのを確認できたら，コンポジットレジンコアを直接法で接着して根管系を完全封鎖する．もう1つの方法は，2ウェイシリンジにて余ったMTAをすべて洗い流す．MTAで根管充填した根管口はフロアブルレジンで覆い髄床底はコンポジットレジンコアにて充填して根管系を封鎖する(Fig.8.13，8.14参照)．

Auger法

MTAの根管充填はロータリーファイルによっても行うことができる．ロータリーファイルを使った充填方法では，一般的な0.04および0.06テーパーのNi-Ti製ロータリーファイルを逆回転で用い，MTAを充填していく．Auger法は比較的新しく，根尖から3〜5mmの長さになるように適切にMTAを充填するには多少の修正が必要である．根管形成と根管清掃は通常どおりに終わらせるが，いつも同じレベルの良好な根管充填を可能にするためには何点

か通常とは異なる方法を採用する必要がある．Auger法ではGPの加熱垂直加圧充填を行わないので，根管をテーパー状の抵抗形態に形成する必要はない．このため，0.04テーパーのファイルを使い根中央部から根管口までの形成量を少なくすることができ，歯根の構造強度の低下を抑えることにもつながる．

　直線的な根管で根尖が閉鎖している場合は，根尖から髄床底までの根管全体をAuger法で充填することが可能である(Fig.8.15参照)．この方法はMTAが乾燥しすぎていない状態，すなわちどちらかというと水分を多めに含んでいる状態にあったほうが，MTAを根尖側まで運びやすく操作もしやすい．そして使用するロータリーファイルはMAFよりも1番手もしくは2番手小さい0.04テーパーのものを選択する．まず，シリンジタイプのキャリアーを使いMTAを根管内に運びプラガーで根管内に押し込む．そして，選択したロータリーファイルを根管壁に軽く押し当てて円周ファイリングするようにして，そしてペッキングモーション(上下動)を組み合わせて根尖までMTAを運び，詰めていく．根尖から4〜5mmくらいの長さになるように充填できたら，ペーパーポイントを使いMTA根管充填から余分な水分を取り除く．この時点でエックス線写真を撮影してMTA根管充填の位置や密度を確認するとよい．根中央部から歯冠側根管の充填では，太いファイルを使用して同様の方法でMTAを充填していく．

　Auger法の主な問題点は，ファイルの機械的特性(柔軟性)とMTAの粘性により根尖側2〜3mmの根管を充填するのが困難であるということである．とくに湾曲根管が存在する場合や炎症性の歯根吸収により根尖が開いてしまっている場合，そして根未完成歯においては，Auger法で根管充填を行うのは非常に困難である．湾曲根管が存在する場合は，MAFよりも1番手小さいKファイルにプレカーブを付与し，手動で作業長から2〜3mmまでを充填することを推奨する．根尖側根管の充填が終了したらエックス線写真を撮影し，MTA根管充填の位置や密度を確認する．それ以降は適切なNi-Ti製ファイルを使って，Auger法により根管充填を行う．Auger法の臨床的な禁忌症は，強度の湾曲根管や止血できない場合である．

　Auger法は比較的新しい方法だが，超音波振動のような大きな圧力を加えないため，おそらく超音波振動を利用して充填するよりも安全である．超音波振動により根管充填を行うほうが根管充填材の密度が高くなるという報告が多少はみられるが，根尖が開いている歯や歯根吸収している歯では，根管充填材がオーバーしてしまう可能性は高い．さらに，マイクロCTを使ってMTA根管充填を調査した近年の研究では，手動で行うほうが超音波振動で根管充填を行った場合と比較して気泡の混入は少なく，MTA根管充填の密度も有意に高くなっていたことが報告されている(El-Ma'aitaら 2012)．

修復処置を行う時の考慮

　MTAの根管充填後にポスト形成を行う可能性があるならば，熱可塑性GPまたはレジロンでバックフィルしておくべきである．ポスト形成の頻度の高い典型的な根管は，下顎大臼歯の遠心根管，上顎大臼歯の口蓋根管，上顎小臼歯の長く直線的な根管，前歯の根管である．このようなケースでは，根尖側根管に4～5mmの長さになるようにして根管充填が終了したら，その上の歯冠側根管には容易に除去可能な根管充填材を詰めておくべきである．修復処置は適切な期間内に開始できるように注意しなければならない．これは，仮封材などのプロビジョナル用の材料では細菌の微小漏洩を長期間防ぐことができないからである(Urangaら 1999；Balto 2002；Naoum & Chandler 2002；Westonら 2008)．

　MTAで根管充填を行う場合，相当な時間を要する歯もある．また治療結果も症例の状態や術者の経験により異なってくるものである．MTAでの根管充填法を習得するのにも忍耐と練習が必要であり，マスターするのに時間がかかる学習曲線が存在する．

欠点

　MTAを使用するうえで見逃されやすい欠点としては，粉末に吸湿性があるということである．MTAはもともと親水性があり，保存方法に注意しないと使用前に硬化してしまっていることがある．MTAのパッケージを開封したら，未使用のMTAは湿気が入らないように気密性の高い容器に保管しなければならない．湿気が入ってしまうと水と混和したときは通常と変わりないように見えても，いつまで経っても硬化しなくなってしまう．多くの歯科医師はこのMTA特性(欠点)があることを知らないために，MTAは適切に硬化しないと思い込み，結果的に他の材料を使うようになってしまう(Table 8.2)．

Table 8.2 根管充填にMTAを用いる場合の欠点

硬化時間が長い
再治療時に除去するのが困難
pH値の低い環境下では硬化しない可能性がある
象牙質の変色
吸湿性があるため使用前に粉末の状態で早期硬化している可能性がある
硬化膨張により歯根にある既存の亀裂が広がる可能性がある

多くの患者や歯科医師にとって，治療は早く終わらせたいものであるため，MTAの長い硬化時間はこの点で問題である．MTAの硬化時間を早めるために，塩化カルシウムを加えたり，硫酸カルシウムを取り除いたりするなど，いくつかの方法が提唱されている(Bortoluzziら 2009)．しかし，これらの方法とは異なる技術を用いた近年の研究により，この問題を解決できる方法が考案されるかもしれない(M. Torabinejad先生との個人的な会話からの情報)．早期硬化型MTAの欠点は，中間層の脆弱化，初期のpH値が低めであることに加え，細菌を殺菌するためのアルカリ性の環境の持続時間が短いことである．

　MTAで充填した歯の変色は審美的に欠点となる．WMTAでも幾分象牙質は暗くなるとされる(Karabucakら 2005)．MTAで根管充填を行う前に親水性のレジンで髄腔内壁をコーティングしておくという方法が提唱されており，これにより歯の変色を予防できることが報告されている(Akbariら 2012)．MTAは酸性の環境下では適切に硬化しないばかりか，圧縮強さや表面硬度，そして耐剥離性が損なわれるとされる(Wattsら 2007；Namazikhahら 2008；Hashemら 2012)．充填したMTAに未硬化の部分があった場合は，充填をやり直す必要がある．MTAは長期間経過(たとえば1週間)すると構造上の強度は高くなるので，それから最終補綴処置を行ったほうが無難である(Kayahanら 2009)．

　臨床的にもう1つ考慮しなければならないことは，MTAの硬化線膨張である．再治療が必要と診断された歯は，前回の治療で装着したポスト，アマルガムコア，そして強い咬合圧などにより未発見の亀裂が歯根に存在している可能性がある(Fussら 2001；De Bruyne & De Moor 2008)．このことは，GMTAを使用する場合，とくに見逃せない点である(Mattら 2004；Stormら 2008)．一般的に，湾曲根管のある歯をMTAで根管充填した場合は，永久的な処置となることを考慮しなければならない．直線根管に充填されたMTAは超音波チップを使って除去することができる．しかし，湾曲部より根尖側の根管内のMTA根管充填材を除去するのは，非常に難易度が高い(Boutsiokisら 2008)．抜髄ケースでも感染根管治療ケースでも，MTAで根管充填を行った歯の根尖病変が消えなかった場合は，外科的に対処することを考えなければならない．

シーラー

　シーラーは主にGPのようなコア材と一緒に使われ，根管壁とコア材の間の凸凹を埋める働きをする．

シーラーは一般的に，
- コア材と根管壁を繋ぐ
- 潤滑剤として働く
- 抗菌性がある
- 側枝や歯根吸収された隙間などコア材が入り込めない隙間に入り込む

理想的なシーラーの具備すべき条件は，刺激性がないこと，組織液のなかでも溶解しないこと，構造的に安定していること，気密性の高い封鎖ができること，エックス線不透過性があること，抗菌性があること，根管壁への接着性があること，着色性がないこと，適度な作業時間が得られること，除去が容易なことである(Grossmanら 1988)．

現在，これらの条件すべてを満たすシーラーは存在しない．ほとんどのシーラーは使用時に毒性が生じ(Spångberg & Langeland 1973)，組織液に触れると吸収されてしまう(Ørstavik 1983)．したがって，このようなシーラーを使用する場合は，最小限の量に抑えて，根尖歯周組織にはみ出さないようにしなければならない．

現在のシーラーを分類すると以下の7種類になる．
- 酸化亜鉛ユージノール系
- 水酸化カルシウム系
- エポキシレジン系
- グラスアイオノマー系
- シリコン系
- モノブロックシーラーシステム
- ケイ酸カルシウム系

酸化亜鉛ユージノール系

ほとんどがグロスマン処方(Grossman 1958)に基づくものである．すべてがどちらかというと脆く多孔性で毒性がある．改良により硬化時間に幅がでて，流動性も改善されたことで，世界的にもっとも人気のあるシーラーとなっている．

水酸化カルシウム系

水酸化カルシウム系シーラーは，歯髄切断面の治癒や根尖部の硬組織形成を促すために開発された(Desai & Chandler 2009b)．封鎖性は酸化亜鉛ユージノール系のものと同程度である(Jacobsenら 1987)．しかし，溶解性に関しては長期間，組織液に触れると進行することが報告されている(Tronstadら 1988)．

エポキシレジン系

　初めてのレジン系シーラーは，AH26(De Trey, Dentsply, Ballaigues, Switzerland)であり，エポキシレジンがベースになっていて活性剤と練和すると硬化が始まり，硬化完了まで長時間を要する．封鎖性は高く，粘着性と抗菌性がある．ホルムアルデヒドが放出されることで抗菌性が発揮される(Heling & handler 1996)．現在では，AH26はそのほとんどが毒性も低く，薄いフィルム状になり，溶解性も低いAH Plusに取って代わられている．

グラスアイオノマー系

　グラスアイオノマーは象牙質接着性を有することから，修復材料として開発されてすぐにシーラー材としての可能性を探る研究が始まった(Pitt Ford 1979)．しかし，歯内療法用のグラスアイオノマー系シーラーとして登場したのは，何年も経過してからである．現在では，グラスアイオノマー系シーラーは発売されていない．

シリコン系

　ポリジメチルシロキサン系(シリコン系)シーラーとしては，RoekoSeal(Coltène/Whaledent, Altstätten, Switzerland)が有名である．硬化膨張が0.2%あるといわれており，エックス線不透過性も高いとされる．さまざまなタイプのシリコン系シーラーがあり，GPの粉末を混合させているものもある．他のタイプのシーラーよりも毒性は低いとされるが，シリコン系シーラーの問題点は根尖からの押し出しである(Zielinskiら 2008)．

モノブロックシーラーシステム(単一構造体シーラーシステム)

　GPは象牙質に接着しない．このため，低粘性のコンポジットレジンで根管を封鎖させる研究が1970年代の後半に始まった(Tidmarsh 1978)．熱可塑性のポリカプロラクトン材がフィラーとして生体活性ガラスやビスムスやバリウム塩を混ぜて開発されたことで，GPに代わるコア材としての選択肢ができた(Resilon, Pentron Corp, Wallingford, CT, USA)．この材料は，ウレタンジメタクリレート(UDMA)系のシーラー(たとえば，Epiphany, Pentron Corp)に接着し，モノブロック構造を形成するとされる(Tay & Pashley 2007)．スメア層を除去した後，プライマーを根管壁に塗布してデュアルキュア型のシーラーを象牙質根管壁に塗り込む．しかし，このシステムを使って生じるモノブロック構造の成立に関しては疑問視されている．さまざまな要因がこのシステムの効果に影響を与えている．スメア層の働き(もし存在するなら)，

象牙質への浸透性，シーラーの厚み，レジンの重合収縮などの要因がシーラーとしての働きに影響を与える．経時的なシーラーの重合体としての安定性にも問題がありそうである．

ケイ酸カルシウム系

　近年のシーラー開発でもっとも大きな変化は，ケイ酸カルシウム系またはMTA系シーラーの登場である．これらの材料の特性は，生体親和性があること，そして無定形型リン酸カルシウム前駆体からヒドロキシアパタイト結晶を根管表層に沈積させるのを促進させる効果があることである(Wellerら 2008；Camilleri 2009；Sallesら 2012)．これらのシーラーは，コア材とともに非加熱での側方加圧法，加熱垂直加圧法，サーマフィルを代表とするキャリアベースの根管充填法で用いられるように開発された．しかし，コア材なしで単独で使うこともできる．これらのシーラーで代表的なのは，ProRoot Endo sealer (Maillefer, Ballaigues, Switzerland)，MTA Fillapex, MTA Obtura(Angelus, Londria, Brazil)，Endo-CPM-Sealer(EGEO S.R.L., Buenos Aires, Argentina)，Endosequence BC sealer(Brasseler USA, Savannah, GA)，そしてiRoot SP sealer(Innovative Bioceramix Inc, Vancouver, BC, Canada)である．

　ProRoot Endo sealerの粉末には，ケイ酸三カルシウム，アルミン酸三カルシウム，ケイ酸二カルシウム，そして硬化遅延剤として硫酸カルシウムが含まれている．酸化ビスムスはエックス線造影剤である．液は粘性のあるポリビニルピロリドンの単一重合体水で構成されている(Wellerら 2008)．シーラーを疑似体液に浸漬したところ，球形の非結晶型カルシウム様相とアパタイト様相の形成が生体外の標本で確認された．同様に，試作型MTAシーラーを水溶性ポリマーと混ぜて蒸留水あるいは生理食塩水と接触させるとカルシウムイオンがシーラーから溶液へと放出され，これによりリン酸カルシウム結晶が沈積されていくことがわかった(Camilleri 2009；Massiら 2011；Camilleriら 2011)．

　iRoot SP sealerもまた新たに開発されたケイ酸カルシウム系のシーラーであり，アパタイト形成などの望ましい特性を併せもっている．このアパタイト形成の現象は，Endosequence BC Sealer(Candeiroら 2012)，Endo-CPM-Sealer(Gomes-Filhoら 2009)，およびMTA Fillapex(Sallesら 2012)でも同様に起こる．ケイ酸カルシウム系シーラーは典型的に高い粘着性があり，粒子が小さいため象牙質に接着しやすい．抜去歯の中央部および根尖側1/3の根管壁に対して優れた接着性があったことが報告されている(Huffmanら 2009；Ersahan & Avdin 2010；Sagsenら 2011)．ケイ酸カルシウム系(MTA系)シーラーにこの有益な生体親和性や物理化学的特性があるために，通常の根

管充填においても治療結果は大きく改善されることであろう．そして，今後これらのシーラーのさらなる開発とその実用性は有望である．

まとめ

　MTAは根管充填材として使用されると多くの理想的な物理化学的特性を発揮し，保存困難な歯の治癒率の向上にも貢献する．MTAの生物学的活性により骨芽細胞の分化や骨形成，そしてセメント質形成による修復が促され，歯根膜再生を促進させる．根管充填材としてのMTAは非常に優れた特性を発揮する．とくに象牙質表層面への中間層の形成，非常に優れた封鎖性，アルカリ性の環境を作り，しかも硬化時間が長いためにこのアルカリ性の環境がしばらく持続する．さらに，MTAの粉末粒子の大きさは小さいため，象牙細管内に入り込んで*E.faecalis*や*C.albicans*，あるいは他の日和見性の病原菌の増殖を抑制する．

　この水硬性ケイ酸カルシウム系セメントの独特な特性により，低レベルの非外科的および外科的歯内療法で治癒に至らなかった歯，修復物からの微小漏洩がある歯，炎症性の歯根吸収を起こしている歯，解剖学的に異常な形態をもつ歯，そして根未完成歯など難治性の歯に用いることに大きな利点がある．MTAは，一般的な根管充填を行う場合や他の根管充填材を使うような症例に対しても，シーラーとして使うことができる．MTAは現段階の開発水準では理想的な根管充填材ではない．しかし，単独あるいは外科処置と組み合わせて使用されることで，難治性の歯や歯内療法学上複雑な状態の歯でも治癒させることが可能になる．

参考文献

Abedi, H.R., Ingle, J.I. (1995) Mineral Trioxide Aggregate: a review of a new cement. *Journal of the Californian Dental Association* **23**, 36–9.
Abou-Rass, M., Bogen, G. (1998) Microorganisms in closed periapical lesions. *International Endodontic Journal* **31**, 39–47.
Aggarwal, V., Singla, M. (2010) Management of inflammatory root resorption using MTA obturation - a four year follow up. *British Dental Journal* **208**, 287–9.
Akbari, M., Rouhani, A., Samiee S., *et al.* (2012) Effect of dentin bonding agent on the prevention of tooth discoloration produced by mineral trioxide aggregate. *International Journal of Dentistry* 2012:563203.
Alani, A., Bishop, K. (2009) The use of MTA in the modern management of teeth affected by dens invaginatus. *International Dental Journal* **59**, 343–8.

Al-Hezaimi, K., Naghshbandi, J., Oglesby, S., *et al.* (2005) Human saliva penetration of root canals obturated with two types of mineral trioxide aggregate. *Journal of Endodontics* **31**, 453–6.

Al-Hezaimi, K., Naghshbandi, J., Oglesby, S., *et al.* (2006a) Comparison of antifungal activity of white-colored and gray colored mineral trioxide aggregate (MTA) at similar concentrations against Candida albicans. *Journal of Endodontics* **32**, 365–7.

Al-Hezaimi, K., Al-Shalan, TA., Naghshbandi, J., *et al.* (2006b) Antibacterial effect of two mineral trioxide aggregate (MTA) preparations against *Enterococcus faecalis* and *Streptococcus sanguis* in vitro. *Journal of Endodontics* **32**, 1053–6.

Al-Kahtani, A., Shostad, S., Schifferle, R., *et al.* (2005) In-vitro evaluation of microleakage of an orthograde apical plug of mineral trioxide aggregate in permanent teeth with simulated immature apices. *Journal of Endodontics* **31**, 117–19.

Al-Nazhan, S., Al-Judai, A. (2003) Evaluation of antifungal activity of mineral trioxide aggregate. *Journal of Endodontics* **29**, 826–7.

Anantula, K., Ganta, A.K. (2011) Evaluation and comparison of sealing ability of three different obturation techniques - Lateral condensation, Obtura II, and GuttaFlow: An in vitro study. *Journal of Conservative Dentistry* **14**, 57–61.

Andelin, W.E., Browning, D.F., Hsu G.H., *et al.* (2002) Microleakage of resected MTA. *Journal of Endodontics* **28**, 573–4.

Andreasen, J.O., Farik, B., Munksgaard, E.C. (2002) Long-term calcium hydroxide as a root canal dressing may increase risk of root fracture. *Dental Traumatology* **18**, 134–137.

Ari, H., Belli, S., Gunes, B. (2010) Sealing ability of Hybrid Root SEAL (MetaSEAL) in conjunction with different obturation techniques. *Oral Surgery Oral Medicine Oral Pathology Oral Radiolology and Endodontics* **109**, e113–e116.

Asgary, S., Parirokh, M., Engbal, M.J., *et al.* (2006) A qualitative X-ray analysis of white and grey mineral trioxide aggregate using compositional imaging. *The Journal of Materials Science: Materials in Medicine* **17**, 187–91.

Balto, H. (2002) An assessment of microbial coronal leakage of temporary materials in endodontically treated teeth. *Journal of Endodontics* **28**, 762–4.

Bogen, G., Kuttler, S. (2009) Mineral trioxide aggregate obturation: a review and case series. *Journal of Endodontics* **35**, 777–90.

Bogen, G., Chandler N. (2008) Vital pulp therapy. In: *Ingle's Endodontics*, 6th edn (eds. Ingle, J.I., Bakland L.K., Baumgartner, J.C.). BC Decker Inc, Hamilton, Ontario, pp.1310–1329.

Bortoluzzi, E.A., Souza, E.M., Reis, J.M., *et al.* (2007) Fracture strength of bovine incisors after intra-radicular treatment with MTA in an experimental immature tooth model. *International Endodontic Journal* **40**, 684–91.

Bortoluzzi, E.A., Broon, N.J., Bramante, C.M., *et al.* (2009) The influence of calcium chloride on the setting time, solubility, disintegration, and pH of mineral trioxide aggregate and white Portland cement with a radiopacifier. *Journal of Endodontics* **35**, 550–4.

Boutsioukis, C., Noula, G., Lambrianidis, T. (2008) Ex vivo study of the efficiency of two techniques for the removal of mineral trioxide aggregate used as a root canal filling material. *Journal of Endodontics* **34**, 1239–42.

Bozeman, T.B., Lemon, R.R., Eleazer, P.D. (2006) Elemental analysis of crystal precipitate from gray and white MTA. *Journal of Endodontics* **32**, 425–8.

Branchs, D., Trope, M. (2004) Revascularization of immature permanent teeth with apical periodontitis: New treatment protocol? *Journal of Endodontics* **30**, 196–200.

Budig, C.G., Eleazer, P.D. (2008) In vitro comparison of the setting of dry ProRoot MTA by moisture absorbed through the root. *Journal of Endodontics* **34**, 712–14.

Camilleri, J. (2007) Hydration mechanisms of mineral trioxide aggregate. *International Endodontic Journal* **40**, 462–70.
Camilleri, J. (2008a) The chemical composition of mineral trioxide aggregate. *Journal of Conservative Dentistry* **11**, 141–3.
Camilleri, J. (2008b) Characterization of hydration products of mineral trioxide aggregate. *International Endodontic Journal* **41**, 408–17.
Camilleri, J. (2009) Evaluation of selected properties of mineral trioxide aggregate sealer cement. *Journal of Endodontics* **35**, 1412–17.
Camilleri, J., Montesin, F.E., Brady, K., *et al*. (2005) The constitution of mineral trioxide aggregate. *Dental Materials* **21**, 297–303.
Camilleri, J., Gandolfik, M.G., Siboni, F., *et al*. (2011) Dynamic sealing ability of MTA root canal sealer. *International Endodontic Journal* **44**, 9–20.
Candeiro, G.T., Correia, F.C., Duarte, M.A., *et al*. (2012) Evaluation of radiopacity, pH, release of calcium ions, and flow of a bioceramic root canal sealer. *Journal of Endodontics* **38**, 842–5.
Carrotte, P. (2004) Endodontics: Part 8. Filling the root canal system. *British Dental Journal* **197**, 667–72.
Cho, S.Y. (2005) Supernumerary premolars associated with dens evaginatus: report of 2 cases. *Journal of the Canadian Dental Association* **71**, 390–3.
Chogle, S., Mickel, A.K., Chan, D.M., *et al*. (2007) Intracanal assessment of mineral trioxide aggregate setting and sealing properties. *General Dentistry* **55**, 306–11.
Cotton, T.P., Schindler, W.G., Schwartz, S.A., *et al*. (2008) A retrospective study comparing clinical outcomes after obturation with Resilon/Epiphany or gutta-percha/Kerr sealer. *Journal of Endodontics* **34**,789–97.
Dammaschke, T., Gerth, H.U., Zuchner, H., *et al*. (2005) Chemical and physical surface and bulk material characterization of white ProRoot MTA and two Portland cements. *Dental Materials* **21**, 731–8.
D'Arcangelo, C., D'Amario, M. (2007) Use of MTA for orthograde obturation of nonvital teeth with open apices: report of two cases. *Oral Surgery Oral Medicine Oral Pathology Oral Radiology Endodontics* **104**, e98–e101.
De Bruyne, M.A., De Moor, R.J. (2008) Influence of cracks on leakage and obturation efficiency of root-end filling materials after ultrasonic preparation: an in vitro evaluation. *Quintessence International* **39**, 685–92.
de Leimburg, M.L., Angeretti, A., Ceruti P., *et al*. (2004) MTA obturation of pulpless teeth with open apices: bacterial leakage as detected by polymerase chain reaction assay. *Journal of Endodontics* **30**, 883–6.
de Lima, M.V., Bramante, C.M., Garcia, R.B., *et al*. (2007) Endodontic treatment of dens in dente associated with a chronic periapical lesion using an apical plug of mineral trioxide aggregate. *Quintessence International*, e124–e128.
Desai, S., Chandler, N. (2009a) The restoration of permanent immature anterior teeth, root filled using MTA: A review. *Journal of Dentistry* **37**, 652–7.
Desai, S., Chandler, N. (2009b) Calcium hydroxide-based root canal sealers: a review. *Journal of Endodontics* **35**, 475–80.
Dreger, L.A., Felippe, W.T., Reyes-Carmona, J.F., *et al*. (2012) Mineral trioxide aggregate and Portland cement promote biomineralization in vivo. *Journal of Endodontics* **38**, 324–9.
Duarte, M.A., Demarchi, A.C., Yamashita, J.C., *et al*. (2003) pH and calcium ion release of 2 root-end filling materials. *Oral Surgery Oral Medicine Oral Pathology Oral Radiolology and Endodontics* **95**, 345–7.

El-Ma'aita, A.M., Qualtrough, A.J., Watts, D.C. (2012) A micro-computed tomography evaluation of mineral trioxide aggregate root canal fillings. *Journal of Endodontics* **38**, 670–2.

Ersahan, S., Aydin, C. (2010) Dislocation resistance of iRoot SP, a calcium silicate-based sealer, from radicular dentine. *Journal of Endodontics* **36**, 2000–2.

Felippe, M.C., Felippe, W.T., Marques, M.M., *et al.* (2005). The effect of the renewal of calcium hydroxide paste on the apexification and periapical healing of teeth with incomplete root formation. *International Endodontic Journal*, 436–42.

Fridland, M., Rosado, R. (2005) MTA solubility: a long term study. *Journal of Endodontics*, 376–9.

Friedman, S. (2008) Expected outcomes in the prevention and treatment of apical periodontitis. In: *Essential Endodontology: Prevention and Treatment of Apical Periodontitis*, 2nd edn. (eds. Ørstavik, D., Pitt Ford, T.R.). Blackwell Science, Oxford, pp. 408–69.

Fuss, Z., Lustig, J., Katz, A., *et al.* (2001) An evaluation of endodontically treated vertical root fractured teeth: impact of operative procedures. *Journal of Endodontics* **27**, 46–8.

Garberoglio, R., Brännström, M. (1976) Scanning electron microscopic investigation of human dentinal tubules. *Archives of Oral Biology* **21**, 355–62.

Giuliani, V., Baccetti, T., Pace R., *et al.* (2002) The use of MTA in teeth with necrotic pulps and open apices. *Dental Traumatology* **18**, 217–21.

Glick, D.H., Frank, A.L. (1986) Removal of silver points and fractured posts by ultrasonics. *Journal of Prosthetic Dentistry* **55**, 212–15.

Gomes-Filho, J.E., Watanabe, S., Bernabé, P.F., *et al.* (2009) A mineral trioxide aggregate sealer stimulated mineralization. *Journal of Endodontics* **35**, 256–60.

Gondim, E. Jr., Zaia, A.A., Gomez, B.P.F.A., *et al.* (2003) Investigation of the marginal adaptation of root-end filling materials in root-end cavities prepared with ultrasonic tips. *International Endodontic Journal* **36**, 491–9.

Greenstein, G., Cavallaro, J., Tarnow, D. (2008) When to save or extract a tooth in the esthetic zone: a commentary. *Compendium of Continuing Education in Dentistry* **29**, 136–45.

Grigoratos, D., Knowles, J., Ng, Y.L., *et al.* (2001) Effect of exposing dentine to sodium hypochlorite and calcium hydroxide on its flexural strength and elastic modulus. *International Endodontic Journal* **34**, 113–19.

Grossman, L.I. (1958) An improved root canal cement. *Journal of the American Dental Association* **56**, 381– 5.

Grossman, L.I. (1982) *Endodontic Practice*, 10th edn. Lea and Febiger, Philadelphia, p. 279.

Grossman L.I., Oliet, S., del Rio C.E. (1988) *Endodontic Practice*, 11th edn. Lea and Febiger, Philadelphia, pp. 242–270.

Guess, G.M. (2008) An alternative to gutta-percha for root canal obturation. *Dentistry Today* **27**, 84, 86, 88.

Güneş, B., Aydinbelge, H.A. (2012) Mineral trioxide aggregate apical plug method for the treatment of nonvital immature permanent maxillary incisors: Three case reports. *Journal of Conservative Dentistry* **15**, 73–6.

Hammad, M., Qualtrough, A., Silikas, N. (2009) Evaluation of root canal obturation: a three-dimensional in vitro study. *Journal of Endodontics* **35**, 541–4.

Hashem, A.A., Wanees Amin, S.A. (2012) The effect of acidity on dislodgment resistance of mineral trioxide aggregate and BioAggregate in furcation perforations: an in vitro comparative study. *Journal of Endodontics* **38**, 245–9.

Hatibović-Kofman, S., Raimundo, L., Zheng, L., *et al.* (2008) Fracture resistance and histological findings of immature teeth treated with mineral trioxide aggregate. *Dental Traumatology* **24**, 272–6.

Hawley, M., Webb, T.D., Goodell, G.G. (2010) Effect of varying water-to-powder ratios on the setting expansion of white and gray mineral trioxide aggregate. *Journal of Endodontics* **36**, 1377–9.

Heling, I., Chandler, N.P. (1996) The antimicrobial effect within dentinal tubules of four root canal sealers. *Journal of Endodontics* **22**, 257–9.

Holland, R., DeSouza V, Nery MJ., *et al.* (1999a) Reaction of rat connective tissue to implanted dentin tubes filled with mineral trioxide aggregate or calcium hydroxide. *Journal of Endodontics* **35**, 703–5.

Holland, R., de Souza, V., Nery, M.J., *et al.* (1999b) Reaction of dogs' teeth to root filling with mineral trioxide aggregate or a glass ionomer sealer. *Journal of Endodontics* **25**, 728–30.

Holland, R., Filho, J.A.O., de Souza, V., *et al.* (2001) Mineral trioxide aggregate repair of lateral root perforations. *Journal of Endodontics* **27**, 281–4.

Holland, R., de Souza, V., Nery, MJ., *et al.* (2002) Calcium salts deposition in rat connective tissue after the implantation of calcium hydroxide-containing sealers. *Journal of Endodontics* **28**, 173–6.

Holt, D.M., Watts, J.D., Beeson, T.J., *et al.* (2007) The anti-microbial effect against *Enterococcus faecalis* and the compressive strength of two types of mineral trioxide aggregate mixed with sterile water or 2% chlorhexidine liquid. *Journal of Endodontics* **33**, 844–7.

Huang, G.T., Sonoyama, W., Liu, Y., *et al.* (2008) The hidden treasure in apical papilla: the potential role in pulp/dentin regeneration and bioroot engineering. *Journal of Endodontics* **34**, 645–51.

Huffman, B.P., Mai, S., Pinna, L., *et al.* (2009) Dislocation resistance of ProRoot Endo Sealer, a calcium silicate-based root canal sealer, from radicular dentine. *International Endodontic Journal* **42**, 34–46.

Jacobovitz, M., Vianna, M.E., Pandolfelli, V.C., *et al.* (2009) Root canal filling with cements based on mineral aggregates: an in vitro analysis of bacterial microleakage. *Oral Surgery Oral Medicine Oral Pathology Oral Radiolology and Endodontics* **108**, 140–144.

Jacobsen, E.L., BeGole, E.A., Vitkus, D.D., *et al.* (1987) An evaluation of two newly formulated calcium hydroxide cements: a leakage study. *Journal of Endodontics* **13**, 164–9.

Jacobson, H.L., Xia, T., Baumgartner, J.C., *et al.* (2002) Microbial leakage evaluation of the continuous wave of condensation. *Journal of Endodontics* **28**, 269–71.

Kaffe, I., Tamse, A., Littner, M.M., *et al.* (1984) A radiographic survey of apical root resorption in pulpless permanent teeth. *Oral Surgery Oral Medicine Oral Pathology* **58**, 109–12.

Karabucak, B., Li, D., Lim, J., *et al.* (2005) Vital pulp therapy with mineral trioxide aggregate. *Dental Traumatology* **21**, 240–3.

Kato, H., Nakagawa, K. (2010) FP core carrier technique: thermoplasticized gutta-percha root canal obturation technique using polypropylene core. *Bulletin of the Tokyo Dental College* **51**, 213–20.

Kayahan, M.B., Nekoofar, M.H., Kazandağ, M., *et al.* (2009) Effect of acid-etching procedure on selected physical properties of mineral trioxide aggregate. *International Endodontic Journal* **42**, 1004–14.

Khayat, A., Lee, S.J., Torabinejad, M. (1993) Human saliva penetration of coronally unsealed obturated root canals. *Journal of Endodontics* **19**, 458–61.

Koh, E.T., Ford, T.R., Kariyawasam, S.P., *et al.* (2001) Prophylactic treatment of dens evaginatus using mineral trioxide aggregate. *Journal of Endodontics* **27**, 540–2.

Komabayashi, T., Spångberg, L.S. (2008a) Comparative analysis of the particle size and shape of commercially available mineral trioxide aggregates and Portland cement: a study with a flow particle image analyzer. *Journal of Endodontics* **34**, 94–8.

Komabayashi, T., Spångberg, L.S. (2008b) Particle size and shape analysis of MTA finer fractions using Portland cement. *Journal of Endodontics* **34**, 709–11.

Kvist, T., Reit, C. (2000) Postoperative discomfort associated with surgical and nonsurgical endodontic retreatment. *Endodontics and Dental Traumatology* **16**, 71–4.

Lamb, E.L., Loushine, R.J., Weller, R., *et al.* (2003) Effect of root resection on the apical sealing ability of mineral trioxide aggregate. *Oral Surgery Oral Medicine Oral Pathology Oral Radiology Endodontics* **95**, 732–5.

Laux, M., Abbott, P.V., Pajarola, G., *et al.* (2000) Apical inflammatory root resorption: a correlative radiographic and histological assessment. *International Endodontic Journal* **33**, 483–93.

Lee, S.J., Monsef, M., Torabinejad, M. (1993) The sealing ability of a mineral trioxide aggregate for repair of lateral root perforations. *Journal of Endodontics* **19**, 541–4.

Lee, Y.L., Lee, B.S., Lin F.H., *et al.* (2004) Effects of physiological environments on the hydration behaviour of mineral trioxide aggregate. *Biomaterials* **25**, 787–93.

Lin, S., Platner, O., Metzger, Z., *et al.* (2008) Residual bacteria in root apices removed by a diagonal root-end resection: a histopathological evaluation. *International Endodontic Journal* **41**, 469–75.

Love, R.M., Jenkinson, H.F. (2002) Invasion of dentinal tubules by oral bacteria. *Critical Reviews in Oral Biology and Medicine* **13**, 171–83.

Madison, S., Wilcox, L.R. (1988) An evaluation of coronal microleakage in endodontically treated teeth. Part III. In vivo study. *Journal of Endodontics* **14**, 455–8.

Main, C., Mirzayan, N., Shabahang, S., *et al.* (2004) Repair of root perforations using mineral trioxide aggregate: a long-term study. *Journal of Endodontics* **30**, 80–3.

Malagnino, V.A., Rossi-Fedele, G., Passariello, P., *et al.* (2011) 'Simultaneous technique' and a hybrid Microseal/PacMac obturation. *Dental Update* **38**, 477–8, 481–2, 484.

Massi, S., Tanomaru-Filho, M., Silva, G.F., *et al.* (2011) pH, calcium ion release, and setting time of an experimental mineral trioxide aggregate-based root canal sealer. *Journal of Endodontics* **37**, 844–6.

Matt, G.D., Thorpe, J.R., Strother, J.M., *et al.* (2004) Comparative study of white and gray mineral trioxide aggregate (MTA) simulating a one- or two-step apical barrier technique. *Journal of Endodontics* **30**, 876–9.

McKissock, A.J., Mines, P., Sweet, M.B., *et al.* (2011) Ten-month in vitro leakage study of a single-cone obturation system. *US Army Medical Department Journal* Jan–Mar, 42–7.

Mohammadi, Z., Modaresi, J., Yazdizadeh, M. (2006) Evaluation of the antifungal effects of mineral trioxide aggregate materials. *Australian Endodontic Journal* **32**, 120–2.

Molander, A., Reit, C., Dahlen, G., *et al.* (1998) Microbiological status of root-filled teeth with apical periodontitis. *International Endodontic Journal* **31**, 1–7.

Namazikhah, M.S., Nekoofar, M.H., Sheykhrezae, M.S., *et al.* (2008) The effect of pH on surface hardness and microstructure of mineral trioxide aggregate. *International Endodontic Journal* **41**, 108–16.

Nair, P.N., Henry, S., Cano V., *et al.* (2005) Microbial status of apical root canal system of human mandibular first molars with primary apical periodontitis after "one-visit" endodontic treatment. *Oral Surgery Oral Medicine Oral Pathology Oral Radiology Endodontics* **99**, 231–52.

Naoum, H., Chandler, N.P. (2002) Temporization for endodontics. *International Endodontic Journal* **35**, 964–78.

Nayar, S., Bishop, K., Alani, A. (2009) A report on the clinical and radiographic outcomes of 38 cases of apexification with mineral trioxide aggregate. *European Journal of Prosthodontics and Restorative Dentistry* **17**, 150–6.

Noguchi, N., Noiri, Y., Narimatsu, M., *et al.* (2005) Identification and localization of extraradicular biofilm-forming bacteria associated with refractory endodontic pathogens. *Applied Environmental Microbiology* **71**, 8738–43.

Okiji, T., Yoshiba, K. (2009) Reparative dentinogenesis induced by mineral trioxide aggregate: A review from the biological and physicochemical points of view. *International Journal of Dentistry* 464280.

Ordinola-Zapata, R., Bramante, C.M., Bernardineli, N., *et al.* (2009) A preliminary study of the percentage of sealer penetration in roots obturated with the Thermafil and RealSeal-1 obturation techniques in mesial root canals of mandibular molars. *Oral Surgery Oral Medicine Oral Pathology Oral Radiology Endodontics* **108**, 961–8.

O'Sullivan, S.M., Hartwell, G.R. (2001) Obturation of a retained primary mandibular second molar using mineral trioxide aggregate: a case report. *Journal of Endodontics* **27**, 703–5.

Ørstavik, D. (1983) Weight loss of endodontic sealers, cements and pastes in water. *Scandinavian Journal of Dental Research* **91**, 316–19.

Ørstavik, D., Haapasalo, M. (1990) Disinfection by endodontic irrigants and dressings of experimentally infected dentinal tubules. *Endodontics and Dental Traumatology* **6**, 142–9.

Ozdemir, H.O., Oznelik, B., Karabucak, B., *et al.* (2008) Calcium ion diffusion from mineral trioxide aggregate through simulated root resorption defects. *Dental Traumatology* **24**, 70–3.

Pace, R., Giuliani, V., Pagavino, G. (2008) Mineral trioxide aggregate as repair material for furcal perforation: case series. *Journal of Endodontics* **34**, 1130–3.

Pameijer, C.H., Zmener, O. (2010) Resin materials for root canal obturation. *Dental Clinics of North America* **54**, 325–44.

Parirokh, M., Torabinejad, M. (2010) Mineral trioxide aggregate: A comprehensive literature review – Part 1: Chemical, physical, and antibacterial properties. *Journal of Endodontics* **36**, 16–27.

Pawińska, M., Kierklo, A., Tokajuk, G., *et al.* (2011) New endodontic obturation systems and their interfacial bond strength with intraradicular dentine – ex vivo studies. *Advances in Medical Science* **22**, 1–7.

Peciuliene, V., Reynaud, A.H., Balciuniene, I., *et al.* (2001) Isolation of yeasts and enteric bacteria in root-filled teeth with chronic apical periodontitis. *International Endodontic Journal* **34**, 429–34.

Peters, L.B., Wesselink, P.R., Buijs, J.F., *et al.* (2001) Viable bacteria in root dentinal tubules of teeth with apical periodontitis. *Journal of Endodontics* **27**, 76–81.

Pinheiro, E.T., Gomes, B.P., Ferraz, C.C., *et al.* (2003) Evaluation of root canal microorganisms isolated from teeth with endodontic failure and their antimicrobial susceptibility. *Oral Microbiology and Immunology* **18**, 100–3.

Pitt Ford, T.R. (1979) The leakage of root fillings using glass ionomer cement and other materials. *British Dental Journal* **146**, 273–8.

Pitt Ford, T.R., Torabinejad. M., McKendry, D.J., *et al.* (1995) Use of mineral trioxide aggregate for repair of furcal perforations. *Oral Surgery Oral Medicine Oral Pathology Oral Radiology Endodontics* **79**, 756–63.

Rao, Y.G., Guo, L.Y., Tao, H.T. (2010) Multiple dens evaginatus of premolars and molars in Chinese dentition: a case report and literature review. *International Journal of Oral Science* **2**, 177–80.

Ray, H.A., Trope, M. (1995) Periapical status of endodontically treated teeth in relationship to the technical quality of the root filling and the coronal restoration. *International Endodontic Journal* **28**, 12–18.

Reyes-Carmona, J.F., Felippe, M.S., Felippe, W.T. (2009) Biomineralization ability and interaction of mineral trioxide aggregate and white Portland cement with dentin in a phosphate-containing fluid. *Journal of Endodontics* **35**, 731–6.

Ribeiro, C.S., Kuteken, F.A., Hirata Júnior, R., *et al.* (2006) Comparative evaluation of antimicrobial action of MTA, calcium hydroxide and Portland cement. *Journal of Applied Oral Science* **14**, 330–3.

Ricucci, D., Siqueira, J.F. Jr. (2010) Biofilms and apical periodontitis: study of prevalence and association with clinical and histopathologic findings. *Journal of Endodontics* **36**, 1277–88.

Roberts, H.W., Toth, J.M., Berzins, D.W., *et al.* (2008) Mineral Trioxide Aggregate use in endodontic treatment: A review of the literature. *Dental Materials* **24**, 149–64.

Roig, M., Espona, J., Mercadé, M., *et al.* (2011) Horizontal root fracture treated with MTA, a case report with a 10-year follow-up. *Dental Traumatology* **27**, 460–3.

Salles, L.P., Gomes-Cornélio, A.L., Guimarães, F.C., *et al.* (2012) Mineral Trioxide Aggregate-based endodontic sealer stimulates hydroxyapatite nucleation in human osteoblast-like cell culture. *Journal of Endodontics* **38**, 971–6.

Sagsen, B., Ustün, Y., Demirbuga, S., *et al.* (2011) Push-out bond strength of two new calcium silicate-based endodontic sealers to root canal dentine. *International Endodontic Journal* **44**, 1088–91.

Santos, A.D., Moraes, J.C.S., Araújo, E.B., *et al.* (2005) Physico-chemical properties of MTA and a novel experimental cement. *International Endodontic Journal* **38**, 443–7.

Sarkar, N.K., Caicedo, R., Ritwik, P., *et al.* (2005) Physicochemical basis of the biologic properties of mineral trioxide aggregate. *Journal of Endodontics* **31**, 97–100.

Saunders, W.P., Saunders, E.M. (1994) Coronal leakage as a cause of failure in root canal therapy: a review. *Endodontics and Dental Traumatology* **10**, 105–8.

Savariz, A., González-Rodríguez, M.P., Ferrer-Luque, C.M. (2010) Long-term sealing ability of GuttaFlow versus AH Plus using different obturation techniques. *Medicina Oral Patología Oral y Cirugía Bucal* **15**, e936–e941.

Schlenker, M. (1880) Das füellen der wurzelkanäle mit Portland-cement nach Dr. Witte. *Deutsche Vierteljahrsschrift fuer Zahnheilkunde* **20**, 277–83 [in German].

Seltzer, S., Green, D.B., Weiner, N., *et al.* (2004) A scanning electron microscope examination of silver cones removed from endodontically treated teeth. *Journal of Endodontics* **30**, 463–74.

Sen, B.H., Piskin, B., Demirici, T. (1995) Observation of bacteria and fungi in infected root canals and dentinal tubules by SEM. *Endodontics and Dental Traumatology* **11**, 6–9.

Shabahang, S., Torabinejad, M. (2000) Treatment of teeth with open apices using mineral trioxide aggregate. *Practical Periodontics and Aesthetic Dentistry* **12**, 315–20.

Sim, T.P.C., Knowles, J.C., Ng Y-L., *et al.* (2001) Effect of sodium hypochlorite on mechanical properties of dentine and tooth surface strain. *International Endodontic Journal* **34**, 120–32.

Siqueira, J.F. Jr., Sen, B.H. (2004) Fungi in endodontic infections. *Oral Surgery Oral Medicine Oral Pathology Oral Radiology Endodontics* **97**, 632–41.

Siqueira, J.F. Jr., Lopes, H.P. (2001) Bacteria on the apical root surfaces of untreated teeth with periradicular lesions: a scanning electron microscopy study. *International Endodontic Journal* **34** 216–20.

Siqueira, J.F. Jr., Rocas, I.N. (2004) Polymerase chain reaction-based analysis of microorganisms associated with failed endodontic treatment. *Oral Surgery Oral Medicine Oral Pathology Oral Radiology Endodontics* **97**, 85–94.

Siqueira, J.F. Jr, Rôças, I.N., Favieri, A., et al. (2000) Bacterial leakage in coronally unsealed root canals obturated with 3 different techniques. *Oral Surgery Oral Medicine Oral Pathology Oral Radiology Endodontics* **90**, 647–50.

Spångberg, L., Langeland, K. (1973) Biologic effects of dental materials. 1. Toxicity of root canal filling materials on HeLa cells in vitro. *Oral Surgery, Oral Medicine, Oral Pathology* **35**, 402–14.

Storm, B., Eichmiller, F., Tordik, P., et al. (2008) Setting expansion of gray and white mineral trioxide aggregate and Portland cement. *Journal of Endodontics* **34**, 80–2.

Stowe, T.J., Sedgley, C.M., Stowe, B., et al. (2004) The effects of chlorhexidine gluconate (0.12%) on the antimicrobial properties of tooth-colored ProRoot mineral trioxide aggregate. *Journal of Endodontics* **30**, 429–31.

Stuart, C.H., Schwartz, S.A., Beeson, T.J., et al. (2006) Enterococcus faecalis: its role in root canal treatment failure and current concepts in retreatment. *Journal of Endodontics* **32**, 93–8.

Sunde, P.T., Tronstad, L., Eribe, E.R., et al. (2000) Assessment of periradicular microbiota by DNA-DNA hybridization. *Endodontics and Dental Traumatology* **16**, 191–6.

Sundqvist, G., Figdor, D. (1998) Endodontic treatment of apical periodontitis. In: *Essential Endodontology: Prevention and Treatment of Apical Periodontitis*, 1st edn (eds. Ørstavik, D., Pitt Ford, T.R.). Blackwell, Oxford, pp. 242–277.

Swanson, K., Madison, S. (1987) An evaluation of coronal microleakage in endodontically treated teeth. *Part I. Time periods. Journal of Endodontics* **13**, 56–9.

Tahan, E., Celik, D., Er, K., et al. (2010) Effect of unintentionally extruded mineral trioxide aggregate in treatment of tooth with periradicular lesion: a case report. *Journal of Endodontics* **36**, 760–3.

Tanomaru-Filho, M., Jorge, E.G., Guerreiro Tanomaru, J.M., et al. (2007) Radiopacity evaluation of new root canal filling materials by digitalization of images. *Journal of Endodontics* **33**, 249–51.

Takemura, N., Noiri, Y., Ehara, A., et al. (2004) Single species biofilm-forming ability of root canal isolates on gutta-percha points. *European Journal of Oral Science* **112**, 523–9.

Tay. F.R., Pashley, D.H. (2007) Monoblocks in root canals: a hypothetical or a tangible goal. *Journal of Endodontics* **33**, 391–8.

Tay, F.R., Pashley, D.H., Rueggerberg, F.A., et al. (2007) Calcium phosphate phase transformation produced by the interaction of the Portland cement component of white MTA with a phosphate-containing fluid. *Journal of Endodontics* **33**, 1347–51.

Taylor, H.F.N. (1997) *Cement Chemistry*, 2nd edn. Thomas Telford, London.

Tidmarsh, B.G. (1978) Acid-cleansed and resin-sealed root canals. *Journal of Endodontics* **4**, 117–21.

Tjaderhane, L. (2009) The role of matrix metalloproteinases and their inhibitors in root fracture resistance remains unknown. *Dental Traumatology* **25**, 142–3.

Topcuoğlu, H.S., Arsian, H., Keles, A., et al. (2012) Fracture resistance of roots filled with three different obturation techniques. *Medicina Oral Patología Oral y Cirugía Bucal*, **17**, e528–e532.

Torabinejad, M., Chivian, N. (1999) Clinical applications of mineral trioxide aggregate. *Journal of Endodontics* **25**, 197–205.

Torabinejad, M., Watson, T.F., Pitt Ford, T.R. (1993) The sealing ability of a mineral trioxide aggregate as a retrograde root filling material. *Journal of Endodontics* **19**, 591–5.

Torabinejad, M., Hong, C.U., McDonald, F., et al. (1995a) Physical and chemical properties of a new root-end filling material. *Journal of Endodontics* **21**, 349–53.

Torabinejad, M., Smith, P.W., Kettering, J.D., et al. (1995b) Comparative investigation of marginal adaptation of mineral trioxide aggregate and other commonly used root-end filling materials. *Journal of Endodontics* **21**, 295–9.

Torabinejad, M., Falah, R., Kettering, J.D., et al. (1995c) Comparative leakage of mineral trioxide aggregate as a root end filling material. *Journal of Endodontics* **21**, 109–21.

Tronstad, L., Barnett, F., Flax, M. (1988) Solubility and biocompatibility of calcium hydroxide-containing root canal sealers. *Endodontics and Dental Traumatology* **4**, 152–9.

Tronstad, L., Barnett, F., Cervone, F. (1990) Periapical bacterial plaque in teeth refractory to endodontic treatment. *Endodontics and Dental Traumatology* **6**, 73–7.

Tronstad, L., Asbjørnsen, K., Døving, L., et al. (2000) Influence of coronal restorations on the periapical health of endodontically treated teeth. *Endodontics and Dental Traumatology* **16**, 218–21.

Tsai, Y.L., Lan, W.H., Jeng, J.H. (2006) Treatment of pulp floor and stripping perforation by mineral trioxide aggregate. *Journal of the Formosan Medical Association* **105**, 522–6.

Tuna, E.B., Dinçol, M.E., Gençay, K., et al. (2011) Fracture resistance of immature teeth filled with BioAggregate, mineral trioxide aggregate and calcium hydroxide. *Dental Traumatology* **27**, 174–8.

Uranga, A., Blum, J.Y., Esber, S., et al. (1999) A comparative study of four coronal obturation materials in endodontic treatment. *Journal of Endodontics* **25**, 178–80.

Versiani, M..A., Sousa-Neto, M.D., Pécora, J.D. (2011) Pulp pathosis in inlayed teeth of the ancient Mayas: a microcomputed tomography study. *International Endodontic Journal* **44**, 1000–4.

Vier, F.V., Figueiredo, J.A. (2002) Prevalence of different periapical lesions associated with human teeth and their correlation with the presence and extension of apical external root resorption. *International Endodontic Journal* **35**, 710–19.

Vier, F.V., Figueiredo, J.A. (2004) Internal apical resorption and its correlation with the type of apical lesion. *International Endodontic Journal* **37**, 730–7.

Waltimo, T.M., Sen, B.H., Meurman, J.H., et al. (2003) Yeasts in apical periodontitis. *Critical Reviews in Oral Biology and Medicine* **14**, 128–37.

Watts, J.D., Holt, D.M., Beeson, T.J., et al. (2007) Effects of pH and mixing agents on the temporal setting of tooth-colored and gray mineral trioxide aggregate. *Journal of Endodontics* **33**, 970–3.

Weston, C.H., Barfield, R.D., Ruby, J.D., et al. (2008) Comparison of preparation design and material thickness on microbial leakage through Cavit using a tooth model system. *Oral Surgery Oral Medicine Oral Pathology Oral Radiology Endodontics* **105**, 530–5.

Weine, F.S. (1992) A preview of the canal-filling materials of the 21st century. *Compendium* **13**, 688, 690, 692.

Weller, R.N., Tay, K.C., Garrett, L.V., et al. (2008) Microscopic appearance and apical seal of root canals filled with gutta-percha and ProRoot Endo Sealer after immersion in a phosphate-containing fluid. *International Endodontic Journal* **41**, 977–86.

White, C. Jr., Bryant, N. (2002) Combined therapy of mineral trioxide aggregate and guided tissue regeneration in the treatment of external root resorption and an associated osseous defect. *Journal of Periodontology* **73**, 1517–21.

Williams, J.M., Trope, M., Caplan, D.J., et al. (2006) Detection and quantification of E. faecalis by real-time PCR (qPCR), reverse transcription-PCR (RT-PCR), and cultivation during endodontic treatment. *Journal of Endodontics* **32**, 715–21.

Williamson, A.E., Marker, K.L., Drake, D.R., *et al.* (2009) Resin-based versus gutta-percha-based root canal obturation: influence on bacterial leakage in an in vitro model system. *Oral Surgery Oral Medicine Oral Pathology Oral Radiology Endodontics* **108**, 292–6.

Witherspoon, D.E., Small, J.C., Regan, J.D., *et al.* (2008) Retrospective analysis of open apex teeth obturated with mineral trioxide aggregate. *Journal of Endodontics* **34**, 1171–6.

Witte, D. (1878) Das füellen der wurzelkanäle mit Portland-cement. *Deutsche Vierteljahrsschrift fuer Zahnheilkunde* **18**, 153–4 [in German].

Wu, M-K., Kontakiotis, E.G., Wesselink, P.R. (1998) Long-term seal provided by some root-end filling materials. *Journal of Endodontics* **24**, 557–60.

Yazdi, K.A., Bayat-Movahed, S., Aligholi, M., *et al.* (2009) Microleakage of human saliva in coronally unsealed obturated root canals in anaerobic conditions. *Journal of the Californian Dental Association* **37**, 33–7.

Yildirim, T., Gencoglu, N. (2010) Use of mineral trioxide aggregate in the treatment of large periapical lesions: reports of three cases. *European Journal of Dentistry* **4**, 468–74.

Yildirim, T., Oruçoğlu, H., Cobankara, F.K. (2008) Long-term evaluation of smear layer on the apical sealing of MTA. *Journal of Endodontics* **34**, 1537–40.

Yildirim, T., Er, K., Taşdemir, T., *et al.* (2010) Effect of smear layer and root-end cavity thickness on apical sealing ability of MTA as a root-end filling material: a bacterial leakage study. *Oral Surgery Oral Medicine Oral Pathology Oral Radiology Endodontics* **109**, e67–72.

Zhang, H., Pappen, F.G., Haapasalo, M. (2009) Dentin enhances the antibacterial effect of mineral trioxide aggregate and bioaggregate. *Journal of Endodontics* **35**, 221–4.

Zhu, Q., Haglund, R., Safavi, K.E., *et al.* (2000) Adhesion of human osteoblasts on root-end filling materials. *Journal of Endodontics* **26**, 404–6.

Zielinski, T.M., Baumgartner, J.C., Marshall, J.G. (2008) An evaluation of GuttaFlow and gutta-percha in the filling of lateral grooves and depressions. *Journal of Endodontics* **34**, 295–8.periapical healing around palatal apex.Retreatment

Retreatment of failed root canal treatments can be challenging when the original filling materials have sustained a long exposure to oral fluids. Bacteria in refractory or contaminated cases typically involve colonization of dentinal tubules by *E. faecalis*, *C. albicans*, and a host of Gram-positive bacteria, including *Proprionibacterium*, *Actinomyces*, *Streptococcus* and *Peptostreptococcus* species (Pinheiro *et al.* 2003; Siqueira & Rocas 2004; Williams *et al.* 2006). During long incubation periods, these micoorganisms have been known to advance and colonize dentinal tubules as far as 400 to 500 μm from the pulp–dentin interface (Orstavik & Haapasalo 1990; Peters *et al.* 2001; Love & Jenkinson 2002; Waltimo *et al.* 2003; Siqueira & Sen 2004). This characteristic can prevent their elimination even when long-term calcium hydroxide intracanal medication is used (Stuart *et al.* 2006). The eradication of these microbes is extremely diffiwith infected pulp spaces, typically in premolars of both arches (Cho 2005; Rao *et al.* 2010). Clinically, there is an enamel extension or small talon cusp on the occlusal surface and a small portal of entrance can be seen under magnification. The extensions may break away or be subject to extreme wear leading to pulp exposure, acute apical abscesses, open apices and large periapical radiolucencies. Regenerative endodontic procedures or MTA obturation with an apical plug and thermoplastic obturation with a composite coronal restoration provides treatment that allows apical closure, root maturation and healing of periapical disease.

Auger technique

The compaction of MTA can also be implemented using rotary instrumentation. The process involves using conventional .04 and .06 taper NiTi rotary files in the reverse mode. The technique is relatively new and demands modifications to allow proper filling of the apical 3–5 mm. This delivery method requires the

9 MTAを用いた逆根管充填

Seung-Ho Baek[1], Su-Jung Shin[2]
[1]School of Dentistry, Seoul National University, Korea
[2]College of Dentistry, Yonsei University, Gangnam Severance Hospital, Korea

逆根管充填材の導入	**254**
逆根管充填材の目的	254
逆根管充填材の歴史	**255**
アマルガム	256
酸化亜鉛ユージノール系：IRM，SuperEBA	256
レジン系：RetroPlast，Geristore	257
Mineral trioxide aggregate (MTA)	258
Gray MTA vs White MTA	259
新しいタイプのMTA類似セメント	259
理想的な逆根管充填材に必要な条件	**259**
逆根管充填材としてのMTAの利点と欠点	260
MTAの利点	260
MTAの欠点	261
逆根管充填材としてのMTA	**262**
細胞毒性と生体親和性	262
生物学的活性	265
封鎖性	267
抗菌作用	267
MTAの臨床応用	**268**
逆根管窩洞形成と逆根管充填	268
MTAによる逆根管充填のための逆根管窩洞形成	268
混和方法	268
MTAの充填法	268
臨床成績	270
結論	**274**
参考文献	**277**

逆根管充填材の導入

逆根管充填材の目的

　外科的歯内療法は，非外科的歯内療法で対処できない炎症，または以前の根管治療が原因で生じた問題を解決するために行われる．

　外科的歯内療法でにおいて逆根管充填を行うことの重要性は，多くの研究で示されてきている(Altonen & Mattila 1976；Lustmannら 1991；Rahbaranら 2001；Kim & Kratchman 2006)．非外科的歯内療法後に生じる根尖周囲病変の主な原因は，感染根管から根尖歯周組織への細菌や細菌性毒素の漏洩である(Fig.9.1)．逆根管充填を行わず，根尖部掻爬により炎症性の根尖歯周組織のみを排除しても感染の原因は除去されない．根尖歯周病変を除去すれば一時的には症状は軽減し，エックス線写真上に見える透過像も薄くなるが，根尖周囲の外科処置においては，炎症性の根尖歯周組織と根尖の一部を除去するのは勿論のこと，根尖側根管を再封鎖する必要がある．

　逆根管充填を行った歯と行わなかった歯の治癒率に有意な差はなかったとする報告がいくつかある(Rappら 1991；August 1996)．KimとKratchmanらがそれらの研究を詳しく調査したところ，研究方法と結論の出し方に多くの問題があることがわかった．まず第一に，標本数がどちらかというと少ないため，研究結果が説得力に欠けることである．第二に，研究対象となった症例は処置を顕微鏡下で行っておらず，さらにアマルガムを逆根管充填材として用いていたことである．アマルガムを逆根管充填材として用いるような古い方法では，根尖を切断する角度が大きくなることや逆根管充填材の封鎖性など本質的な問題を抱えている(Kim & Kratchman 2006)．したがって，旧態依然とした外科的処置方法に基づくこれらの研究結果は，近年の外科的歯内療法における評価との関連性は少ない．

　多くの外科的歯内療法で見られる根尖周囲病変の主な原因は細菌とその副産物である毒素の漏洩であろう．近年の研究報告(Altonen & Mattila 1976；Lustmanら 1991；Rahbaranら 2001)では，根尖切除術において逆根管充填を行うことの重要性が示されている．その根拠は，逆根管充填を行った歯は，そうでない歯と比べて良好な治療結果が得られているからである．よって，適切な逆根管充填により根尖を封鎖することは，きわめて重要なことである．

　逆根管充填の目的は根尖の緊密な封鎖である．これを達成することで，残存した細菌や細菌の副産物は，根管内に入りこむことも根管外に出ることもできなくなる．

MTAを用いた逆根管充填　255

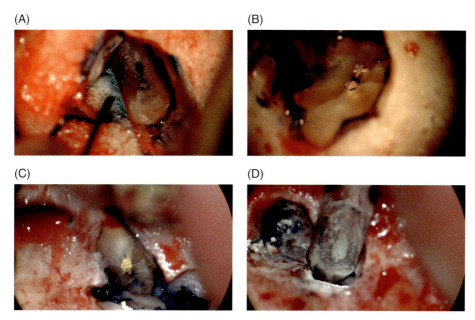

Fig.9.1 根尖漏洩が生じている歯の根尖の切断面．(A，B)根尖から3mmの位置で歯根を水平的に切除した断面．両根管ともに未清掃部があることがわかる．切断面をメチレンブルーで染め出して診査した．根尖歯周組織にある肉芽組織を取り除き根尖を切除しても，逆根管形成と逆根管充填を行わないと根管内の感染は維持され，根尖歯周組織に対して病原性が発揮される．(C，D)根尖3mmを切除後，切断面を顕微鏡下でイスムスや亀裂，未処置の根管などがないか診査した．逆根管形成を行った後にMTAで逆根管充填した．

逆根管充填材の歴史

　ガッタパーチャ(GP)，アマルガム，金箔，酸化亜鉛ユージノール(ZOE)セメント，ポリカルボキシルセメント，Cavit(3M ESPE, St. Paul, MN, USA)，Diaket(ESPE GmbH, Seefeld, Germany)，グラスアイオノマーセメント(GIC)，コンポジットレジン，Intermediate Restorative Material(IRM, Caulk/Dentsply, Milford, DE, USA)，SuperEBA(Bosworth, Skokie, IL, USA)，そしてmineral trioxide aggregate(ProRoot MTA；Dentsply, Tulsa, OK, USA)など，多くの材料が逆根管充填材として提唱されてきた．

　逆根管充填材は，根尖を切断したあと超音波チップで逆根管形成した根尖の空洞部を塞ぐために用いられる．この逆根管充填材を詰めるために必要な環境は何かを理解することで，理想的な逆根管充填材が備えるべき条件がいくつかみえてくる．充填材は封鎖性が高いことと周辺の組織に対する毒性が最小限であることが望ましい．MTAは1990年代初頭にDr. Torabinejadによって開発され，根尖周囲外科処置で使用する逆根管充填材として市場に送り出

された(Torabinejadら 1993)．それ以来，MTAの使い道は穿孔封鎖，覆髄，断髄，アペキシフィケーション(apexification)などにまで広がっている(Torabinejad & Chivian 1999)．MTAの人気の高さは，優れた封鎖性，生体親和性，硬組織形成を促すことのできる生物学的活性を有していることによると考えられる(Torabinejadら 1993；Torabinejadら 1994；Kohら 1998；Torabinejadら 1995a；Torabinejadら 1997)．この20年間，MTAの物理的特性，化学的特性，生物学的特性，さらには長期的な臨床成績について調べるために数多くの研究が行われている．

アマルガム

アマルガムは100年以上にわたって歯科治療で使われてきている．そして現在でも，修復処置で広く使用されている材料である．しかし，根尖切除術における逆根管充填材として使用されることは稀である．アマルガムには細胞毒性や水銀毒性，腐食性，遅延性の膨張，硬・軟組織の変色(アマルガムタトゥー)など多くの欠点があるため，近年ではとくに逆根管充填材としてのアマルガムの一般的な安全性や適性が疑問視されている(Fig.9.2)(Dorn & Gartner 1990；Torabinejadら 1995a, 1997)．したがって，現在アマルガムを逆根管充填材として使用することはきわめて稀である(Chong & Pitt Ford 2005)．

酸化亜鉛ユージノール系：IRM，SuperEBA

IRMとSuperEBAは，逆根管充填材としてアマルガムよりも臨床的に優れているため，広く用いられている．IRMもSuperEBAも，酸化亜鉛ユージノールセメントの改良版である．酸化亜鉛ユージノールセメントの物理的特性は，低い圧縮強さ，長い硬化時間，組織液に対しての溶解性であるが，これらの点はIRMやSuperEBAでは改善されている．この2つのセメントは類似する有利な特性を備えており，臨床的にも組織学的にもアマルガムよりも優れている(Baekら 2005；Baekら 2010；Dorn & Gartner 1990)．

IRMは，80％が酸化亜鉛の粉末，20％がポリメチルメタクリレートに99％ユージノール液を加えたもので構成されている．IRMの封鎖性はアマルガムよりも優れており，この封鎖性は粉液比には左右されない(Crooksら 1994)．IRMに対する生物学的反応は，他の酸化亜鉛ユージノール系の材料と類似している．IRMは根尖歯周組織に対してかなり"寛大"である．しかし，SuperEBAもそうであるが，根尖歯周組織の再生を促進させる特性はIRMは有していない(Pitt Fordら 1994；Harrison & Johnson 1997)．

SuperEBAは，OynickとOynick(1978)によって初めて，逆根管充填材としての使用が提唱された．この材料は，60％が酸化亜鉛の粉末，30％がアルミ

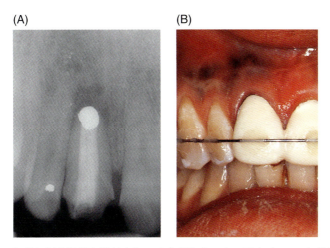

Fig.9.2 アマルガムを逆根管充填材としての使用したことで生じたアマルガムタトゥー．(A)上顎右側中切歯に根尖切除術が行われており，大きな逆根管形成窩洞にアマルガムが充填されていることがエックス線写真からわかる．(B)アマルガムタトゥーは患歯の根尖周囲の広い範囲の歯肉に認められる．(Seung-Jong Lee, Atlas of Endodontic Practice, 3rd edition, Yenang Inc., P.385, 2007. より. Seung-Jong Lee 先生の許可を得て転載)

ナ，6％が天然樹脂で，液体成分は37.5％がユージノールで，62.5％がo-エトキシ安息香酸となっている(Table 9.1；Dorn & Gartner 1990；Pitt Fordら 1995a；Tropeら 1996)．SuperEBAは，封鎖性，根尖歯周組織に対する生体親和性，組織再生可能性に関してアマルガムよりも優れていることが報告されている(Pitt Fordら 1995a；Torabinejadら 1995c)．RubinsteinとKimらは，顕微鏡下で行う根尖切除術において，SuperEBAを逆根管充填材として使用した場合の1年後の治癒率(成功率)は96.4％であったと報告している(Rubinstein & Kim 1999)．

MTAが開発されるまでは，IRMとSuperEBAセメントが逆根管充填材として好んで使用されていた．

レジン系：RetroPlast, Geristore

レジン系材料に関する初期の研究では，レジンは歯根膜に対して毒性があると報告されていた(Tai & Chang 2000；Huangら 2002)．しかし，Rudと共同研究者らは，Retroplast(Retroplast Trading, Dybersovej, Denmark)を外科的歯内療法に用いて長期的にも良好な結果を得ている(Rudら 1991, 1996；Yazdiら 2007)．この材料は1級窩洞に詰め込むというよりも歯根切断面の凹みに垂らすような感じで詰める．Retroplastは主にヨーロッパで使用されてきている．Geristore(Den-Mat, Santa Maria, CA, USA)も同様に，アイオノマー

Table 9.1　SuperEBAの構成成分.

粉末		液体	
酸化亜鉛	60%	ユージノール	37.5%
アルミナ	34%	o‐エトキシ安息香酸	62.5%
天然樹脂	6%		

　セメントとコンポジットレジンとのハイブリッドである．Geristoreはとくに，北米で逆根管充填材として使われてきている（Al-Sabekら 2005；Al-Sa'eedら 2008）．

　Al-Sabekと共同研究者らは，ヒトの歯肉線維芽細胞がGeristoreに触れても表面に付着して生き残ったことを報告している．このことから，IRMやKetac-FilよりもGeristoreのほうが毒性が低いことがわかった（Al-Sabekら 2005）．in vitroの研究では，GeristoreおよびRetroplastからの抽出物を用いて，細胞数を増加させることができたことも報告されている（Al-Sa'eedら 2008）．ところが，これらとは正反対の結果となった研究も報告されている（Haglundら 2003；Tawilら 2009）．Haglundと共同研究者らが行った研究では，Retroplastを使ったところ細胞の活性が落ちてしまった（Haglundら 2003）．IRMやMTAと比較すると，エックス線写真上ではそれらの材料（IRMとMTA）間に大きな差はないが，Geristoreは組織学的にもっとも悪い結果を示した（Tawilら 2009）．

　これらレジン系材料の最大の欠点は水分に対する過敏性であり，とくに根尖切除術で血液に触れた場合がそうである．逆根管形成窩洞の大きさと止血ができるかにもよるが，充填部やその周辺が濡れることの多い外科処置の環境下では，理想的な接着を得ることができない．さらに，Geristoreの操作性が悪いことを指摘する研究者もいる（Tawilら 2009）．

Mineral trioxide aggregate（MTA）

　MTAはTorabinejadと共同研究者らによって1993年に初めて逆根管充填材として用いられた（Torabinejadら 1993）．MTAには非常に優れた封鎖性があること（Torabinejadら 1994, 1995e, f；Batesら 1996），抗菌効果があること（Torabinejadら 1995d），骨芽細胞を活性化させること（Torabinejadら 1995c；Kohら 1998）がわかっている．MTAはまた，IRMやSuperEBAよりも毒性が低いことが示されている（Torabinejadら 1995f；Keiserら 2000）．イヌおよびサルの歯に逆根管充填を行った研究では，MTAはアマルガムと比べて有意に炎症が少なかったことが報告されている（Torabinejadら 1995a, 1997）．

　MTAの上に直接セメント質が形成されることから，MTAはもっとも根尖歯周組織に対する生体親和性が高い（Torabinejadら 1997；Rubinstein & Kim

1999；Baekら 2005, 2010)．

Gray MTA vs White MTA

MTAは，もともとグレーの粉末で調合されていた．しかしグレーのMTA(GMTA)による歯の変色問題が起きたことで，これを解決するためにwhite MTA(WMTA)が後に開発された(Dammaschkeら 2005)．ところが，近年の研究でWMTAも歯の変色を引き起こすことが明らかになった(Felman & Parashos 2013；Camilleri 2014)．封鎖性の比較研究では，GMTAとWMTAに有意差はなかった(Shahiら 2007)．

GMTAとWMTAの生体親和性に違いがあるか否か，数々の研究が行われたが，いまだ結論は得られていない．Hollandと共同研究者らは，チューブ状象牙質にWMTAを充填したものをラットの上皮下結合組織に埋め込み，その反応を評価している(Hollandら 2002)．結果はGMTAの場合と同様で，WMTAはGMTAと同じような作用機序をもつことが示唆された．一方で，Perezと共同研究者らが骨芽細胞をMTA上で培養して調べたところ，WMTAではGMTAの時とは異なる反応が見られた．これは，表面形態がWMTAとGMTAとで異なっているためであることが示唆されている(Perezら 2003)．生体親和性に関するほとんどの研究で，両者間には有意な差はないことが報告されている(Camilleriら 2004；Ribeiroら 2005；Shahiら 2006)．

新しいタイプのMTA類似セメント

ProRoot MTAに類似した新たなタイプのセメントが開発され，発売されている．その代表例としては，MTA angelus(Angelus, Londrina, PR, Brazil)，MTA bio(Angelus, Londrina, PR, Brazil)，CPM(Egeo, Buenos Aires, Argentina)，Endosequence Root Repair Material(RRM)(Brasseler USA, Savannah, GA, USA)，OrthoMTA(bioMTA, Seoul, South Korea)，そしてEndocem MTA(Maruchi, Seoul, South Korea)などがある．近年の研究では，これらのMTAと類似したセメントとProRoot MTAが比較されている．しかし，これらのセメントの大きな欠点の1つは，成功した長期的な臨床評価がないため推奨でききないということである．

理想的な逆根管充填材に必要な条件

理想的な逆根管充填材は，操作性がよく，エックス線不透過性があり，構造的に安定していて，殺菌作用あるいは静菌作用があり，非吸収性で，湿

気があっても影響を受けないことである(Gartner & Dorn 1992). また他には,形成した象牙質窩洞に対する接着性があること,根管の封鎖性が高いこと,治癒を促進させられること,毒性がなく根尖歯周組織に対して起炎性がないことも重要である(Table 9.2). 逆根管充填材の封鎖性と生体親和性に関する研究が数多く行われているが,MTAを含めてどの逆根管充填材も理想的な逆根管充填材の具備すべき条件を完全には満たしていない(Aqrabawi 2000).

逆根管充填材としてのMTAの利点と欠点

MTAの利点

　過去に行われた数多くの研究(Torabinejadら 1995a, c, f, 1997;Tropeら 1996;Baekら 2005, 2010;Chong & Pitt Ford 2005)では,MTAは生体親和性,封鎖性,殺菌性に関しては他の材料と比べて優れているか同程度とされている. 生物学的見地からみると,MTAは他の材料の追随を許さないほど優れている. この優れた生体親和性に加えて,MTAは骨,象牙質,セメント質の再生を促す特性があり,理想的な充填材に限りなく近い存在である(Baekら 2005;Pitt Fordら 1995b). MTAのすぐれた特性は,この後の章で解説する.

　ほとんどの歯科用充填材は,乾燥した状態になっているか,あるいは水分の混入が適切に制御されていれば最高の結果をもたらすことができる. MTAは親水性の粉末で構成されていているため,多量の出血や水分が存在する場合を除いて湿潤環境下で硬化する. 外科処置においては,エピネフリン綿球の使用や圧迫止血などを試みても完全に乾燥した状態にすることはほとんど不可能であるので,MTAのもつこの特性(湿気の影響を受けないこと)は,た

Table 9.2 理想的な逆根管充填材の具備すべき条件. (Gartner & Dorn 1992より)

操作性がよい(適度な作業時間がある)
エックス線造影性がある
長期的に安定した構造である
不溶性である
水分に影響されない
象牙質接着性がある
生体親和性がある
殺菌性または静菌性がある
根管系を封鎖できる(封鎖性)
根尖歯周組織に対する起炎性がない(生体親和性)
根尖歯周組織を再生できる(生物学的活性)
高価でない

いていの外科処置を施す環境下で使用する際，有利に働く．

MTAの欠点

MTAは形成した窩洞内に詰めるのが難しいことで知られている．この操作性の悪さに加えて，充填直後のMTAは口腔内の環境に露出していると簡単に外れてしまうので歯周ポケットに通じる場所で用いるのは困難である．完全に露出していなくても，外科処置で出血があると充填したMTAは血液の流入によりある程度流されてしまう傾向にある(Formosaら 2012)．

MTAは直接，骨や象牙質に接着しない．硬化時間はおよそ3〜4時間であり(Torabinejadら 1995b)，さまざまな治療環境下でこのことは欠点であると考えられている．硬化するまでの時間が長いと充填したセメントは脱落したり，流される可能性があり，これにより封鎖性も低下することになる．根尖切除術中，MTAは酸性環境下に曝される可能性があり，そして酸性環境下ではMTAの封鎖性が低下することが論じられている．Royと共同研究者らは，酸性環境下においてもMTAの封鎖性は損なわれなかったと報告している(Royら 2001)．一方で，MTAを酸に直接接触させた状態で硬化させると多孔性が非常に高くなったことが報告されている(Namazikhahら 2008)．さらに，MTAをpH値の低い溶液に浸漬した状態で保存しておくと漏洩性が高くなったことも報告されている(Saghiriら 2008)．

これらの問題を解決するため，メチルセルロース，塩化カルシウム，またはリン酸水素ナトリウムなどをMTAに添加することで硬化時間の短縮が試みられた(Berら 2007；Bortoluzziら 2008；Huangら 2008)．また，MTAの粉末と混和させる液体の種類の違いも，MTAの特性に変化を与える可能性がある．混和する液体に塩化カルシウムを混ぜると滅菌水で混和した場合と比べて，圧縮強さが低下することが示唆されている(Koganら 2006)．

また他の欠点としては，多くの臨床家や研究者が指摘しているように購入価格が高いことがある(Casasら 2005；Mooney & North 2008)．

Table 9.3　MTAの利点と欠点

利点	欠点
毒性が低い	操作性が悪い
優れた生体親和性	硬化時間が長い
親水性である	高価である
造影性がある	
封鎖性が高い	
生物学的活性がある	

MTAの利点と欠点は，Table 9.3にまとめてあるので参照いただきたい．

逆根管充填材としてのMTA

細胞毒性と生体親和性

　根尖周囲の歯周組織に接触する逆根管充填材で考慮すべきもっとも重要な特性は，細胞毒性と生体親和性である．MTAが生体親和性を有していることは重要で，逆根管充填材として使用すると骨の再生を含めて根尖歯周組織の治癒を促進させられる環境にすることができる．

　逆根管充填材の細胞毒性については，ミトコンドリア脱水酵素の活動性を調べる細胞生存率測定法や寒天重層法，そして充填材に付着した細胞とその形態の調査などの多様な方法で評価されている．また，MTAの細胞毒性と生体親和性については，$in\ vitro$の細胞培養でも研究されているが，MTA上に骨芽細胞や歯周組織の細胞が炎症なく良好に付着しているのが確認されている．数多くの研究により，MTAはアマルガム，ZOE，IRM，コンポジットレジン，グラスアイオノマーセメントなどの逆根管充填材と比較して，細胞毒性は低いか同程度であることが示されている(Zhuら 2000；Balto 2004；Yoshimineら 2007；Bodrumlu 2008)．

　あらかじめ混和されているMTAを逆根管充填材として使用した場合の神経や神経細胞への毒性に関して，神経を損傷させたり神経再生を抑制したりするような作用があるのかが調べられている．いくつかの逆根管充填材の神経毒性が調べられているが，アマルガムとSuperEBAそしてDiaketを使用した場合は神経細胞は死滅してしまったが，MTAの場合はそうではなかった(Asrari & Lobner 2003)．

　もっとも初期に行われたMTAの毒性に関する研究では，あらかじめ混和されているMTAが使用されていた．その理由は，混和してすぐのMTAは硬化時にpH値の上昇があるため，細胞にとって有害な環境を作り出してしまうと思われていたためである(Balto 2004)．細胞培養で生じた阻止帯は，混和してすぐのMTAに近づくに従い強くなっていた．しかし，この無細胞帯は一時的なものであるように思える(Fig.9.3 A,B)．混和してすぐのMTAが生体内に挿入されても，無細胞帯が出現したとの報告はない(Pitt Fordら 1996；Apaydinら 2004)．MTAおよびアマルガム，SuperEBAの毒性を測定したところ，これらのなかでは混和してすぐのMTAがもっとも毒性が低かった．MTAを逆根管充填材として使用したときに硬化する前に生じる初期の毒性は，根尖歯周組織に悪影響を及ぼすことはないと考えられる(Lustmannら 1991)．

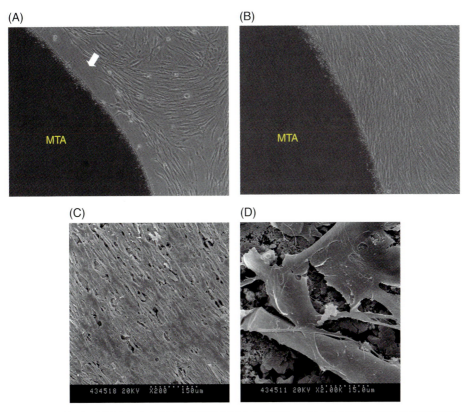

Fig.9.3 位相差顕微鏡と走査型電子顕微鏡(SEM)画像により，WMTAを混和後48時間(A)と72時間(B〜D)でのヒト歯根膜(PDL)細胞の成長度合いを示す．(A)白矢印はMTAの辺縁部と細胞の間にできた無細胞帯を示す．(B)72時間後には，MTAと細胞の間に無細胞帯はみられなくなった．(C)MTAの上に細胞を乗せると細胞はMTA上に付着して健全な状態で成長した(倍率：200倍)．(D)MTA上の細胞を高倍率で撮影した(倍率：2,000倍)．

　生体親和性とは，ある材料を宿主側との間で特定の役割を果たすために用いたとき，宿主側より良好な反応が得られることである(Willians 1986)．いくつかの in vivo での動物実験では，MTAには歯周組織に対して悪影響のある作用はまったくなかったことが報告されている(Chong & Pitt Ford 2005；Torabinejadら 1995c；Baekら 2005)．MTAを実験動物の骨内に埋め込んだところ炎症が生じなかったばかりか，ほとんどのケースでMTAの上に直接，骨の沈着が観察された(Saidonら 2003)．イヌの歯に根尖切除術を行い，4か月後に新たに再生された骨と3種類の逆根管充填材の間の平均的な距離が測定された．MTAと新たに再生された骨との距離は，正常な歯根膜腔の平均値と同様であった．そしてSuperEBAおよびアマルガムでの場合と比べてその平均的な距離は短かった(Fig.9.4)(Baekら 2010)．これらの研究結果から，MTAを用いれば骨や歯根膜を再生するために良好な環境を築けることが示唆

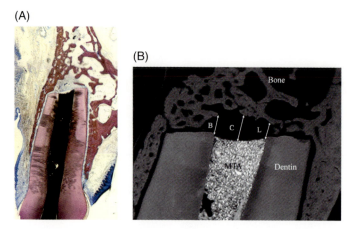

Fig.9.4 MTA充填の微小放射線写真から逆根管充填材と再生された骨の距離が示されている．標本はイヌの歯に根尖切除術を施し，その4か月後に作製された．(B)は(A)の根尖部を拡大したものである．これらの画像からMTAと再生された骨との距離（平均0.397mm）が示され，それは正常なイヌの歯根膜腔の厚みと同様であった．アマルガムでの同距離はMTAの場合と比べ有意に広がっていた．（Baekら 2010より．Elsevierの許可を得て転載）

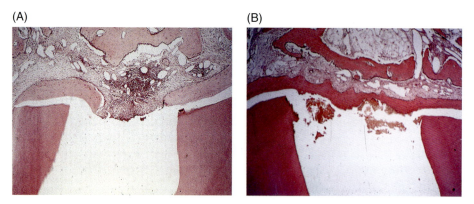

Fig.9.5 (A)アマルガム逆根管充填上には，直接セメント質の添加は認められなかった．(B)一方で，逆根管充填されたMTAならびに切断された象牙質表層には，新たにセメント質の添加が観察された．（Torabinejadら 1997より．Elsevierの許可を得て転載）

された．

　組織学的には，MTAを逆根管充填材としてイヌやサルの歯に使用した研究では，炎症性細胞の浸潤はほとんど，あるいはまったく見られなかった．Torabinejadと共同研究者らがイヌの実験（Torabinejadら 1995a）とサルの実験（Torabinejadら 1997）でMTAを逆根管充填材として用いて，それらを組織学的に調べたところ，MTAの表面はセメント質層によって覆われていたことが観察されている（Fig.9.5）．この研究のすべての標本のMTA表層には，セメント質が存在していた．Baekと共同研究者らは，アマルガム，SuperEBA，そ

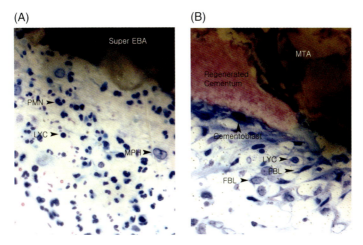

Fig.9.6 （A，B）SuperEBA（A）とMTA（B）上に広がる炎症性細胞の浸潤（ギムザ染色．倍率：800倍）．（A）SuperEBAの逆根管充填周囲には多形核白血球（PMNs），リンパ球（LYC），形質細胞，マクロファージ（MPH）が観察された．（B）MTAの逆根管充填では線維芽細胞（FBL）の添加が認められ，炎症性細胞の浸潤はあまりなかった．（Baeksら 2005より．Elsevierの許諾を得て転載）

してMTAを逆根管充填材として用いた際の組織反応を調べている．その結果，MTAの表層には新たなセメント質の形成が認められ，根尖歯周組織での炎症性細胞の浸潤は一貫して低いレベルにあり，良好な環境となっていることがわかった（Huangら 2002，Baekら 2005）．MTA上にセメント質が形成されることは，根尖歯周組織の再生において非常に重要なことである（Fig.9.6）（Lindskogら 1983）．

結論としてMTAはもっとも生体親和性の高い逆根管充填材であり，逆根管充填材として最初に選択すべき材料であると考えられる．

生物学的活性

いくつかの組織学的研究でMTA逆根管充填の表層に厚いセメント質が添加したことが認められたことから，MTAには生体親和性と生物学的活性があることが確認されている（Torabinejadら 1995a, 1997；Baekら 2005）．Pitt Fordと共同研究者らは，穿孔封鎖にMTAが用いられた際，オーバーした余剰MTAの周囲に連続した硬組織形成が認められたことを報告している（Pitt Fordら 1995b）．MTAで充填を行うと最終的に硬組織形成が促されるなど宿主側の良好な反応が得られることから，MTAには生物学的活性があると考えられる（Pitt Fordら 1995b）．別のいくつかの研究では，MTAには硬組織形成を促進させる能力があることが示されている（Torabinejadら 1995a, c, 1997；

Kohら 1998；Baekら 2005, 2010）．

　MTAはサイトカインの放出を促し，これにより炎症反応や硬組織形成を制御していることが報告されている（Kohら 1997）．MTAを充填することにより，インターロイキン IL-6やIL-8，およびオステオカルシンの発現レベルが上昇する．オステオカルシンは骨造成に特異的なマーカーであり，骨形成細胞を増殖させてMTAの硬組織形成作用を強化する働きがある．一方，IL-6は破骨細胞を増殖させ骨吸収を促す働きがある．これらの研究結果をもとに考察すると，MTAは破骨細胞と骨芽細胞の活性度を上げることで実際に骨代謝を促進していることが予想される．

　MTAの硬化中にはアパタイト層が形成され，この層の存在によりMTAは直接骨や象牙質と接着することができる（Sarkarら 2005；Bozemanら 2006；Gandolfiら 2010）．アパタイト層が形成されることにより封鎖性が上がり，骨芽細胞の増殖が促されるようである（Gandolfiら 2010；Camilleri & Pitt Ford 2006）．MTAが充填されることで骨芽細胞がその上に付着することが促され，Runx 2の発現も上昇する．このことは骨芽細胞が分化するうえで非常に重要なことである（Perinpanayagam & Al-Rabeah 2009）．

　これに加えて，MTAは優先的に歯根膜と歯肉線維芽細胞のアルカリフォスファターゼの活性化を誘発させ，これにより骨性治癒が促されることになる（Bonsonら 2004）．MTAが歯根膜細胞の増殖を誘発させる作用機序はいまだ不明である．しかし，MTAが放出する主な成分がカルシウムイオンであることを考慮すると，MTAからのカルシウムイオンが細胞増殖に重要な役割を演じていると考えるのは当然のことである．上記研究の後にも，MTAがヒト歯髄細胞増殖を誘発させたことが報告されている（Takitaら 2006）．この研究では，MTAにより細胞増殖が誘発される主な作用の1つにMTAからの持続的なカルシウムイオンの放出があるとの仮説が立てられている．また，細胞増殖以外に，細胞の機能性は細胞分化することで獲得され，細胞分化の過程は組織特異的遺伝子の発現によって特徴が決まる．Bonsonと共同研究者らは，MTAが歯根膜線維芽細胞のアルカリフォスファターゼ，オステオネクチン，そしてオステオポンチン遺伝子の発現を増加させることを報告している．このことは，MTAが骨形成細胞の分化を刺激し，骨形成を促していることを意味している（Bonsonら 2004）．

　一方で，MTAには骨誘導性というよりは骨伝導性があると主張する研究者らもいる．その根拠は，MTAを皮下組織に埋め込んだ実験で，初めに凝固壊死や異栄養性石灰化などが見られ重度の拒絶反応が引き起こされた（のちにこれらは収束した）ことと，骨内に埋められたMTAには骨形成が認められたことである（Morettonら 2000）．

正確なメカニズムはまだ証明されていないが，MTAは少なくとも生物学的活性を有する材料であり，これにより治癒が促進されるようである．

封鎖性

根管内に起炎物質(そのほとんどは微生物である)が残存することで難治性の病変の原因となり，将来，外科的歯内療法を行う必要性が生じるかもしれないため，逆根管充填材の封鎖性は非常に重要である．現在の逆根管充填材を用いた細菌漏洩に関する調査が多数行われている．これらの研究のほとんどで，MTAはアマルガムよりも細菌漏洩を起こしにくいことが示されている(Torabinejadら 1995e；Fischerら 1998)．MTAとSuperEBAを用いた細菌漏洩実験では，どちらが優れているかの結論は意見が分かれるところであった．ある研究では，この両者の材料間には有意な差はなかったと結論がだされている(Scheererら 2001；Manginら 2003)．ところが他の研究では，MTAの封鎖性はSuperEBAのそれよりも優れていると結論がだされている(Torabinejadら 1995e；Fischerら 1998；Wuら 1998；Gondimら 2005)．

MTAの優れた封鎖性も酸性の環境下では保証されない．MTAで逆根管充填を行った歯を低pH値の環境で保管した場合，高pH値の環境と比べて耐漏洩性が低下していることが示されている(Saghiriら 2008)．

逆根管充填材の厚みによってMTAの封鎖性が変わってくる．MTA充填材の厚みが薄いと封鎖性が下がるため，4mmの厚みになるように充填することが推奨されている(Valois & Costa 2004)．

最近の研究では，MTA硬化中のヒドロキシアパタイト層の形成に焦点が当てられている．このヒドロキシアパタイト層の形成により，MTAと象牙質表層との間が生物学的に閉鎖されると考えられている(Sarkarら 2005；Bozemanら 2006；Gandolfiら 2010；Reyes Carmonaら 2009)．

抗菌作用

逆根管充填材は，ほとんどの場合，感染や起炎物質が残存する環境下で充填される．過去の多くの研究をもとに考察すると，MTAは多くの種類の微生物に対する抗菌効果がある(Torabinejadら 1995d；Yasudaら 2008；Estrelaら 2011)．アマルガム，IRM，スーパーボンドC&B，MTA，Geristore，Dyract，コンポジットレジンなどの市販の逆根管充填材を用いて細菌漏洩実験を行ったところ，IRMとMTAが全体的に他のものより細菌の繁殖抑制効果があった(Eldenizら 2006)．ところが，MTAにはまったく抗菌作用がないことを示唆する研究もあり，矛盾が生じている(Miyagakら 2006；Yasudaら 2008)．

MTAの臨床応用

逆根管窩洞形成と逆根管充填

MTAによる逆根管充填のための逆根管窩洞形成

　逆根管窩洞形成の目的は，根管内の汚れを排除して逆根管充填を行いやすい形態に整えることである．外科的歯内療法において，近年もっとも大きく改善されたことの1つがDr. Carrにより1990年代初頭に初めて逆根管形成に用いられた超音波チップの導入である．これにより，エアタービンを用いたバーによる古い逆窩洞形成の時代が終わった．現在では，形態や大きさ，デザインの異なる，さまざまな超音波チップが発売されており，CT series tips (SybronEndo, CA, USA), KiS ultrasonic tips (Obtura-Spartan, Fenton, MO, USA), ProUltra Surgical tips (ProUltra, Dentsply Tulsa Dental, Tulsa, OK, USA), B&L JET tips (B&L Biotech USA, PA, USA)などがよく使われている．MTAで逆根管充填を行う場合の逆根管窩洞形成も，他の逆根管充填材を使用する際と同じである．顕微鏡下で超音波チップを使用し，歯根の長軸に平行に3mmの長さになるように1級窩洞を形成する．

混和方法

　MTAの粉液比は粉3に対して液1である(Fig.9.7)．30秒間混和すると湿った砂のように状態になる．

MTAの充填法

　MTAの物性は他の逆根管充填材と異なっているため，小さな逆根管窩洞内に運ぶのは困難である．そのため，臨床ではMTAを窩洞内に運ぶのにシリンジ型のキャリアーかMTAペレット形成用ブロックがよく使用される．

キャリアーとシリンジ型の器材

　キャリアーとシリンジ型の器具はMTAを窩洞内に挿入するのによく使われる．これらの器具で代表的なものは以下の通りである．Retro Amalgam filling carrier (Moyco Union Broach, York, PA, USA), Messing Root Canal Gun (R. Chige, Inc., Boca Raton, FL, USA), Dovgan MTA Carriers (Quality Aspirators, Duncanville TX, USA), MTA Carrier (G. Hartzell & Sons, Concord, CA, USA), MAP System (PD, Vevey, Switzerland), C-R Syringe (Centrix Inc., Shelton, CT, USA).

　キャリアーの先端を混和したMTAの中に突き刺し，少し傾けて少量の

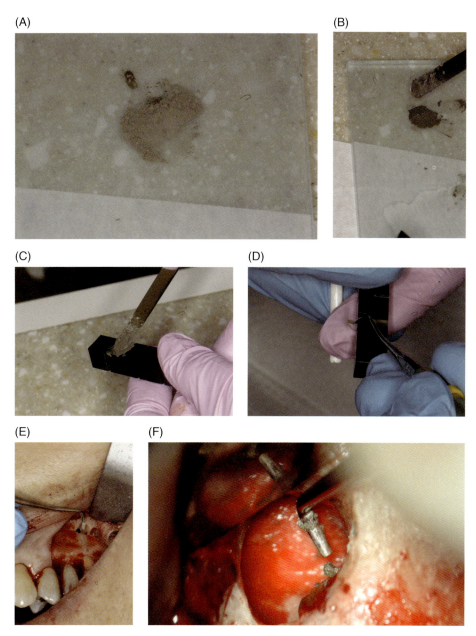

Fig.9.7 MTAの混和手順．(A) MTA粉末を滅菌ガラス練板の上に出す．(B) セメントスパチュラを使い滅菌水で混和する．混和物は濡れた砂のようになる．(C) 混和したMTAを少量取り，Lee MTAペレット形成用ブロック(G. Hartzell & Sons, Concord, CA, USA)の溝の中に入れる．(D) 滅菌ガーゼでブロックの表面を拭き取り，Lee Carver(G. Hartzell & Sons)を使ってMTAペレットを溝から取り出す．(E) 逆根管形成窩洞にペレットを運ぶ．(F) マイクロプラガーを使い，逆根管窩洞内のMTAペレットを圧縮する．逆根管窩洞の大きさにもよるが，完全にMTAで埋まるまでこの操作を繰り返していく．(UCLAのJung Lim先生のご厚意による)

MTAをノズルの中に入れる．この方法なら使用するMTAの粉末量を最小限にすることができ，MTAの挿入も正確に行うことができる．ところが，これらのキャリアーとシリンジ型の器具にもいくつかの欠点がある．逆根管窩洞が小さいとキャリアー型の器具の扱いが難しくなる．場合によっては，シリンジの先端を複雑な形態の窩洞内まで運ぶことができないこともある．シリンジ先端径が大きくて大量のMTAを逆根管窩洞内に運ぶ場合，MTAの余剰分は骨窩洞内や歯根表面に落下する(Fig.9.8)．シリンジにMTAが詰まらないよう，使用後はすぐに清掃することが重要である．

Lee MTA ペレット形成用ブロック

Leeは，0.5inch×0.5inch×2inchのプラスチック製のブロックに#169 fissure burで溝を掘り，初めてMTAペレット形成用ブロック(Tap Plastics, San Rafael, CA, USA)を製作した．これを使用することでキャリアーやシリンジ型の器具を使ってMTAペレットを逆根管窩洞内に運ぶ際に生じる問題を克服することができる．

混和することでMTAが濡れた砂のようになったら，ただちにセメントスパチュラを使ってMTAブロックの溝に練り込み，余剰分は滅菌ガーゼで拭き取る．Lee MTAペレット形成用ブロックを用いたMTAペレットの逆根管充填法は，Fig.9.7を参照されたい．

小さいMTAペレットは乾燥しやすいため，なるべく素早く逆根管窩洞内に挿入するべきである．混和したMTAは乾燥するともろくなり扱いにくくなる．MTAブロックの表面には溝が4つあるため，何度もMTAペレットを窩洞内に運ばなければならない場合には，すべての溝にMTAを練り込みペレットをあらかじめ作っておけば，作業時間を短縮することができる．また，MTAブロックを滅菌水で湿らせたガーゼで覆っておけば，MTAペレットの乾燥を防止することもできる(Torabinejad & Chivian 1999；Lee 2000)．逆根管充填の術式は，Fig.9.8〜9.11に示したので参照されたい．

臨床成績

MTAは生体親和性があり，術後の結果も良好なことから根尖切除術や意図的再植法において好んで使用される材料である(Rubinstein & Torabinejad 2004)．外科処置において顕微鏡下でMTAを逆根管充填材として用いた場合は，非常に良好な結果が得られている．276歯を対象とした前向き調査によると，根尖切除術でMTAを逆根管充填材として使用した場合の成功率は89%であった(Saunders 2008)．

根尖切除術においてさまざまな逆根管充填材を用いた際の結果や成功率が，

MTAを用いた逆根管充填 271

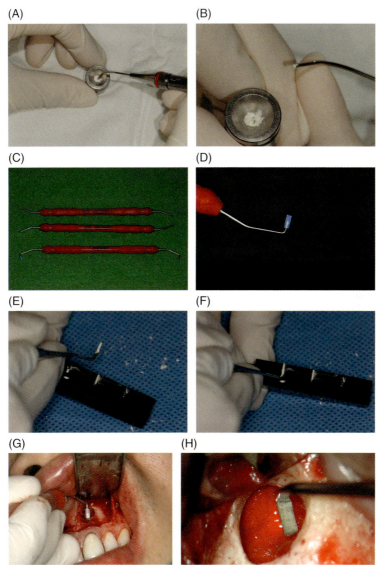

Fig.9.8 MTAを運ぶための器具．(A, B)シリンジ型器具(Dentsply, Tulsa, OK, USA)．MTA粉末を混和容器に入れて滅菌水か溶液と混和する．シリンジの先端を練和したMTAの上から軽く"ポンポン"と何回か叩くようにして少量のMTAをシリンジの中に押し込む．シリンジのハンドルを指で握ることで，押し込まれたMTAをシリンジの先端から出すことができる．(C, D)MTAの外科用キャリアー(Dentsply, Tulsa, OK, USA)．テフロン性のスリーブをキャリアーの先端部に被せ，適切な角度になるようにしてMTAを窩洞内に運んでいく．キャリアーを混和したMTAの上から"ポンポン"と叩き，スリーブ内に挿入する．(Luden Dental ClinicのDr. Dong-Ryul Shinのご厚意による)(E, F)Lee MTAペレット形成用ブロック(G. Hartzell & Sons, Concord, CA, USA)．少量のMTAをMTAブロックの溝の中に入れる．特殊なキャリアーを使用し，MTAペレットをすくい取る．(G)外科用MTAデリバリーシステムを用いてMTAペレットを窩洞内へと運ぶ．(H)Lee MTAペレット形成用ブロックとLee Carver(G. Hartzell & Sons)を使い，MTAペレットを窩洞内へと運ぶ．(Dong-Ryul Shin先生のご厚意による)

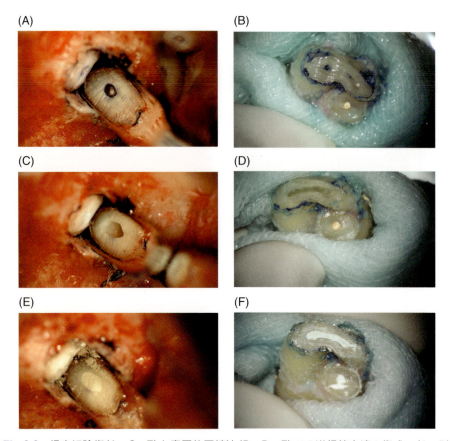

Fig.9.9 根尖切除術(A, C, E)と意図的再植法(B, D, F)での逆根管充填の術式．(A, B)根尖切断面，(C, D) 3 mmの長さに形成した逆根管窩洞．(E, F)顕微鏡下でMTAを逆根管窩洞に充填．(Yonsei UniversityのMinju Song先生のご厚意による)

多くの研究で調べられている．MTAを用いた際の成功率(術後12か月で84％，術後24か月では92％)は，IRMの成功率(それぞれ76％および87％)よりは高くなっているが，この2つの逆根管充填材間の成功率に統計学的な有意差はなかった(Chongら 2003)．この結果は，MTAとIRMを比較した他の研究結果と一致している(Lindeboomら 2005；Tawilら 2009)．MTAとSuperEBAによる逆根管充填での成功率を比較した前向き調査によると，二者間には有意な差は存在しなかったことが報告されている(MTAの成功率が95.6％，SuperEBAは93.1％)(Songら 2012)．ところが，術後5年経過時の治癒率は，MTA(86％)のほうがSuperEBA(67％)よりも高かったことが報告されている(von Arxら 2012)．MTAで逆根管充填を行うと歯種にかかわらず良好な結果が得られる．しかし，この結果は，Retroplastを用いた逆根管充填では歯種により差がでた

MTAを用いた逆根管充填 273

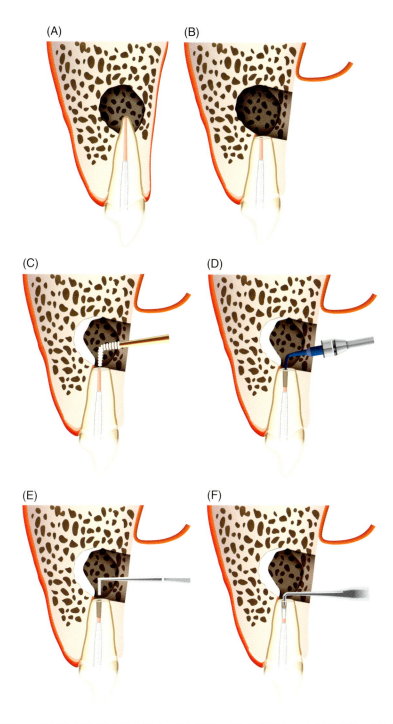

Fig.9.10 一般的な根尖切除術の術式．(A)術前．(B)骨窩洞形成と根尖切除．(C)超音波チップによる逆根管窩洞形成．(D)適切なエアシリンジを使用し，窩洞内を乾燥させる．(E) MTAを逆根管充填．(F)MTA 充填材を加圧．

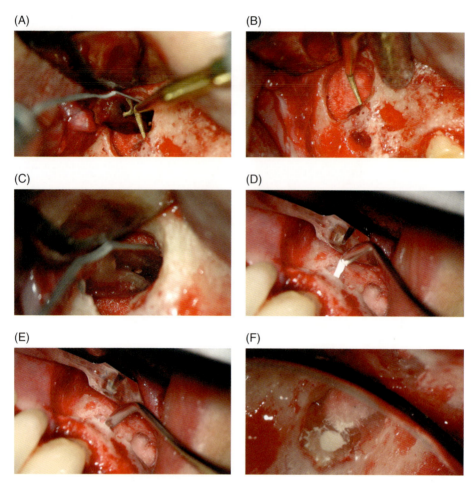

Fig.9.11 顕微鏡下での根尖切除術の術式．(A)歯根の長軸と平行になるように超音波チップを傾ける．(B)超音波チップを使ってGP充填材を除去し，窩洞長が3mmの長さになるまで逆根管形成を行う．(C)外科用のマイクロミラーを用いて逆根管形成した窩洞内を観察する．(D, E)MTAペレットを窩洞内に挿入し，充填する．(F)余剰のMTAを綿球やエンド用スプーンエキスカベーターで除去する．顕微鏡下でMTA充填材と清掃された表面が観察できる．

ことが報告されているのをみると対照的である(von Arxら 2010)．さまざまな研究報告をまとめると，MTAは逆根管充填材として一般的に好まれて使用されているようである．2つの症例報告の経過をFig.9.12，9.13に示す．

結論

さまざまなタイプの材料が逆根管充填に用いられてきた．今日に至るまで

MTAを用いた逆根管充填 275

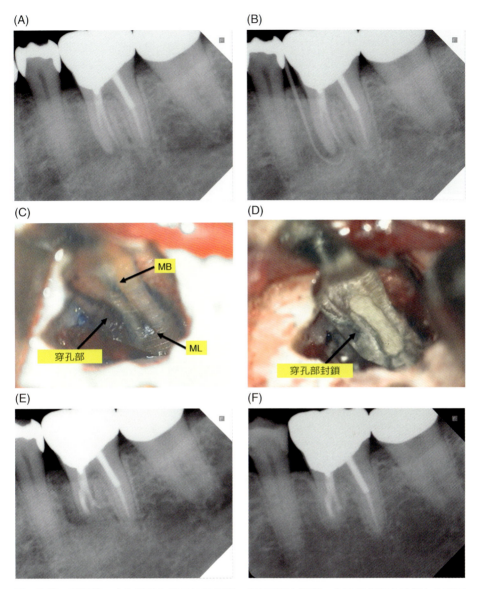

Fig.9.12 下顎第一大臼歯近心根の外科症例．(A)下顎左側第一大臼歯の近心頬側および近心舌側に6mmの歯周ポケットが存在し，動揺がある．術前のエックス線写真では，根管内に根管充填材と近心根の根尖周囲に透過像を認める．(B)GPポイントをサイナストラクト内に挿入できるところまで挿入しエックス線写真を撮影したところ，GPポイントは近心根の根尖部まで達していた．(C)近心根の根尖切断面を顕微鏡下で観察したところ，近心舌側根管は根管形成・清掃の形跡がなく完全に未処置の状態で，穿孔も確認できた．このため感染が根尖歯周組織に広がったと考えられた．(D)イスムスを含む近心頬側と近心舌側根管の逆根管形成を行った後，MTAで逆根管充填を行った．(E)術後のエックス線写真から，根尖切除を行った近心根にMTAで正しく逆根管充填できたことが認められた．(F)術後4年の検診時のエックス線写真では，術前に見られた根尖透過像は完全に消失していることがわかる．治療を行った歯には症状はなく，動揺度は減少した．(Yonsei UniversityのEuiseong Kim先生のご厚意による)

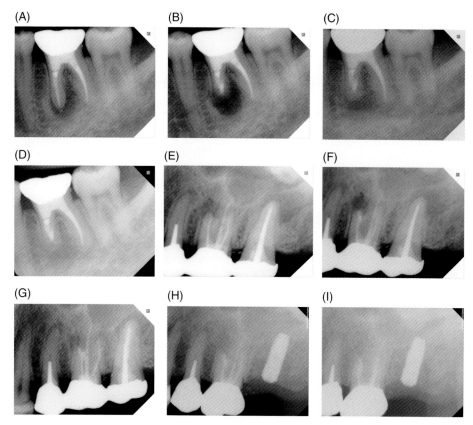

Fig.9.13 MTAを用いて逆根管充填を行った長期症例報告．(A)術前エックス線写真では，下顎左側第一大臼歯根管に充填材および近心根の根尖透過像を認めた．このエックス線写真は，再治療後に撮影されている．近心頬側根管は強度の石灰化により穿通できていない．症状が取れなかったため根尖切除術を行うこととした．(B)根尖切除術後のエックス線写真では，近心根の根尖は切断され，MTAによる逆根管充填が確認できる．(C)術後3年の検診時のエックス線写真では根尖透過像が縮小し，この時点では良好に経過していることが確認できた．(D)術後5年の検診時のエックス線写真では，根尖透過像は完全に消失したように見える．(E)上顎左側第一大臼歯の術前のエックス線写真．以前に一般歯科医によって根管治療が行われているが，歯肉の腫れが繰り返されていたとのことである．(F)術後のエックス線写真．根尖切除術中に未処置の近心舌側根管が発見された．(G)偏心投影して撮影した術後のエックス線写真では，近心口蓋側根管(MB2)とイスムスにも逆根管充填が行われていることが認められる．(H，I)術後5年の検診時のエックス線写真では，根尖透過像が完全に消失したことが認められる．(Yonsei UniversityのEuiseong Kim先生のご厚意による)

公表された多くの研究をもとに判断すると，MTAは他の材料に対して明らかに優位性がある．しかし湿気がMTAに与える影響に関する文献では，酸性溶液に接触する環境下でMTAが硬化すると多孔性になるとされている．したがって，ここに出された結論および湿気がMTAに与える影響については正確

に結論に至ってはいない．MTAはまた，生物学的活性を備えた材料であると考えられるが，この作用機序の詳細はまだ完全には解明されていない．この20年以上の間，MTAに関する幅広い研究が行われ，MTAが優れた材料であることが示されている．MTAを逆根管充填材として使用する際に起こるよくある問題は，逆根管窩洞内に充填する際の操作性の悪さである．しかし，それは逆根管充填のために開発された専用の器具や機材を使用することで克服できる．

参考文献

Al-Sabek, F., Shostad, S., Kirkwood, K.L. (2005) Preferential attachment of human gingival fibroblasts to the resin ionomer Geristore. *Journal of Endodontics* **31**(3), 205–8.

Al-Sa'eed, O.R., Al-Hiyasat, A.S., Darmani, H. (2008) The effects of six root-end filling materials and their leachable components on cell viability. *Journal of Endodontics* **34**(11), 1410–4.

Altonen, M., Mattila, K. (1976) Follow-up study of apicoectomized molars. *International Journal of Oral Surgery* **5**(1), 33–40.

Apaydin, E.S., Shabahang, S., Torabinejad, M. (2004) Hard-tissue healing after application of fresh or set MTA as root-end-filling material. *Journal of Endodontics* **30**(1), 21–4.

Aqrabawi, J. (2000) Sealing ability of amalgam, super EBA cement, and MTA when used as retrograde filling materials. *British Dental Journal* **188**(5), 266–8.

Asrari, M., Lobner, D. (2003) In vitro neurotoxic evaluation of root-end-filling materials. *Journal of Endodontics* **29**(11), 743–6.

August, D.S. (1996) Long-term postsrugical results on teeth with periapical radiolucencies. *Journal of Endodontics* **22**, 380–3.

Baek, S.H., Plenk, H., Jr., Kim, S. (2005) Periapical tissue responses and cementum regeneration with amalgam, SuperEBA, and MTA as root-end filling materials. *Journal of Endodontics* **31**(6), 444–9.

Baek, S.H., Lee, W.C., Setzer, F.C., *et al.* (2010) Periapical bone regeneration after endodontic microsurgery with three different root-end filling materials: amalgam, SuperEBA, and mineral trioxide aggregate. *Journal of Endodontics* **36**(8), 1323–5.

Balto, H.A. (2004) Attachment and morphological behavior of human periodontal ligament fibroblasts to mineral trioxide aggregate: a scanning electron microscope study. *Journal of Endodontics* **30**(1), 25–9.

Bates, C.F., Carnes, D.L., del Rio, C.E. (1996) Longitudinal sealing ability of mineral trioxide aggregate as a root-end filling material. *Journal of Endodontics* **22**(11), 575–8.

Ber, B.S., Hatton, J.F., Stewart, G.P. (2007) Chemical modification of proroot mta to improve handling characteristics and decrease setting time. *Journal of Endodontics* **33**(10), 1231–4.

Bodrumlu, E. (2008) Biocompatibility of retrograde root filling materials: a review. *Australian Endodontics Journal* **34**(1), 30–5.

Bonson, S., Jeansonne, B.G., Lallier, T.E. (2004) Root-end filling materials alter fibroblast differentiation. *Journal of Dental Research* **83**(5), 408–13.

Bortoluzzi, E.A., Broon, N.J., Bramante, C.M., *et al.* (2006) Sealing ability of MTA and radiopaque Portland cement with or without calcium chloride for root-end filling. *Journal of Endodontics* **32**(9), 897–900.

Bozeman, T.B., Lemon, R.R., Eleazer, P.D. (2006) Elemental analysis of crystal precipitate from gray and white MTA. *Journal of Endodontics* **32**(5), 425–8.

British Standards Institute (2007) Terminology for the bio-nano inferface. PAS 132. http://shop.bsigroup.com/forms/Nano/PAS-132/

Camilleri, J. (2014) Color stability of white mineral trioxide aggregate in contact with hypochlorite solution. *Journal of Endodontics* **40**(3), 436–40.

Camilleri, J., Pitt Ford, T.R. (2006) Mineral trioxide aggregate: a review of the constituents and biological properties of the material. *International Endodontics Journal* **39**(10), 747–54.

Camilleri, J., Montesin, F.E., Papaioannou, S., *et al.* (2004) Biocompatibility of two commercial forms of mineral trioxide aggregate. *International Endodontics Journal* **37**(10), 699–704.

Casas, M.J., Kenny, D.J., Judd, P.L., *et al.* (2005) Do we still need formocresol in pediatric dentistry? *Journal of the Canadian Dental Association* **71**(10), 749–51.

Chong, B., Pitt Ford, T. (2005) Root-end filling materials: rationale and tissue response. *Endodontics Topics* **11**(1), 114–30.

Chong, B.S., Pitt Ford, T.R., Hudson, M.B. (2003) A prospective clinical study of Mineral Trioxide Aggregate and IRM when used as root-end filling materials in endodontic surgery. *International Endodontics Journal* **36**(8), 520–6.

Crooks, W.G., Anderson, R.W., Powell, B.J., *et al.* (1994) Longitudinal evaluation of the seal of IRM root end fillings. *Journal of Endodontics* **20**(5), 250–2.

Dammaschke, T., Gerth, H.U., Zuchner, H., *et al.* (2005) Chemical and physical surface and bulk material characterization of white ProRoot MTA and two Portland cements. *Dental Materials* **21**(8), 731–8.

Dorn, S.O., Gartner, A.H. (1990) Retrograde filling materials: a retrospective success-failure study of amalgam, EBA, and IRM. *Journal of Endodontics* **16**(8), 391–3.

Eldeniz, A.U., Hadimli, H.H., Ataoglu, H., *et al.* (2006) Antibacterial effect of selected root-end filling materials. *Journal of Endodontics* **32**(4), 345–9.

Estrela, C., Bammann, L.L., Estrela, C.R., *et al.* (2011) Antimicrobial and chemical study of MTA, Portland cement, calcium hydroxide paste, Sealapex and Dycal. *Brazilian Dental Journal* **1**, 3–9.

Felman, D., Parashos. P. (2013) Coronal tooth discoloration and white mineral trioxide aggregate. *Journal of Endodontics* **39**(4), 484–7.

Fischer, E.J., Arens, D.E., Miller, C.H. (1998) Bacterial leakage of mineral trioxide aggregate as compared with zinc-free amalgam, intermediate restorative material, and Super-EBA as a root-end filling material. *Journal of Endodontics* **24**(3), 176–9.

Formosa, L.M., Mallia, B., Camilleri, J. (2012) A quantitative method for determining the antiwashout characteristics of cement-based dental materials including mineral trioxide aggregate. *International Endodontics Journal* **46**(2), 179–86.

Gartner, A.H., Dorn, S.O. (1992) Advances in endodontic surgery. *Dent Clin North Am* **36**(2), 357–78.

Gandolfi, M.G., Taddei, P., Tinti, A., *et al.* (2010) Apatite-forming ability (bioactivity) of ProRoot MTA. *International Endodontics Journal* **43**(10), 917–29.

Gondim, E., Jr., Kim, S., de Souza-Filho, F.J. (2005) An investigation of microleakage from root-end fillings in ultrasonic retrograde cavities with or without finishing: a quantitative analysis. *Oral Surgery, Oral Medicine, Oral Pathology, Oral Radiology and Endodontics* **99**(6), 755–60.

Haglund, R., He, J., Jarvis, J., *et al.* (2003) Effects of root-end filling materials on fibroblasts and macrophages in vitro. *Oral Surgery, Oral Medicine, Oral Pathology, Oral Radiology and Endodontics* **95**(6), 739–45.

Harrison, J.W., Johnson, S.A. (1997) Excisional wound healing following the use of IRM as a root-end filling material. *Journal of Endodontics* **23**(1), 19–27.

Holland, R., Souza, V., Nery, M.J., *et al.* (2002) Reaction of rat connective tissue to implanted dentin tubes filled with a white mineral trioxide aggregate. *Brazilian Dental Journal* **13**(1), 23–6.

Huang, F.M., Tai, K.W., Chou, M.Y., *et al.* (2002) Cytotoxicity of resin-, zinc oxide-eugenol-, and calcium hydroxide-based root canal sealers on human periodontal ligament cells and permanent V79 cells. *International Endodontics Journal* **35**(2), 153–8.

Huang, T.H., Shie, M.Y., Kao, C.T., *et al.* (2008) The effect of setting accelerator on properties of mineral trioxide aggregate. *Journal of Endodontics* **34**(5), 590–3.

Lee, E.S. (2000) A new mineral trioxide aggregate root-end filling technique. *Journal of Endodontics* **26**(12), 764–5.

Lindeboom, J.A., Frenken, J.W., Kroon, F.H., *et al.* (2005) A comparative prospective randomized clinical study of MTA and IRM as root-end filling materials in single-rooted teeth in endodontic surgery. *Oral Surgery, Oral Medicine, Oral Pathology, Oral Radiology and Endodontics* **100**(4), 495–500.

Lindskog, S., Blomlof, L., Hammarstrom, L. (1983) Repair of periodontal tissues in vivo and in vitro. *Journal of Clinical Periodontology* **10**(2), 188–205.

Lustmann, J., Friedman, S., Shaharabany, V. (1991) Relation of pre- and intraoperative factors to prognosis of posterior apical surgery. *Journal of Endodontics* **17**(5), 239–41.

Keiser, K., Johnson, C.C., Tipton, D.A. (2000) Cytotoxicity of mineral trioxide aggregate using human periodontal ligament fibroblasts. *Journal of Endodontics* **26**(5), 288–91.

Kim, S., Kratchman, S. (2006) Modern endodontic surgery concepts and practice: a review. *Journal of Endodontics* **32**(7), 601–23.

Kogan, P., He, J., Glickman, G.N., *et al.* (2006) The effects of various additives on setting properties of MTA. *Journal of Endodontics* **32**(6), 569–72.

Koh, E.T., Torabinejad, M., Pitt Ford, T.R., *et al.* (1997) Mineral trioxide aggregate stimulates a biological response in human osteoblasts. *Journal of Biomedical Materials Research* **37**(3), 432–9.

Koh, E.T., McDonald, F., Pitt Ford, T.R., *et al.* (1998) Cellular response to Mineral Trioxide Aggregate. *Journal of Endodontics* **24**(8), 543–7.

Mangin, C., Yesilsoy, C., Nissan, R., *et al.* (2003) The comparative sealing ability of hydroxyapatite cement, mineral trioxide aggregate, and super ethoxybenzoic acid as root-end filling materials. *Journal of Endodontics* **29**(4), 261–4.

Miyagak, D.C., de Carvalho, E.M., Robazza, C.R., *et al.* (2006) In vitro evaluation of the antimicrobial activity of endodontic sealers. *Brazilian Oral Research* **20**(4), 303–6.

Mooney, G.C., North, S. (2008) The current opinions and use of MTA for apical barrier formation of non-vital immature permanent incisors by consultants in paediatric dentistry in the UK. *Dental Traumatology* **24**(1), 65–9.

Moretton, T.R., Brown, C.E., Jr., Legan, J.J., *et al.* (2000) Tissue reactions after subcutaneous and intraosseous implantation of mineral trioxide aggregate and ethoxybenzoic acid cement. *Journal of Biomedical Materials Research* **52**(3), 528–33.

Namazikhah, M.S., Nekoofar, M.H., Sheykhrezae, M.S., *et al.* (2008) The effect of pH on surface hardness and microstructure of mineral trioxide aggregate. *International Endodontics Journal* **41**(2), 108–16.

Oynick, J., Oynick, T. (1978) A study of a new material for retrograde fillings. *Journal of Endodontics* **4**(7), 203–6.

Perez, A.L., Spears, R., Gutmann, J.L., et al. (2003) Osteoblasts and MG-63 osteosarcoma cells behave differently when in contact with ProRoot MTA and White MTA. *International Endodontics Journal* **36**(8), 564–70.

Perinpanayagam, H., Al-Rabeah, E. (2009) Osteoblasts interact with MTA surfaces and express Runx2. *Oral Surgery, Oral Medicine, Oral Pathology, Oral Radiology and Endodontics* **107**(4), 590–6.

Pitt Ford, T.R., Andreasen, J.O., Dorn, S.O., et al. (1994) Effect of IRM root end fillings on healing after replantation. *Journal of Endodontics* **20**(8), 381–5.

Pitt Ford, T.R., Andreasen, J.O., Dorn, S.O., et al. (1995a) Effect of super-EBA as a root end filling on healing after replantation. *Journal of Endodontics* **21**(1), 13–5.

Pitt Ford, T.R., Torabinejad, M., McKendry, D.J., et al. (1995b) Use of mineral trioxide aggregate for repair of furcal perforations. *Oral Surgery, Oral Medicine, Oral Pathology, Oral Radiology and Endodontics* **79**(6), 756–63.

Pitt Ford, T.R., Torabinejad, M., Abedi, H.R., et al. (1996) Using mineral trioxide aggregate as a pulp-capping material. *Journal of the American Dental Association* **127**(10), 1491–4.

Rahbaran, S., Gilthorpe, M.S., Harrison, S.D., et al. (2001) Comparison of clinical outcome of periapical surgery in endodontic and oral surgery units of a teaching dental hospital: a retrospective study. *Oral Surgery, Oral Medicine, Oral Pathology, Oral Radiology and Endodontics* **91**(6), 700–9.

Rapp, E.L., Brown, C.E., Jr, Newton, C.W. (1991) An analysis of success and failure of apicoectomies. *Journal of Endodontics* **17**, 508–12

Reyes-Carmona, J.F., Felippe, M.S., Felippe, W.T. (2009) Biomineralization ability and interaction of mineral trioxide aggregate and white portland cement with dentin in a phosphate-containing fluid. *Journal of Endodontics* **35**(5), 731–6.

Ribeiro, D.A., Matsumoto, M.A., Duarte, M.A., et al. (2005) In vitro biocompatibility tests of two commercial types of mineral trioxide aggregate. *Brazilian Oral Research* **19**(3), 183–7.

Roy, C.O., Jeansonne, B.G., Gerrets, T.F. (2001) Effect of an acid environment on leakage of root-end filling materials. *Journal of Endodontics* **27**(1), 7–8.

Rubinstein, R.A., Kim, S. (1999) Short-term observation of the results of endodontic surgery with the use of a surgical operation microscope and Super-EBA as root-end filling material. *Journal of Endodontics* **25**(1), 43–8.

Rubinstein, R., Torabinejad, M. (2004) Contemporary endodontic surgery. *Journal of the California Dental Association* **32**(6), 485–92.

Rud, J., Munksgaard, E.C., Andreasen, J.O., et al. (1991) Retrograde root filling with composite and a dentin-bonding agent. 1. *Endodontics and Dental Traumatology* **7**(3), 118–25.

Rud, J., Rud, V., Munksgaard, E.C. (1996) Long-term evaluation of retrograde root filling with dentin-bonded resin composite. *Journal of Endodontics* **22**(2), 90–3.

Saghiri, M.A., Lotfi, M., Saghiri, A.M., et al. (2008) Effect of pH on sealing ability of white mineral trioxide aggregate as a root-end filling material. *Journal of Endodontics* **34**(10), 1226–9.

Saidon, J., He, J., Zhu, Q., et al. (2003) Cell and tissue reactions to mineral trioxide aggregate and Portland cement. *Oral Surgery, Oral Medicine, Oral Pathology, Oral Radiology and Endodontics* **95**(4), 483–9.

Sarkar, N.K., Caicedo, R., Ritwik, P., et al. (2005) Physicochemical basis of the biologic properties of mineral trioxide aggregate. *Journal of Endodontics* **31**(2), 97–100.

Saunders, W.P. (2008) A prospective clinical study of periradicular surgery using mineral trioxide aggregate as a root-end filling. *Journal of Endodontics* **34**(6), 660–5.

Scheerer, S.Q., Steiman, H.R., Cohen, J. (2001) A comparative evaluation of three root-end filling materials: an in vitro leakage study using *Prevotella nigrescens*. *Journal of Endodontics* **27**(1), 40–2.

Shahi, S., Rahimi, S., Lotfi, M., *et al*. (2006) A comparative study of the biocompatibility of three root-end filling materials in rat connective tissue. *Journal of Endodontics* **32**(8), 776–80.

Shahi, S., Rahimi, S., Yavari, H.R., *et al*. (2007) Sealing ability of white and gray mineral trioxide aggregate mixed with distilled water and 0.12% chlorhexidine gluconate when used as root-end filling materials. *Journal of Endodontics* **33**(12), 1429–32.

Song, M., Chung, W., Lee, S.J., *et al*. (2012) Long-term outcome of the cases classified as successes based on short-term follow-up in endodontic microsurgery. *Journal of Endodontics* **38**(9), 1192–6.

Tai, K.W., Chang, Y.C. (2000) Cytotoxicity evaluation of perforation repair materials on humanperiodontal ligament cells in vitro. *Journal of Endodontics* **26**(7), 395–7.

Takita, T., Hayashi, M., Takeich,i O., *et al*. (2006) Effect of mineral trioxide aggregate on proliferation of cultured human dental pulp cells. *International Endodontics Journal* **39**(5), 415–22.

Tawil, P.Z., Trope, M., Curran, A.E., *et al*. (2009) Periapical microsurgery: an in vivo evaluation of endodontic root-end filling materials. *Journal of Endodonticsontics* **35**(3), 357–62.

Torabinejad, M., Chivian, N. (1999) Clinical applications of mineral trioxide aggregate. *Journal of Endodontics* **25**(3), 197–205.

Torabinejad, M., Watson, T.F., Pitt Ford, T.R. (1993) Sealing ability of a mineral trioxide aggregate when used as a root end filling material. *Journal of Endodontics* **19**(12), 591–5.

Torabinejad, M., Higa, R.K., McKendry, D.J., *et al*. (1994) Dye leakage of four root end filling materials: effects of blood contamination. *Journal of Endodontics* **20**(4), 159–63.

Torabinejad, M., Hong, C.U., Lee, S.J, Monsef, M., *et al*. (1995a) Investigation of mineral trioxide aggregate for root-end filling in dogs. *Journal of Endodontics* **21**(12), 603–8.

Torabinejad, M., Hong, C.U., McDonald, F., *et al*. (1995b) Physical and chemical properties of a new root-end filling material. *Journal of Endodontics* **21**(7), 349–53.

Torabinejad, M., Hong, C.U., Pitt Ford, T.R., *et al*. (1995c) Tissue reaction to implanted super EBA and mineral trioxide aggregate in the mandible of guinea pigs: a preliminary report. *Journal of Endodontics* **21**(11), 569–71.

Torabinejad, M., Hong, C.U., Pitt Ford, T.R., *et al*. (1995d) Antibacterial effects of some root end filling materials. *Journal of Endodontics* **21**(8), 403–6.

Torabinejad, M., Rastegar, A.F., Kettering, J.D., *et al*. (1995e) Bacterial leakage of mineral trioxide aggregate as a root-end filling material. *Journal of Endodontics* **21**(3), 109–12.

Torabinejad, M., Smith, P.W., Kettering, J.D., *et al*. (1995f) Comparative investigation of marginal adaptation of mineral trioxide aggregate and other commonly used root-end filling materials. *Journal of Endodontics* **21**(6), 295–9.

Torabinejad, M., Pitt Ford, T.R., McKendry, D.J., *et al*. (1997) Histologic assessment of mineral trioxide aggregate as a root-end filling in monkeys. *Journal of Endodontics* **23**(4), 225–8.

Trope, M., Lost, C., Schmitz, H.J., *et al.* (1996) Healing of apical periodontitis in dogs after apicoectomy and retrofilling with various filling materials. *Oral Surgery, Oral Medicine, Oral Pathology, Oral Radiology and Endodontics* **81**(2), 221–8.

Valois, C.R., Costa, E.D., Jr. (2004) Influence of the thickness of mineral trioxide aggregate on sealing ability of root-end fillings in vitro. *Oral Surgery, Oral Medicine, Oral Pathology, Oral Radiology and Endodontics* **97**(1), 108–11.

von Arx, T., Hanni, S., Jensen, S.S. (2010) Clinical results with two different methods of root-end preparation and filling in apical surgery: mineral trioxide aggregate and adhesive resin composite. *Journal of Endodontics* **36**(7), 1122–9.

von Arx, T., Jensen, S.S., Hanni, S., *et al.* (2012) Five-year longitudinal assessment of the prognosis of apical microsurgery. *Journal of Endodontics* **38**(5), 570–9.

Willians, D.F. (1986) Definitions in biomaterials. Proceedings of a Consensus Conference of the European Society for Biomaterials. England co. 4. Elsevier, New York.

Wu, M.K., Kontakiotis, E.G., Wesselink, P.R. (1998) Long-term seal provided by some root-end filling materials. *Journal of Endodontics* **24**(8), 557–60.

Yasuda, Y., Kamaguchi, A., Saito, T. (2008) In vitro evaluation of the antimicrobial activity of a new resin based endodontic sealer against endodontic pathogens. *Journal of Oral Science* **50**(3), 309–13.

Yazdi, P.M., Schou, S., Jensen, S.S., *et al.* (2007) Dentine-bonded resin composite (Retroplast) for root-end filling: a prospective clinical and radiographic study with a mean follow-up period of 8 years. *International Endodontics Journal* **40**(7), 493–503.

Yoshimine, Y., Ono, M., Akamine, A. (2007) In vitro comparison of the biocompatibility of mineral trioxide aggregate, 4META/MMA-TBB resin, and intermediate restorative material as root-end-filling materials. *Journal of Endodontics* **33**(9), 1066–9.

Zhu, Q., Haglund, R., Safavi, K.E., *et al.* (2000) Adhesion of human osteoblasts on root-end filling materials. *Journal of Endodontics* **26**(7), 404–6.

10 ケイ酸カルシウム系セメント

Masoud Parirokh[1], Mahmoud Torabinejad[2]

[1]Department of Endodontics, Kerman University of Medical Sciences School of Dentistry, Iran
[2]Department of Endodontics, Loma Linda University School of Dentistry, USA

序論	**286**
ポルトランドセメント(PC)	**287**
化学成分	287
物性	288
抗菌効果	289
封鎖性	290
生体親和性	290
細胞培養研究	290
皮下埋入	290
生体内調査	291
臨床応用	291
弱点	291
MTA Angelus	**292**
化学成分	293
物性	293
抗菌効果	295
封鎖性	295
生体親和性	295
細胞培養研究	295
皮下埋入	296
骨内埋入	296
生体内調査	296
臨床応用	296
Bioaggregate(BA)	**297**
化学成分	297
物性	297
抗菌効果	298

封鎖性	298
生体親和性	298
細胞培養研究	298
Biodentine(BD)	**299**
化学成分	299
物性	299
生体親和性と臨床応用	299
iRoot	**300**
化学成分	300
物性	300
生体親和性	301
Calcium Enriched Mixture(CEM)セメント	**301**
化学成分	301
物性	302
抗菌効果	303
封鎖性	303
生体親和性	303
細胞培養研究	303
皮膚テストと皮下埋入	304
骨内埋入	304
生体内調査	304
臨床調査	304
MTA Fillapex	**306**
化学成分	306
物性	306
抗菌効果	307
生体親和性	307
細胞培養研究	307
皮下埋入	308
Endo-CPM	**308**
化学成分	309
物性	309
抗菌効果	309
封鎖性	309
生体親和性	309
細胞培養研究	309
皮下埋入	309
生体内調査	310
Cimento Endodontico Rapido(CER)	**310**
化学成分	310

物性	310
生体親和性	310
皮下埋入	310
Endosequence	**311**
化学成分	311
物性	311
抗菌効果	312
封鎖性	312
生体親和性	312
細胞培養研究	312
EndoSequence BC Sealer	313
化学成分	313
物性	313
生体親和性	313
ProRoot Endo Sealer	**314**
化学成分	314
物性	314
MTA Plus	**314**
化学成分	314
物性	314
Ortho MTA	**315**
化学成分	315
生体親和性	315
細胞培養研究	315
MTA Bio	**316**
化学成分	316
物性	316
生体親和性	317
細胞培養研究	317
皮下埋入	317
MTA シーラー（MTAS）	**317**
化学成分と物性	317
Fluoride-Doped MTA Cement	**318**
化学成分	318
物性	318
封鎖性	318
Capasio	**318**
化学成分と物性	318
Generex A	**319**
化学成分と物性	319

生体親和性	319
細胞培養研究	319
Ceramicrete-D	**320**
化学成分と物性	320
Nano-Modified MTA(NMTA)	**320**
化学成分と物性	320
Light-Cured MTA	**321**
化学成分と物性	321
生体親和性	321
皮下埋入	321
ケイ酸カルシウム(CS)	**322**
化学成分と物性	322
Endocem	**322**
化学成分と物性	322
生体親和性	322
細胞培養研究	322
他の試験的MTA類似セメント	**323**
結論	**323**
参考文献	**323**

序論

　ケイ酸カルシウム系セメント(MTAに類似した材料)とは，ケイ酸塩とカルシウムをベースに作られたセメントまたはシーラーである．MTAのもつ高い封鎖性や生体親和性によって良好な結果が得られること，そして実際，臨床的にも乳歯および永久歯の覆髄，逆根管充填，穿孔封鎖，根未完成歯の根管充填などに用いられて高い成功率を収めていることから，MTAよりもいくらか安価で，さらにMTAの重要な特性をもちながらも数少ない欠点を補った材料の開発が続けられている(Parirokh & Torabinejad 2010a, b；Torabinejad & Parirokh 2010)．MTAはその75％がポルトランドセメント(PC)で構成されている(Parirokh & Torabinejad 2010a)ため，PCを素に独自に調合したセメントを導入した研究者もいた．これらの研究者らによると，新しいセメントは主成分はMTAと同様ではあるが，操作性の改善，硬化時間の短縮，耐変色性，造影性を高めるなどの改良が加えられたとされている．本章では，ケイ酸塩とカルシウムを主成分とするいくつかの市販材料(PCが主体の材料)にて議論する．さらに，新たに考案されたいくつかのケイ酸カルシウム系の試験的

な材料についても簡単に紹介する．

ポルトランドセメント（PC）

MTAの大きな欠点の1つとして，値段の高さが挙げられている（Parirokh & Torabinejad 2010b）．PCは安価で化学的特徴がMTAに類似している．そのため，MTAの代替として同様の効果が認められるPCを使用することを推奨する研究者も存在する．

化学成分

PCとMTAは酸化ビスマスを別にして考えると，ケイ酸三カルシウムとケイ酸二カルシウムを主成分にもつ類似セメントである．そして，この主成分は水に触れるとケイ酸カルシウム水和物ゲルと水酸化カルシウム（CH）を生成する．しかし，MTAにはカリウムが含まれておらず，1型PCと比較するとジアルミン酸カルシウムと硫酸カルシウム未水和物が少ない（Parirokh & Torabinejad 2010a）．PCもMTAも同類であるが，硬化膨張，化学的成分，表面組成，多孔性，圧縮強さ，エックス線造影性，カルシウムイオン放出，粒子の大きさなど異なっている点がいくつかある．造影性を高めるために，PCにさまざまな量の酸化ビスマスを添加し，調査した研究者もいた．しかし酸化ビスマスの量を増やすとセメントが多孔質性となり溶解性が上昇するため，材質が劣化することが観察されている．さらに，PCと酸化ビスマスの混合物には多くの欠陥があるため，硬化後のセメントはより多くの亀裂を含んでいることが報告されている（Parirokh & Torabinejad 2010a）．

White MTA（WMTA）およびGray MTA（GMTA）の成分と白色ポルトランドセメント（WPC）および灰色のPC（GPC）の成分は似ているが（Asgaryら 2009b；Parirokh & Torabinejad 2010a），GMTAおよびWMTAのヒ素の含有量は，GPCおよびWPCと比べて有意に低いことが示されている．これに加えて，GPCはGMTAおよびWMTAよりも有意に高濃度の鉛を含んでいることが示されている．またGPCのクロム，銅，マンガン，そして亜鉛の含有量はWPCおよびGMTAとWMTAよりも有意に高い（Changら 2010）．生理食塩水（ハンクのリン酸緩衝生理食塩水：HBSS）や酸性の環境下でPCより放出された微量元素量は，BioAggregate（BA），Biodentine（BD），ケイ酸三カルシウムおよびMTA Angelus（AMTA）などのMTA系セメントよりも多かった．PCに含まれるクロム，鉛，ヒ素濃度は，AMTAよりも高かった（Camilleri 2012）．WPCとAMTAのヒ素の放出量に有意な差はないが，水または合成体液に浸漬

した場合，ProRoot MTAよりもより多くのヒ素を放出することが報告されている．GPCは構成成分としてProRoot MTAおよびAMTAよりも多量の鉛，ヒ素，クロムが含まれているだけでなく，水または合成体液に浸漬した場合，これらの元素も有意に多く放出される(Schembriら 2010)．すべての種類のWPCに含まれるヒ素量は同じではない．ある業者が製造したWPC(Irajazinho；Votorantim Cimentos, Rio Branco, SP, Brazil)には3型ヒ素が4.7±0.36ppm含有されており，別の業者のもの(Juntalider；Brasilatex Ltda, Diadema, SP, Brazil)では含有量は検出できないほど低かった(De-Deusら 2009a)．

物性

MTAに含まれる鉄とマンガンが歯の変色の原因となっていることが示唆されている(Asgaryら 2005；Dammaschkeら 2005；Parirokh & Torabinejad 2010b)．しかし近年では，MTAによる歯の変色の原因はビスマスが含まれているためであるとされている(Krastlら 2013；Vallésら 2013)．PCはGMTAと比べて歯の変色を起こす可能性は有意に低いが，一方でWMTAと比較すると有意差はないことが報告されている．WMTAやPCを血液で汚染させるとセメントが変色したが材料間での有意な差はなかった(Lenherrら 2012)．

PCの溶解性に関してはいくつかの争点がある．初期の研究報告では，MTAと比較してPCの溶解性は高いとされていた(Parirokh & Torabinejad 2010a)．ある研究ではAMTAはPCの改良版(PC75％＋酸化ビスマス20％＋硫酸カルシウム5％)よりも溶解性が高いことが示されている(Vivanら 2010)．ISO(国際規格)の6876/2001によるとWMTAはWPCよりも有意に溶解性が高いことが示されている．WPCおよびWMTAを水またはHBSSに浸漬して保管するとWMTAのほうが有意に吸水性が高かった．WPC，WMTAのどちらも，HBSSに触れると膨張した．WPCは水と比較してHBSS中でより多くのカルシウム，アルミニウム，シリコンを放出した(Camilleri 2011)．PCの耐洗い流し性は蒸留水やHBSS中に浸漬して保管した場合，AMTAと比較して高かった(Formosaら 2013)．

合成組織液と接触する環境下において，カルシウムイオンの放出，通電性，水酸化カルシウム生成性，セメントと象牙質表層間に生じる中間層の形成，セメント表層のアパタイト結晶の形成能など，材料の生物学的活性についての基準がいくつか設定されている(Parirokhら 2007；Asgaryら 2009a；Parirokhら 2009；Parirokh & Torabinejad 2010a, 2010b)．PCはアルカリ性のpH値を示し，水に浸かるとポルトランダイト(水酸化カルシウム)を生成する(Camilleri 2008；Gonçalvesら 2010；Massiら 2011；Formosaら 2012)．しかし，PCが硬化してから1年間にわたって長期経過観察したところ，水酸

化カルシウムの生成量はMTAと比較して有意に少ないことが示された．1年を通して調べるとPCの構造的な硬化過程と水和作用のメカニズムはMTAと比べて明確なものではない(Chedella & Berzins 2010)．このことにより，MTAはPCよりも生物学的活性があると考えられている(Formosaら 2012)．

WPCの粒子の大きさはWMTAよりも有意に大きくなっている(Asgaryら 2011b)．また，水と混和したWMTAの結晶粒子の大きさはWPCのものよりも小さい(Asgaryら 2004)．

WPCおよびGPCのどちらも，ANSI/ADAのエックス線造影性規格57号に達していない(Borgesら 2011)．ANSI/ADA 規格57号(2000番中の)とISO 規格6876/2001では，根管充填材の造影性は3 mm厚のアルミニウムと同程度のものにならなければならない．MTAはこの規格に適合しているが，PCはそうではなかった．このため，さまざまなPCに異なる造影剤を添加した造影性の評価研究がいくつか行われている(Camilleri 2010；Camilleriら 2011b；Cutajarら 2011；Formosaら 2012)．

WPCの生物学的活性は，異なる*in vitro*の研究において，セメントと根管象牙質の間に生じる中間層の形成や沈着があったことにより確認された(Parirokh & Torabinejad 2010a)．PCは，HBSS(Formosaら 2012)，Dulbeccoリン酸緩衝生理食塩水(Gandolfiら 2010)，リン酸緩衝生理食塩水(PBS)(Reyes-Carmonaら 2010)などの合成体液に浸漬したところ，生物学的活性を示した．WPCとGPCは両者ともカルシウムイオンを放出する(Gonçalvesら 2010；Massiら 2011)．使用した生理食塩水の種類が異なるとアパタイト結晶が形成されるのに要する時間も変化した(Gandolfiら 2010)．PBSに浸漬して保管した後のPCの押し出し接着力は，AMTAやProRoot MTAよりも有意に低かったことが報告されている(Reyes-Carmonaら 2010)．

物理化学的特性の面でのMTAとPCの大きな違いは，MTAには酸化ビスマスが含有されていること，含有されているアルミン酸カルシウムと硫酸カルシウムの濃度が低いこと，溶解性が低いこと，そして粒子のサイズが小さいことである(Parirokh & Torabinejad 2010a)．

抗菌効果

PCとMTAの抗菌効果についての研究報告が少数ある．それらの研究報告には，PCとMTAはいくつかの菌種に対して抗菌効果が発揮されないとするものがあるが，*Enterococcus faecalis, Micrococcus luteus, Staphylococcus aureus, Staphylococcus epidermidis, Psuedomonas aeruginosa, Candida albicans*に対する抗菌，抗真菌効果をMTAと同様にPCも有しているとするものもある(Parirokh & Torabinejad 2010a)．

封鎖性

　WMTAとGMTAは逆根管充填材として用いたときWPCとGPCと比べると染め出し液の浸透性は類似していた(Rekab & Ayoubi 2010；Shahiら 2011)．穿孔封鎖材として用いられた場合，WPCはWMTAやGMTAよりも有意にタンパク質の漏洩量が少なかった(Shahiら 2009)．

生体親和性

細胞培養研究

　細胞生存率，増殖，そして細胞遊走に関して，PCとMTAの比較調査では，異なる結果が報告されている．いくつかの細胞培養研究では，PCとMTAの間には有意な差がなかったとされている(Parirokh & Torabinejad 2010a)．さらに，15%酸化ビスマスを含むPC(白色AMTAと似ている)では，マウスの線維芽細胞培養において遺伝毒性や細胞毒性がなかったことが示されている(Zeferinoら 2010)．これとは対照的に，PCの粉末に酸化ビスマスを添加すると，どのような混合比であっても初めの評価時ではコントロールと比べて細胞生存率は有意に低かったとする研究もある(Parirokh & Torabinejad 2010a)．また，PCはヒト歯髄細胞培養での細胞生存率，そしてオステオネクチンと象牙質シアロリンタンパクmRNAの発現の誘発に関して影響を与えなかった(Minら 2007)．しかし，ヒト歯髄細胞培養においてはProRoot MTAとPCのどちらもコラーゲン，フィブロネクチン，形質転換増殖因子(transforming growth factor：TGF)β1の発現を誘発した(Fayaziら 2011)．ところが，ProRoot MTAではヒト骨髄由来の間葉幹細胞の増殖量がPCと比べ有意に多かったことも報告されている(D'Antòら 2010)．細胞培養の研究において同じような材料が用いられているにもかかわらず異なる結果がでてしまう理由として，用いられた細胞のタイプがさまざまであったこと，培養期間の違い，用いたセメントが硬化前であったか硬化後であったか，培地交換の頻度，直接MTAに接触させたかMTAの成分を使用したのか，細胞培養に用いられたセメント濃度の違いなどが考えられる(Torabinejad & Parirokh 2010)．

皮下埋入

　チューブ状にした象牙質にPCを充填し，これを皮下に埋め込むとPCと象牙質チューブの間に石灰化が生じる．しかし，PCはAMTAと比べて主に埋入から30日後と60日後での生体内石灰化性は有意に低かった(Dregerら 2012)．別の皮下埋め込み研究では，WMTAとGMTAのどちらもWPCおよびGPCの両者と比べて生体内石灰化性は高かったことが示されている(Shahiら 2010)．

PCの皮下埋入反応はAMTAと似ており，1週間で中等度の炎症性細胞の浸潤が認められ，その後は経時的に炎症性細胞の数は減少していった．さらに長期間経過するとvon Kossa染色陽性の構造体が認められることから，石灰化の兆候が現れた(Violaら2012)．

生体内調査

動物実験でProRoot MTAとWPCを用いて覆髄を行ったところ，形成された硬組織層の厚みに関して有意な差は認められなかった．しかし，水酸化カルシウムと比べると両者のセメントにより形成された硬組織層は有意に厚かった(Parirokh & Torabinejad 2010b；Al-Hezaimiら2011a)．また他にも，エムドゲインとWPCまたはProRoot MTAを組み合わせて覆髄材として用いた場合の調査研究が行われているが，結果はどの組み合わせにおいても形成された修復象牙質の厚みには有意な差はなかった(Al-Hezaimiら2011b)．

臨床応用

AMTAとPCを用いて深いう蝕によるヒト乳臼歯の断髄を行ったところ，術後24か月では臨床的にもエックス線写真的にも成功したことが報告されている．ところがPCを用いた場合では，GMTAと比べてより多くの歯に根管の狭窄化が進んでいることが観察された(Sakaiら2009)．

弱点

1　PCの成分に関する別々の研究では，情報量が不足しているため結論に達しなかったことが報告されている(De-Deusら2009a；Parirokh & Torabinejad 2010a)．PCは広く世界中で製造されているため，不可能ではないにしろ製造されているすべてのPCの成分の純度を評価することは困難である．

2　PCに含まれるクロム，鉛，ヒ素の濃度はAMTAと比べ高く，酸に可溶性でHBSSに浸漬すると溶解してくる(Camilleriら2012)．これに加えて，PCはWMTAと比べて銅，マンガン，そしてストロンチウムなどの重金属を高濃度に含んでいる．これらの重金属は細胞にとって毒性があることが知られている(Parirokh & Torabinejad 2010a)．そして，GPCとWPCはGMTAやWMTAよりも鉛の含有率が有意に高かった．さらにはGPCに含まれるカドミウム，クロム，銅，マンガン，亜鉛の量は，WPCおよびGMTA，WMTAと比較して有意に多くなっている．また，GPCおよびWPCのヒ素含有量は，GMTAとWMTAのいずれよりも有意に多い(Changら2010)．

3 PCの溶解性が高いことによる別の懸念事項は，臨床での使用後に劣化するかもしれないことである．劣化により材料の封鎖性が損なわれることになってしまう(Borgesら 2010；Parirokh & Torabinejad 2010a)．
4 GMTAやWMTAと比べて，いくつかのタイプのPCの圧縮強さが低いのは危険なことである．なぜなら，穿孔封鎖や覆髄などの処置では咀嚼時に材料の十分な圧縮強さが必要とされるからである(Parirokh & Torabinejad 2010a)．
5 とくに逆根管充填材として用いられた場合，材料の過度な硬化膨張により歯根に亀裂が生じる可能性があり，そうなった場合は不幸なことである．PCの硬化膨張に関する情報が不足していることも逆根管充填材としてMTAの代わりに使用するには不安がある(Parirokh & Torabinejad 2010a)．
6 炎症のある組織でPCが炭酸化するとセメントの張力と弾力が下がるとされる．これにより，とりわけ覆髄や穿孔封鎖などに使用した場合には，咀嚼時に発生する圧力によりセメントは撓むことができずに亀裂が生じたり，潰れたりすることがある(Parirokh & Torabinejad 2010a)．
7 MTAは，医療品として異物が混入しないよう，そして適切な成分比となるように厳密な監視下で製造されている．MTAはまた，米国のFDAから人体での使用を認可されている．
8 PCは硬化後1年までの間で，WMTAと比べてポルトランダイト(水酸化カルシウム)の放出量が有意に少なくなるため，長期的にみるとMTA特有の効能が発揮されない可能性がある(Chedella & Berzins 2010)．
9 MTA系セメントの方が生体内硬組織形成能はPCよりも高い．このことは生体内で使われる材料としてはきわめて重要なことである(Dregerら 2012)．

　結論としては，GPCおよびWPCの化学成分と物性はGMTAおよびWMTAと似ているが，MTAの代わりにPCを臨床で用いるにはいくつかの弱点が存在する．

MTA ANGELUS

　MTA Angelus(MTA-Angelus, Angelus, Londrina, PR, Brazil)はブラジルで開発された．MTA Angelus(AMTA)は，ProRoot MTAに類似しており(Asgaryら 2005；Parirokhら 2005)，灰色と白色の両方のタイプが販売されている．残念なことに，ほとんどの研究で使用されたAMTAのタイプが記録されていないため，本章では灰色と白色のAMTAを合わせた特徴を述べること

にする．

化学成分

　AMTAは80％のPCと20％の酸化ビスマスから構成されている．GMTAと比べると灰色のAMAT（GAMAT）は酸化ビスマスとリン酸マグネシウムの含有量が少なく，炭酸カルシウム，ケイ酸カルシウム，リン酸亜鉛バリウムの含有量は多くなっている．さらにAMTAはGMTAよりも炭酸，酸素，シリカ（二酸化ケイ素）の含有量が少ないが，カルシウムの含有量は多い．これに加えて，AMTAはアルミニウムを含むが鉄を含んでいない．この点ではGMTAとは対照的である．GMTA結晶構造に含まれる酸化ビスマス量はGAMATよりも多くなっている．現在公開されている研究報告を基に述べると，AMTAにはGMTAと異なる化学成分が含まれている（Parirokh & Torabinejad 2010a）．AMTAの含有する酸化アルミニウム量は，WMTAのものよりも2倍以上あると報告されている（Asgaryら 2009b）．

　De-Deusと共同研究者ら（2009a）は，GMTAとGAMTAのどちらもヒ素の含有量は検出限界量以下（＜ 2 mg/kg-ISO 9917-1/2007）であったが，WMTAとWAMTAのヒ素含有量（3.3±0.46ppmと6.5±0.56ppm）は認可された量以上であったと報告している．AMTAとWMTAおよびWPCの金属イオン含有量は同程度であった．WMTAとAMTAに含まれるヒ素の酸に溶解する量はISO規格の9917-1/2007よりも多かった．合成組織液中のAMTAのクロム放出量はProRoot MTAと比較して有意に少なかった．しかし，水または合成組織液中ではAMTAのヒ素放出量はWMTAと比べ有意に多かった（Schembriら 2010）．MTAに含まれるヒ素や微小成分についての調査（Monteiro Bramanteら 2008；Parirokh & Torabinejad 2010a；Schembriら 2010；Camilleriら 2012）では，ISO規格の9917-1/2007に関してはさまざまな結果に分かれた．MTAの酸溶解性成分を検出する方法が他の研究調査と異なっていたため，さまざまなタイプのMTA間でヒ素の含有量にばらつきが生じてしまった可能性がある．酸により溶出したAMTAのヒ素量はISO規格9917-1/2007よりも多かったが（Schembriら 2010；Camilleriら 2012），Camilleriと共同研究者ら（2012）は，AMTAを歯科治療で安全に使用できると結論をだしている．

物性

　硬化時間や粒子の大きさの範囲など，AMTAの物性のいくつかはProRoot MTAのものとは異なっている．しかし，pH値やカルシウムイオン放出性に関しては類似している（Parirokh & Torabinejad 2010a）．

　GAMTAやWAMTAを症例報告や臨床試験，または*in vitro*の研究で用いた

結果，歯の変色が生じたことがいくつか報告されている(Bortoluzziら 2007；Mooreら 2011；Ioannidisら 2013)．Vallesと共同研究者ら(2013)は，MTAによる歯の変色は可視光線に当たることで金属性ビスマスが形成されるためであるとしている．WAMTAとGAMTAによる変色の可能性についても研究が行われている(Ioannidisら 2013)．この研究結果から，GAMTAはWAMTAよりも有意に多くの変色を引き起こしたことがわかった．GAMTAによる変色は1か月後に観察されたが，WAMTAの場合は人間の目で確認できるレベルの変色は3か月経過してから起こっている．ヒトの歯では，両AMTAにより明るさ，赤色，黄色が減少する傾向にあった．最近の*in vitro*研究から，将来的な歯の変色を予防するため，GAMTAあるいはWAMTAの充填前に，ボンディング材で根管口まで歯冠側象牙細管を塞ぐことが推奨されている(Akbariら 2012)．

　WAMTAとGAMTAの両者とも混和後アルカリ性のpH値を示す．ところが，GAMTAのほうが混和後168時間までより高くpH値が上昇することが観察された．GAMTAから放出されたカルシウムイオン量は，混和後72時間までWAMTAよりも多かった(de Vasconcelosら 2009)．WAMTAはPCと比較してpH値がアルカリ性であること，カルシウムイオン放出量が少ないこと，初期および最終硬化時間が短いことが報告されている(Massiら 2011；Hungaro Duarteら 2012)．AMTAの溶解率は，ASNI/ADA規格の57/2000の示す溶解率の条件に適合している(Borgesら 2012)．しかし，AMTAの溶解率はISO規格の6876/2001の要件には適合していない(Parirokh & Torabinejad 2010a)．

　AMTAの微小硬度は混和方法により影響される可能性がある．超音波振動を与えて混和した場合，GAMTAおよびWAMTAの両者ともに4日後がもっとも微小硬度の平均値が高くなった．ところが，アマルガム練和器で混和したWAMTAと超音波で混和したGAMTAでは，28日後に微小硬度の平均値がもっとも高くなった(Nekoofarら 2010)．GAMTAは混和してから400分まで発熱しなかった．GAMTAの多孔性は28％程度で，孔径は2.5μmであった．GAMTAの圧縮強さは混和から15日後で34MPaほどであった(Oliveiraら 2010)．AMTAの変位抵抗はPCよりも有意に高かった(Reyes-Carmonaら 2010)．長期的な研究では，根未完成歯にAMTAでの根管充填を行った場合の耐歯根破折性は，水酸化カルシウムで根管充填を行った場合の1年後よりも有意に高かった．しかし，同研究でProRoot MTAと比較した場合，有意差はなかった(Tunaら 2011)．

　AMTAを製造しているメーカーの資料によると無水硫酸カルシウムが欠乏すると硬化時間は短縮され10分となる．AMTAの硬化時間(14.28±0.49分)はWMTAおよびGMTAよりも短い(Parirokh & Torabinejad 2010a)．

さまざまなタイプのMTAの造影性に関して調べると，GAMTAおよびWAMTAは，WMTAおよびGMTAよりも造影性が低かった．GAMTAとWAMTA間の粒子形状はGMTAやWMTAと比較すると類似性が低かった(Parirokh & Torabinejad 2010a)．

抗菌効果

　AMTAはある程度の抗菌効果と抗真菌効果があることが報告されている(Parirokh & Torabinejad 2010a)．AMTAは，ProRoot MTAと同様に抗真菌性が認められた．AMTAとMTA双方に，*C. albicans*に対して1時間後では殺菌効果はなかったが，24時間後と48時間後には認められるようになった(Kangarlouら 2012)．

封鎖性

　いくつかの研究から，AMTAは適度な封鎖性と適合性を備えていることが示されている(Torabinejad & Parirokh 2010)．

生体親和性

細胞培養研究

　マウスの線維芽細胞，L929マウス線維芽細胞，線維芽細胞(3T3)，象牙芽細胞様細胞，そしてヒト皮膚線維芽細胞を培養したさまざまな研究から，WAMTAの遺伝毒性や細胞毒性は低いか皆無であることが示されている(Gomes-Filhoら 2009c；Lessaら 2010；Zeferinoら 2010；Damasら 2011；Hirschmanら 2012；Silvaら 2012)．L929マウス線維芽細胞を培養した研究では，AMTAによって細胞生活性は妨げられず，またインターロイキン-6(IL-6)の誘発もなかった(コントロールと比較して有意差はない)．しかし，AMTAはコントロールと比較してIL-1βの放出量を有意に増加させた(Gomes-Filhoら 2009c)．ProRoot MTAとAMTAのヒト歯根膜線維芽細胞への影響を比較すると，ProRoot MTAのほうが生体親和性は高いことが報告されている(Samaraら 2011)．AMTAはマトリックスメタロプロテアーゼ2(MMP2)に対してゼラチン分解性があることが示されている(Silvaら 2012)．ヒト皮膚線維芽細胞にWMTAおよびAMTAを用いると両者とも同様に91.8％かそれ以上の生活性を維持したことが示されている(Damasら 2011)．

　GAMTAの消炎作用は，CC5，IL-1α，インターフェロン-γに対するmRNAの発現が減少することから，その存在が確認されている(Parirokh & Torabinejad 2010a)．免疫細胞はAMTAが存在する環境下で，大量のTGF-β1，IL-1β，

マクロファージ炎症性タンパク質-2（MIP-2）やロイコトリエン B4を生成したことが報告されている（Torabinejad & Parirokh 2010）．

皮下埋入

　AMTAを皮下組織に埋入したことに関する研究で，埋入7週間後に中等度の炎症反応がみられた．これはコントロール群での長期経過後（30日と60日）の炎症反応と類似していた．そして，その後は経時的に炎症性細胞の浸潤は減少していった．埋入から30日後にはAMTAと緊密に接触している部分に石灰化組織が観察された（Gomes-Filhoら 2009a, b，2012；Violaら 2012）．AMTAの生体内石灰化性は，PCよりも有意に高かった（Dregerら 2012）．

骨内埋入

　AMTAをラットの抜歯窩に埋入したところ，中等度の炎症反応と異栄養性の石灰化が認められた．結論としては，AMTAをラットの歯槽骨内に埋入した場合の生体親和性は十分許容範囲内であった（Gomes-Filhoら 2010，2011）．

生体内調査

　AMTAを覆髄材や根管充填材として用いた動物実験において，良好な結果が報告されている（Parirokh & Torabinejad 2010b）．ラット上顎臼歯の穿孔封鎖にAMTAを用いたところ，60日後で歯根膜腔の肥厚と破骨細胞数の有意な減少がみられた（da Silvaら 2011）．イヌの歯の組織学的な研究では，AMTA，SuperEBA，IRMを逆根管充填材として用いたところ有意差はなかったが，根尖歯周組織の反応に関してはAMTAの生体親和性がもっとも優れていた（Wälivaaraら 2012）．抜歯して口腔外に長い時間，乾燥状態で放置したラットの歯をAMTAまたは水酸化カルシウムで逆根管充填し，抜歯窩に戻した研究報告がある．研究結果では有意差はなかったものの，80日後にはAMTAで逆根管充填したほうが新たな骨の再生量が多く，炎症性細胞の浸潤も少なかった（Marãoら 2012）．

臨床応用

　内・外部吸収歯，逆根管充填，覆髄，3Mixペーストと併用した再活性化，歯根破折を起こした歯の根管充填にAMTAを用いて成功した症例がいくつか報告されている（Kvinnslandら 2010；Parirokh & Torabinejad 2010b；Yilmazら 2010；dos Santosmら 2011；Shetty & Xavier 2011；Lenzi & Trope 2012；Vier-Pelisserら 2012；Carvalhoら 2013）．

　う蝕のないヒトの歯を露髄させて覆髄にAMTAを使用したところ，すべて

が経過良好であった(Parirokh & Torabinejad 2010b ; Zarrabiら 2010).

　WAMTAまたはWMTAを根管充填材として22本の上顎前歯に用いて臨床的およびエックス線写真的に調査したところ，23.4か月までの間では二者間に有意差はなかった．この研究では，AMTAを用いて根管充填した歯では5歯中4歯の割合で変色を認めた(Mooreら 2011).

　結論として，AMTAを用いた良好な症例報告がいくつかだされているが，MTAの代わりとしてAMTAをさまざまな臨床応用に用いるには，エビデンスが少ないため，その効果が発揮できるかは不明である．

BIOAGGREGATE(BA)

　BioAggregate(BA)は，DiaRoot(DiaDent)BioAggregate(Innovative Bioceramix, Vancouver, BC, Canada)(De-Deusら 2009b ; Hashem & Wanees Amin 2012)とも呼ばれ，穿孔封鎖，逆根管充填，そして覆髄用に発売された．

化学成分

　BAはアルミニウムを含まない極小のナノ粒子で構成されており，脱イオン水と混和することでバイオセラミックペーストが完成する．BAの粉末はSiO_2(13.70％)，P_2O_5(3.92％)，CaO(63.50％)とTa_2O_5(17％)から構成されている．製造メーカーは酸化タンタルTa_2O_5を造影剤としてBA粉末に添加している(Camilleriら 2012).さらには，硬化したBAからもWMTAと同様に水酸化カルシウムが認められていた(Parkら 2010 ; Grechら 2013).BAの成分内にはPCと同程度の量のクロムが含まれている．これに加え，BAに含まれる酸溶解性のヒ素量はISO 9917-1/2007の定める量(2 mg/kg)を超えている．また，成分内の鉛量は許容範囲であるが，BAからは微量元素がわずかに放出される(Camilleriら 2012).

物性

　BAは硬化後にアルカリ性のpH値を示す(Zhangら 2009a ; Grechら 2013).BAとWMTAの両方においてリン酸緩衝生理食塩水(PBS)に浸漬して2か月間保管した場合に生物活性とアパタイト結晶の沈着を認めた(Shokouhinejadら 2012a ; Grechら 2013).また，PBSに漬けて保管した場合，BAの耐剥離性は，AMTAと比較して有意に低いことが示された．しかし，4日間酸性の環境に曝されると，BAの押し出し接着力は影響を受けなかったが，AMTAの耐剥離性は有意に低下した．驚いたことに，酸に曝されたAMTAを30日間PBSに浸

潰するとAMTAの接着力は回復し，同様の処理を行ったBAと比較して押し出し接着力は有意に高くなった(Hashem & Wanees Amin 2012)．根未完成歯をBAで根管充填した場合の耐歯根破折性は，1年後では水酸化カルシウムよりも有意に高かった．しかし，同期間ではAMTAとProRoot MTAとBA間には有意差はなかった(Tunaら 2011)．

抗菌効果

E. faecalisに対する殺菌性は，ProRoot MTA，BAの両者とも有しているが，有意差はなかった．興味深いことに，硬化したセメントのほうが混和したばかりのセメントよりも速やかに殺菌力を発揮したことが示されている．BAに象牙質の粉末を混ぜることで抗菌効果が上昇した(Zhangら 2009a)．

封鎖性

BAはWMTAと比較すると染色液漏洩性は有意に低いが(El Sayed & Saeed 2012)，ブドウ糖の浸透性においてはWMTAと比べて有意差はなかった(Lealら 2011)．

生体親和性

細胞培養研究

ヒト歯根膜線(PDL)維芽細胞の培養を行った研究によると，MTAとBAのどちらもアルカリフォスファターゼの活性化やⅠ型コラーゲン遺伝子の発現を誘導することができるだけでなく，PDL細胞を分化させることができる(Yanら 2010)．骨芽細胞を用いた別の研究によるとMTA，BAともに毒性はないことが報告されている．しかし，BAは実験開始から2日目と3日目でWMTAと比較してⅠ型コラーゲン，オステオカルシン，そしてオステオポンチン遺伝子の発現を有意に上昇させた(Yuanら 2010)．ヒト単核細胞(骨髄由来)の培養にWMTAとBAを使用した場合，二者間で細胞生活性に関しての有意差はなかった(De-Deusら 2009b)．

結論としては，BAは，粒子の大きさは小さく，生物学的活性があり，ある程度抗菌効果もあり，そして毒性があったという報告はない．ところが，今のところBAに関するすべての研究調査は研究室内でのものである．BAを臨床応用した場合の効能を確認するためにも，in vivoのエビデンスをともなう研究が必要である．

BIODENTINE（BD）

　Biodentine（Septodont, Saint-Maur-des-Fosse's Cedex, France）は，粉末と液体で構成されている．

化学成分

　BDの粉末の主な成分は，SiO_2（16.90％），CaO（62.90％），ZrO_2（5.47％）で，液体の主な成分はNa（15.8％），Mg（5％），Cl（34.7％），Ca（23.6％），H_2O（20.9％）である（Camilleriら 2012）．BDを湿らせるとケイ酸カルシウム水和物と水酸化カルシウムが生成され，それらは周囲の溶液に浸出していく（Grechら 2013）．ある研究では，BDからの鉛が酸性環境内に浸出していく量は，AMTAおよびPC，BA，そしてケイ酸カルシウムよりも多かったことが報告されている．しかし，BDからの亜ヒ酸の放出量は，同条件下でBAおよびPCと同程度であった．酸性環境下でのBDからのクロム溶出量は，BAやPCよりも低かった．鉛の含有量が高めではあるものの，歯科治療に用いても安全であると結論づけている報告もある（Camilleriら 2012）．

物性

　BDはアルカリ性であり，HBSSに浸漬するとカルシウムイオンを放出することで生物活性が生じる（Grechら 2013）．逆根管充填材としてBDを用いたところ，象牙質へのカルシウムとケイ酸の取り込み量がコントロールやWMTAよりも有意に多かったことが報告されている（Han & Okiji 2011）．BDが象牙質に2か月および3か月間接触していると，象牙質の曲げ強さが著しく低化することが示されている（Sawyerら 2012）．また，BDが象牙質に長時間接触すると，象牙質のコラーゲン基質が劣化したことが報告されている（Leiendeckerら 2012）．

生体親和性と臨床応用

　*in vitro*の研究において，覆髄材としてBD，WMTA，水酸化カルシウムを用いると歯髄全体からのTGFβ1分泌量が有意に高まることが確認された．さらにはBDで覆髄された場合には，修復象牙質の形成が早期に観察された（Laurentら 2012）．

　BAの場合と同様で，今のところBDに関するすべての研究は*in vitro*の環境で行われている．したがって，BDの臨床的な効能を知るためには，*in vivo*における多くの研究調査が必要となる．

iROOT

　iRoot(Innovative BioCeramix Inc., Vancouver, Canada)としては，iRoot Sp，iRoot BP，iRoot BP Plusの3種類が発売されている．これら3種類のiRootは，根管充填材(iRoot BP)，穿孔封鎖材(iRoot BP plus)，そしてシーラー材(iRoot Sp)として用いられる(http://www.ibioceramix.com/iRootSP.html)．

　iRoot SPは，不溶性で造影性のある白色のペーストがすぐに使用できるようにシリンジに入っている．そして，水分に触れると硬化が始まり完全硬化していく．

化学成分

　iRoot SPは，ケイ酸カルシウムベースのアルミニウムを含まないシーラーで，成分はWMTAと類似している(http://www.ibioceramix.com/iRootSP.html)．シーラーとして用いる場合は，根管を完全に乾燥させる必要はなく，多少湿気があったほうが良い(Nagasら 2012)．

物性

　メーカーは，iRootをガッタパーチャ(GP)とともに，またはGPなしでも使用できるように根管充填材として発売した(Nagasら 2012)．iRoot SPの象牙質に対する接着力は，MTA Fillapex シーラーやEpiphany シーラーと比べて，有意に高いことが報告されている(Sağsenら 2011；Nagasら 2012)．この高い接着力は，iRootの粒子の大きさがより小さいこと，粘性が高いこと，硬化時の収縮率が最小限であることに起因している．GPを根管充填に用いる場合は，粒子の大きさを小さくし，粘性を高めることで材料の流れをよくすれば，象牙細管内や根管内で他の狭い隙間に流入させることができる(Shokouhinejadら 2013)．乾燥状態，濡れた状態，軽度に湿気がある状態で実験を行ったところ，軽度に湿気がある環境で行った場合がiRoot SPと象牙質根管壁との間の接着力がもっとも高かった(Nagasら 2012)．シーラーとしてiRoot SPを用いる前に水酸化カルシウムを貼薬していると象牙質との接着性が高くなる(Aminら 2012)．根尖を開口させた歯に対してiRoot SPをGPとともに用いたところ，耐歯根破折性が向上したことが別の研究で報告されている(Ulusoyら 2011)．iRoot SPは混和後1週間までpH値が上昇し，アルカリ性の環境をつくり，*E. faecalis*を殺菌することができたことがiRoot SPの抗菌効果を調べた研究で明らかにされている(Zhangら 2009b)．

　iRoot BPは，すぐに穿孔封鎖や根管充填に使用できるよう，インジェクションタイプのペーストになっている．メーカーによるとiRoot BPとiRoot

BP Plusは，不溶性で，造影性があり，硬化には湿気が必要で，硬化収縮はしないとのことである(http://www.ibioceramix.com/products.html)．しかし，近年の調査研究では，iRoot SPの溶解性は非常に高く，ANSI/ADA 規格の57/2000の要件に適合していなかった(Borgesら 2012)．iRoot BPとiRoot BP Plusの違いは材料の濃度である．iRoot BPはインジェクションタイプのプリミックスされたペーストであり，iRoot BP Plusはプリミックスされたパテである(http://www.ibioceramix.com/products.html)．

生体親和性

ヒト骨芽細胞培養試験では，iRoot BP PlusはWMTAと比べ細胞生活性が有意に低かったことが報告されている(De-Deusら 2012)．またフィルター拡散法によるL929を用いた細胞培養試験では使用直後のiRoot Spの細胞毒性はMTAと比較して有意に高かった．一方で両者とも抽出物には毒性はなかった(Zhangら 2010)．

近年同メーカーから次世代の根管充填材および根管修復材としてiRoot FSが公開された．このセメントの特徴は，ケイ酸カルシウム系のセメントで硬化時間が短く，アルミニウムを含有しない材料で不溶性であること，そしてエックス線不透過性があり，硬化するのに水分が必要であり，硬化時に収縮しないことである(http://www.ibioceramix.com/products.html)．

結論としてiRootは生物活性があるアルカリ性の材料で，ある程度の殺菌性をともない高い毒性がある．しかし，今のところこの材料を臨床で用いた場合に発揮される効能については，調査されていない．

CALCIUM ENRICHED MIXTURE(CEM)セメント

Calcium enriched mixture(CEM)セメント(BioniqueDent, Tehran, Iran)は粉と水を混和することで硬化する材料である．

化学成分

CEM セメントは，CaO(51.81%)，SiO_2(6.28%)，Al_2O_3(0.95%)，MgO(0.23%)，SO_3(9.48%)，P_2O_5(8.52%)，Na_2O(0.35%)，Cl(0.18%)およびH&C(22.2%)で構成されている(Asgaryら 2008c)．CEM セメントの成分の大部分は石灰であることが示されている．CEM セメントの他の構成成分の比率は，ProRoot MTA，AMTA，WPC，GPCとはいくらかの微量成分を除いて異なっている

(Asgaryら 2009b).

物性

　CEMセメントとWMTA間では，pH値(pH10.61とpH10.71)，作業時間(4.5分と5分)，および寸法変化(0.075mmと0.085mm)の点で有意差はない．一方で，硬化時間，被膜厚，およびフローに関しては有意差が認められた(Asgaryら 2008c)．CEMセメントは，WMTAと同様にカルシウムイオンを放出し，アルカリ性のpH値を示す(Asgaryら 2008c；Amini Ghazviniら 2009)．さらに，CEMセメントは，混和後最初の1時間でPCやWMTAと比べて有意に多くのリン酸を放出する(Amini Ghazviniら 2009)．CEMセメントのエックス線不透過率は，ProRoot MTA(5.009mm アルミ当量)およびAMTA(5.589mm アルミ当量)よりも低いことが報告されている(Torabzadehら 2012)．CEMセメントのエックス線不透過率は，ANSI/ADA規格の57/2000とISO規格の6876/2001にある歯内療法用封鎖材の要件(3mm アルミ当量)を満たしていない．CEMセメント粒子の大きさは0.5～30μmである(Soheilipourら 2009)．CEMセメント粒子の直径が0.5～2.5μmの間にある割合は，WMTAやWPCのそれよりも有意に高くなっている(Asgaryら 2011b)．水酸化カルシウム，ProRoot MTA，およびCEMセメントをウシ象牙質と接触させた場合の30日後の曲げ強さは，コントロールと比較して有意に低下した．しかし，実験に用いられた材料間の曲げ強さには有意差は生じなかった(Sahebiら 2012)．CEMセメントまたはProRoot MTAに対するコンポジットレジンの剪断接着強さは，酸処理を行った後でも改善されなかった．このため，コンポジットレジンで修復処置を行うならば，CEMセメントやMTAなどの生物活性のある材料で生活歯髄療法(覆髄・断髄)を行った後に，それらをレジン強化型グラスアイオノマーセメントで覆うことが推奨されている(Oskoeeら 2011)．根尖が開いた歯を製作してCEMセメントまたはWMTAで根管充填したところ，6か月後の耐歯根破折性は有意に高くなった．しかし，根管充填に使用した材料間では有意差はなかった(Milaniら 2012)．CEMセメントの逆根管充填材としての押し出し接着強さは，WMTAと同程度である．どちらの材料も，Er.Cr;YSGGレーザーよりも超音波チップで逆根管窩洞形成を行ったほうが逆根管充填材の耐脱離性が高くなったことが報告されている(Shokouhinejadら 2012b).

　CEMセメントの生物活性は，PBSに1週間浸漬した場合に材料の上に生成される標準的なヒドロキシアパタイトをCEMセメントから生じた結晶成分と比較することで確認された(Asgaryら 2009a).

抗菌効果

　CEMセメント，GMTA，WMTA，PC，水酸化カルシウムの*E. faecalis*，*P. areuginosa*（緑膿菌），*Escherichia coli*菌，*S. aureus*（黄色ブドウ球菌）に対する抗菌効果について調査した2つの異なる研究報告がある．水酸化カルシウムおよびCEMセメントの両方にWMTA，GMTA，PCと比較してこれらの細菌に対する有意な抗菌効果が認められた（Asgaryら 2007；Asgary & Kamrani 2008）．WMTAおよびCEMセメントの両方で，*C. albicans*を培養して24時間後と48時間後に同様な殺真菌作用が認められた（Kangarlouら 2009）．

封鎖性

　CEMセメントを逆根管充填材として用いた場合，ProRoot MTAおよびAMTAと比較して封鎖性に有意差はなかった．しかし，IRMと比較した場合，すべての材料の染色液の漏洩性は有意に低かった（Asgaryら 2006a，2008a）．液体漏洩試験において，逆根管充填材としてCEMセメントを用いてPBSに浸漬したところ，蒸留水に浸漬した場合と比べて有意に漏洩は少なかったことが報告されている（Ghorbaniら 2009）．70日経過後の細菌漏洩試験では，WMTAとCEMセメント間に有意差はなかったことが報告されている（Kazemら 2010）．WMTAとCEMセメントを逆根管充填材として用いて血液または唾液で汚染させた場合，唾液で汚染させた場合を除いて乾燥状態と比べて2つの材料間では有意差はなかった．唾液で汚染させた場合には，CEMセメントのほうが染色液漏洩は有意に少なかった（Hasheminiaら 2010）．液体漏洩試験でCEMセメントを根管充填材として用いる前に水酸化カルシウムで貼薬しても，短長期的な封鎖性への悪影響はなかった（Bidarら 2011）．

　微生物を多種用いた漏洩性研究でMTAやCEMセメントを根管口に封鎖材として用いた場合の漏洩性は，アマルガムやコンポジットレジンと比較して有意に低かった（Yavariら 2012）．

生体親和性

細胞培養研究

　L929マウスの線維芽細胞培養研究において，CEMセメントとProRoot MTAのどちらもコントロールと比べて細胞生活性に関して有意差はなかった（Ghoddusiら 2008）．L929マウスの線維芽細胞を用いた別の研究では，MTAはCEMセメントと比べて有意に細胞生活性が高く，その一方でIRMと比べるとMTAもCEMセメントも有意に細胞毒性が少ないことが報告されている（Mozayeniら 2012）．

神経細胞を用いた ex vivo の研究では，CEM セメントも WMTA も神経細胞の興奮と興奮頻度を抑制する効果があることが確認されている(Abbasipour ら 2012)．また，別の研究で細胞の形態とヒト歯肉線維芽細胞の CEM セメントや WMTA への吸着性について走査型電子顕微鏡(SEM)を用いて調査したところ，これら 2 つの材料間に有意な差はなかった(Asgary ら 2012)．

皮膚テストと皮下埋入

CEM セメントによる皮膚への反応試験では，WMTA と比べると炎症性の反応は有意に少なかった(Tabarsi ら 2012)．皮下埋入の研究では，WMTA と GMTA と比べて CEM セメントによる細胞壊死はまったく引き起こされなかった．また，研究に用いられた材料のすべてで石灰化物の形成が認められた．最終的には，研究に用いられた材料はどれも生体親和性があると結論づけられている(Parirokh ら 2011)．

骨内埋入

CEM セメントと ProRoot MTA を骨内に埋入した研究では，炎症と新たな骨の形成という点では 8 週間までの間では両者間に有意差はなかった(Rahimi ら 2012)．

生体内調査

動物を用いた 3 つの研究では，ProRoot MTA と CEM セメントを覆髄および断髄に使用した場合，どちらも成功率は高く，有意差はなかった．また，象牙橋の形成度合いは，両材料とも Dycal より有意に高かった(Asgary & 2006b, 2008b；Tabarsi ら 2010)．

CEM セメントと ProRoot MTA を穿孔封鎖に用いた別の動物実験では，3 か月後の時点では両材料を用いて穿孔を封鎖した箇所には中等度の炎症と硬組織形成が認められている．しかし，両材料間にはこれらの点で有意な差はなかったことが報告されている(Samiee ら 2010)．

逆根管充填材としてイヌの歯に WMTA と CEM セメントを用いた研究では，大部分の標本において両材料の上にセメント質が形成されたことが確認されたが，両者間で有意差はなかったことが報告されている(Asgary ら 2010)．

臨床調査

CEM セメントを根分岐部の穿孔封鎖，内部吸収・外部吸収歯の充填，根未完成歯における生活歯髄療法，壊死歯髄をともなう根未完成歯の血餅上に用いた再活性化療法(revitalization procedure)，および再植歯や移植歯に逆根

管充填材として用いたことに関して，臨床報告がいくつかある（Asgary 2009, 2010, 2011；Nosrat & Asgary 2010a, b；Asgaryら 2011a；Nosratら 2011b；Asgary & Ahmadyar 2012；Asgary & Eghbal 2012）．

歯髄壊死した根未完成歯13本をCEMセメントで根尖側根管充填し，平均14.5か月後まで経過観察を行ったところ，良好な結果が得られていたことが報告されている（Nosratら 2011a）．

また，AMTAとCEMセメントを覆髄材としてヒトの歯に用いた場合，術後8週間での象牙橋の形成度合いは両者とも同様に良好な結果が得られていたことが報告されている（Zarrabiら 2010）．AMTAまたはCEMセメントで覆髄した歯を免疫組織化学的に染色したところ，象牙質形成に関与する二大糖タンパク質であるフィブロネクチンとテナシンが観察されたが，両材料間に有意差はなかった（Zarrabiら 2011）．

乳臼歯の直接覆髄でCEMセメントとProRoot MTAを比較する無作為な臨床試験が行われた．術後6か月まで経過観察したところ，臨床的およびエックス線写真的には成功率は高く，両材料間での有意差はなかった（Fallahinejad Ghajariら 2010）．また別の同様な臨床試験においても，乳臼歯の覆髄材にCEMセメントおよびWMTAを使用して比較したところ，術後24か月では臨床的およびエックス線写真的にどちらも高い成功率を収めており，有意差はなかった（Malekafzali Ardekaniら 2011）．打診があり，小さな根尖病変をともなう永久大臼歯をCEMセメントにて覆髄した症例では，良好な結果が報告されている（Nosratら 2012）．別の症例報告でも，深いう蝕によって露髄した根未完成歯の断髄にCEMセメントを用いて12か月間経過観察したところ，臨床的およびエックス線写真的に良好な結果が得られている（Nosrat & Asgary 2010b）．また，別の臨床症例でも，う蝕により露髄した永久大臼歯の断髄にCEMセメントを用いて平均15.8か月経過観察を行ったところ，12歯中11歯で臨床的およびエックス線写真的に成功を収めていたことが報告されている（Asgary & Ehsani 2009）．CEMセメントおよびWMTAをう蝕により露髄した未成熟の大臼歯の断髄に用いた研究報告では，術後12か月までの期間では，臨床的およびエックス線写真的には両材料間に有意差はなかったことが報告されている（Nosratら 2013）．

不可逆性歯髄炎を有する歯にCEMセメントを用いて断髄または1回法で根管充填を行った場合の痛みの軽減度合いを比較する臨床試験が行われた．その結果，術後最初の1週間においては，CEMセメントで覆髄した患者のほうが有意に痛みを軽減できたことが確認された（Asgary & Eghbal 2010）．また，不可逆性歯髄炎でWMTAまたはCEMセメントで断髄した場合の痛みの軽減度合いを比較する別の臨床研究の報告もある．結果的には術後12か月ま

での間での痛みの軽減度合いに関して二者間の有意差はなく，加えて臨床的およびエックス線写真的にも有意差はなかった(Asgary & Eghbal 2013)．複数の施設で行われた臨床試験にて，不可逆性歯髄炎の歯にCEMセメントで断髄または1回法で根管充填を行い，臨床的およびエックス線写真的に比較評価したところ，結果はCEMセメントで断髄を行った歯のほうが1回法で根管充填を行った歯よりもエックス線写真的に有意に良好であった(Asgaryら 2013)．

　結論としては，CEMセメントはアルカリ性(水和後)で粒子の大きさは小さく毒性がない．そして，生体親和性と同時にある程度の抗菌効果も備えている．臨床的に用いた in vivo の研究では，良好な結果が得られている．しかし，ヒトの歯にCEMセメントを用いた研究の多くが生活歯髄療法のみに焦点が絞られており，生活歯髄療法を除いた他の臨床応用のエビデンスは数例の症例報告しかないため，さらなる研究報告が行われることが望まれる．

MTA FILLAPEX

　MTA Fillapex(Angelus Industria de Produtos Odontologicos S/A, Londrina, Brazil)はレジンとナノサイズのケイ酸粒子から構成されたMTAが主成分の根管充填用シーラーである(Nagasら 2012)．

化学成分

　MTA Fillapexの成分は，天然樹脂，サリチル酸レジン，希釈レジン，三酸化ビスマス，ナノサイズのケイ酸，MTA，そして色素である．

物性

　溶解性試験の結果，MTA FillapexはANSI/ADA 規格57/2000の要件を満たしていなかった．AMTAおよびAH Plusと比較すると溶解性は有意に高かった．溶解性試験中には，カルシウムイオンの放出も観察できた．溶解性試験後，MTA Fillapexの表面性状は変化し，多量のカルシウムと炭素を表層に認めた(Borgesら 2012)．MTA FillapexはEpiphanyと比較して象牙質に対する接着性は同等または低かった(Nagasら 2012)．AH Plusとの比較では，象牙質への接着性に有意差はないと報告されているが(Assmannら 2012)，別の2つの研究報告でAH PlusとiRoot Spの両方がMTA Fillapexよりも有意に高い象牙質接着性を有していることが示されている(Sağsenら 2011；Nagasら 2012)．MTA Fillapexの耐剥離性は，Endo-CPMシーラーよりも有意に低いことが報

告されている(Assmannら 2012)．また，MTA Fillapexは硬化前後でアルカリ性を示す(pH値>10)(Morgentalら 2011；Silvaら 2013)．

　GPと3種類のシーラー(MTA Fillapex, Root Sp, AH Plus)を用いて根管充填を行った歯の耐歯根破折性を比較する研究が行われている．結果は，どのシーラーを用いた場合も根管形成後に根管充填を行わなかった歯と比較して耐歯根破折性は有意に高かった．しかし，シーラー間における有意差はなかった(Sağsenら 2012)．これに対して，模擬根未完成歯をMTA FillapexとGPで根管充填した場合，AH PlusとGPで根管充填した場合と比較して有意に耐歯根破折性が低かったことが報告されている(Tanalpら 2012)．

　MTA FillapexやiRoot SPをシーラーとして用いる場合は，根管内の湿気を完全に排除するべきではない(http://www.ibioceramix.com/products.html；Nagasら 2012)．MTA Fillapexをシーラーとして用いる前に水酸化カルシウムで貼薬を行ったとしても，象牙質への接着力に関して有意な向上は認められなかった．シーラーによる根管壁への接着力は臨床的に重要である．接着力が高ければ，歯に応力が加わり歪んだ際やポスト形成の際にシーラーが根管壁から剥がれるのを予防できるからである．根管形成を行ったファイルと同じテーパーのGPを用いてのシングルポイント法で，MTA FillapexやiRoot SPをシーラーとして用いて1回法で根管充填を行えば，両者とも同等の象牙質接着力になるが，AH Plusと比べると接着力は低くなるであろう(Aminら 2012)．MTA Fillapexのフローは31.09±0.67 mmであったことが報告されているが，この数値はISO規格6876/2001の要件の最大20mmよりも高くなっている．MTA Fillapexのフローは，AH Plusよりも有意に高い．MTA Fillapexのエックス線不透過性は，7.06mmアルミ当量であり，ISO規格6876/2001の根管充填用シーラーとして具備すべき要件よりも高くなっている(Silvaら 2013)．

抗菌効果

　練和直後かつ硬化前のMTA Fillapexは，*E. faecalis*に対して抗菌作用を有している．しかし，硬化してしまうと*E. faecalis*に対する抗菌効果を失ってしまう(Morgentalら 2011)．

生体親和性

細胞培養研究

　MTA Fillapexには生物活性作用があり，アルカリフォスファターゼの活性化を促進させ，そしてヒト骨芽細胞様細胞の培養においてはカルシウムの沈

着が認められた．MTA Fillapexを用いた細胞培養研究は不足している．ある研究では，初期の細胞毒性はあるものの接触後，1週間ではヒト骨芽細胞様細胞に対するMTA Fillapexの毒性は低くなった．Epiphany SEとEndofill根管シーラーのどちらも，硬化後にMTA Fillapexよりも高い毒性を有していたことが報告されている(Sallesら 2012)．これに対して，チャイニーズハムスターの線維芽細胞を用いた3つの異なる細胞培養研究において，MTA Fillapexは実験期間中を通してヒト主要骨芽細胞とBALB/c3T3細胞に対する高度の細胞毒性と遺伝毒性が認められた(Bin 2012；Scelzaら 2012；Silvaら 2013)．ISO規格10993-5に示す根管充填用シーラーの要件に基づいた細胞培養研究の結果，MTA Fillapexは接触後4週間までBALB/c3T3細胞に対する細胞毒性を有することが認められた(Silvaら 2013)．

皮下埋入

皮下埋入研究では，MTA Fillapexを埋入してから90日後には重度の炎症反応が認められた．研究では，MTA FillapexとGrossmanシーラーに対しては初期に同程度の重度な炎症反応があり，埋入後90日でも両シーラーの毒性は残っていたもののGrossmanシーラーのほうが毒性は有意に低かった(Zmenerら 2012)．別の皮下埋入研究では，MTA FillapexはMTAの成分を含んではいるが，炎症反応に関してはAH PlusやEndofill根管充填用シーラーと比べて優位性はなかったことが報告されている．実験に用いた材料のなかでは，AH Plusには皮下埋入後から60日でコントロールと同程度の炎症反応があった(Tavaresら 2013)．これに対して，MTA Fillapexは皮下埋入から15日後で中等度の炎症反応が確認され，これはAMTAに対する炎症反応と類似していたことも報告されている(Gomes-Filhoら 2012)．

結論として，MTA Fillapexは溶解性が高く，アルカリ性で，生物活性を有する根管充填用シーラーである．一方，生体親和性については懐疑的である．さらに問題なのは，MTA Fillapexの効能を証明するためのMTA Fillapexを用いた*in vivo*の研究が，まだ行われていないことである．

ENDO-CPM

Endo-CPMシーラー(EGEO SRL, Buenos Aires, Argentina)は，MTAを主成分にした根管充填用シーラーで2004年にアルゼンチンで開発された(Parirokh & Torabinejad 2010a)．

化学成分

混和後のEndo-CPMシーラーに含まれる成分はMTAであり，この他に塩化カルシウム，炭酸カルシウム，クエン酸ナトリウム，アルギン酸グリコール，プロピレングリコールを含んでいる．

物性

Endo-CPMは，炭酸カルシウムが添加されているので，硬化後にpH値は低下する(Gomes-Filhoら 2009c)．Endo-CPMからカルシウムイオンが放出されることは，*in vitro*の研究で認められている(de Vasconcelosら 2009；Tanomaru-Filhoら 2009)．Endo-CPMシーラーはアルカリ性(de Vasconcelosら 2009；Morgentalら 2011)で，MTA FillapexやAH Plusよりも象牙質への接着力は有意に高い(Assmannら 2012)．

抗菌効果

Endo-CPMの抗菌効果は，WMTAおよびWAMTAに類似している(Parirokh & Torabinejad 2010a)．Endo-CPMシーラーは，*E. faecalis*に対する抗菌効果は有していなかった(Morgentalら 2011)．

封鎖性

Endo-CPMと水酸化カルシウム(MBPc)含有のエポキシレジンシーラーを用いた2つの染色液漏洩研究では，エポキシレジンシーラーのほうが漏洩性は低かった．一方で，根未完成歯の根管充填にこれら2つのシーラーとAMTAを用い，走査型電子顕微鏡で象牙質との辺縁封鎖性を調べたところ，材料間に有意差はなかった(Oroscoら 2008, 2010)．

生体親和性

細胞培養研究

マウスの線維芽細胞培養研究では，Endo-CPMシーラーによりIL-6の放出が促されたが，一方で細胞の生活性に対する抑制効果はなかった(Gomes-Filhoら 2009c)．

皮下埋入

皮下組織埋入に関する2つの研究によると，Endo-CPMはMTAのように初期に中等度の炎症反応があり(Gomes-Filhoら 2009a；Scarparoら 2010)，30日後には石灰化が認められた(Gomes-Filhoら 2009a)．

生体内調査

ラットの研究では，穿孔封鎖にWAMTAとEndo-CPMシーラーを使用した場合の生体親和性が認められている(da Silvaら 2011).

結論として，Endo-CPMシーラーは生体親和性があり，アルカリ性で，多少の抗菌作用を有している．しっかりとした実験や*in vivo*の研究が行われてはいるが，臨床の場でEndo-CPMを使用するにあたってはヒトの歯を用いた研究が不足していることが懸念事項である．

CIMENTO ENDODONTICO RAPIDO(CER)

CERは，cimento endodontico rapido(急速根管治療セメント)の略語である．

化学成分

化学成分は，PCと水，硫酸バリウム，乳化剤(操作性を向上する目的)から成るジェルである(Santosら 2005)．CERはまた，MTA-expとしても知られている(de Vasconcelosら 2009)．

物性

Santosと共同研究者らは，混和後24時間でのCERのカルシウムイオン放出量と導電率は，AMTAよりも有意に高いことを報告している(Santosら 2005)．経過時間を変えた別の研究では，CERとGAMTAのカルシウムイオン放出量には有意差が認められていた(24時間後ではAMTAのほうが多かったが，168時間後では両者に有意差はなかった)(de Vasconcelosら 2009)．AMTAの場合と同様に，CERは浸漬された保存液のpH値を変化させることが確認されている(初期は弱酸性で，24時間後にはアルカリ性に移行していき，360時間後には中性に戻る)(Santosら 2005)．硬化時間は7分で，AMTAよりも有意に短い．しかし，熱膨張に関してはAMTAと比較して有意差はなかった(Santosら 2008)．

生体親和性

皮下埋入

CERに対する皮下組織の炎症度合いは皮下埋入後1週間で中等度であった．これは，コントロール群で埋入後長期間(30日と60日の期間)おいたときにみられる炎症度合いと同程度であった．さらには，von Kossa染色陽性の構造

体(石灰化物)が，埋入されたCERに密着した部位で確認できた(Gomes-Filhoら 2009b).

結論としては，CERをさらに評価するために生体内外の研究(臨床研究も含めて)が必要である．

ENDOSEQUENCE

EndoSequence(Brasseler, Savannah, GA, USA)は，EndoSequence Root Repair Material(RRM)とEndoSequence Root Repair Putty(RRP)(Damasら 2011)，そしてEndoSequence BC obturation system(EndoSequence BC Gutta-percha, EndoSequence BC sealer)として発売されている．異なる会社によってそれぞれ販売されているEndoSequence BC sealerとiRoot SP(Brasseler USA, Innovative BioCeramix Inc)(http://www.ibioceramix.com/iRootSP.html.)は，同じ方法で製造されているとされている．

EndoSequence RRMは，覆髄，穿孔封鎖，アペキシフィケーション(apexification)，逆根管充填，歯根吸収の修復用に開発されている．

化学成分

EndoSequence RRMは，酸化ジルコニア，ケイ酸カルシウム，酸化タンタル，リン酸一水素カルシウム，そしてフィラーと粘稠化剤で構成されている(http://www.technomedics.no/Produkter/Endo/obturasjon/images/pdf/bcsealer/Bioceramic%20brosjyre.pdf)．RRMとRRPのどちらも，バイオセラミックスであり，ケイ酸カルシウムとリン酸カルシウムの化合物である．

物性

RRMとRRPは，球体型のナノ粒子で構成された真っ白な材料で，あらかじめ混和されているためすぐに使用することができる．粒子の大きさが小さいために象牙細管内に入り込むことができ，内部にある湿気により硬化することで機械的に封印することができる(Damasら 2011；Hirschmanら 2012)．BAやWMTAと同様に，RRPはPBSに浸漬すると生物活性を示した．2か月の期間では，実験に用いた材料のすべてにおいてアパタイト結晶の沈着が表層に認められた(Shokouhinejadら 2012a)．メーカーによるとEndoSequence RRMはエックス線不透過性が高いアルカリ性の材料で，理想的な作業時間(30分以上)と硬化時間，そして70〜90Mpaの強度を有している(http://www.brasselerusa.com/brass/assets/File/B_3248_ES%20RRM%20NPR.pdf)．*in*

*vitro*の研究では，EndoSequence RRMを根管充填すると模擬的な内部吸収の欠損表面部でのpH値の変化はWMTAと比較して有意に低かった(Hansenら2011)．

抗菌効果

WMTAと同様に，RRPとRRMのどちらもE. faecalisの異なる臨床株に対して，同程度の抗菌効果を認めた(Lovato & Sedgley 2011)．

封鎖性

E. faecalisを用いた細菌漏洩研究では，EndoSequence Bioceramic Root-end RepairとWMTAとの間には封鎖性に関して有意差は認められなかった(Nairら2011)．

生体親和性

細胞培養研究

ヒト皮膚の線維芽細胞培養研究において，EndoSequence RRMはWMTAおよびAMTAと同様の細胞毒性を示した．しかし，使用から24時間後の時点では，RRPはRRMやWMTAそしてWAMTAと比較して細胞活性は有意に低かったことが報告されている(Damasら2011)．これに対し，ヒト歯肉線維芽細胞を用いた研究では，RRPおよびRRMは，GMTAと同様の細胞活性を有していることが報告されている(Maら2011)．ヒト骨芽細胞様細胞を用いた研究では，EndoSequence RRM・RRPおよびProRoot MTAにおいて，細胞の成長率と形態の違いに有意差はなかった．また，同研究で細胞培養に用いた材料すべてにおいて，サイトカイン(IL-1β，IL-6，IL-8)の発現が認められた．しかし，GMTAのIL-6発現量は，48時間後でRRPおよびRRMと比較して有意に高かった(Ciascaら2012)．また別のヒト皮膚線維芽細胞の培養研究では，5日後の時点でRRPとWAMTAには類似した細胞の活性化が認められたが，8日後ではWAMTAよりもRRPのほうが有意に細胞毒性は低かった(Hirschmanら2012)．

骨芽細胞様細胞を用いた研究では，EndoSequence RRMでは細胞活性とアルカリフォスファターゼ活性の両方が低下したが，WMTAではどちらに対しても影響は認められなかった(Modareszadehら2012)．L929マウスの線維芽細胞を用いた細胞培養の研究では，硬化前・後のGMTAおよびEndoSequence RRMとの間には有意差は認められなかった(Alaneziら2010)．

EndoSequence BC Sealer

　EndoSequence BC Sealerは根管充填用のシーラーであり，あらかじめ混和されているためすぐに使用することができる．根管充填法としては，シングルポイント法または側方加圧充填法を用いることができる（http://www.technomedics.no/Produkter/Endo/obturasjon/images/pdf/bcsealer/Bioceramic%20brosjyre.pdf）．

化学成分

　メーカーの『使用上の注意』によると，EndoSequence BC Sealerは酸化ジルコニア，ケイ酸カルシウム，リン酸一水素カルシウム，水酸化カルシウム，そしてフィラーと粘稠化剤で構成されている（http://www.technomedics.no/Produkter/Endo/obturasjon/images/pdf/bcsealer/Bioceramic%20brosjyre.pdf）．

物性

　EndoSequence BC SealerのpHはアルカリ性である（Candeiroら 2012）．しかし，通常の再治療で行う方法では，根管から完全に除去することはできない（Hessら 2011）．Canderioと共同研究者ら（2012）の研究では，EndoSequence BC SealerはISO規格6876/2001の推奨するエックス線不透過性とフローがあることが報告されている．これに加えてAH PlusよりもEndoSequence BC Sealerのほうがカルシウムイオンの放出量は多いことが示されている．

生体親和性

　EndoSequence BC Sealerは，マウスの骨芽細胞培養研究において5週間にわたり中等度の細胞毒性が残存していた（Loushineら 2011）．Loushineと共同研究者らによる研究の結果（2011）と対称的に，L929マウス線維芽細胞を用いた培養研究の結果では，EndoSequence BC SealerはAH PlusやTubliseal root canal sealerと比べて，有意に細胞毒性が低かったことが報告されている（Zoufanら 2011）．

　結論として，EndoSequence RRMはアルカリ性で，生物活性があり，エックス線不透過性のある粒子サイズの小さい材料である．しかし，これまでのEndoSequence RRMに関する研究は研究室内のものに限られているため，*in vivo*の研究やヒトの歯を用いた研究が行われることが強く望まれる．

PROROOT ENDO SEALER

ProRoot Endo Sealer(Dentsply Tulsa Dental Specialties, Tulsa, OK, USA)はケイ酸カルシウムの粉末で，2：1の粉液比で混和する．

化学成分

粉末は主にケイ酸三カルシウム，ケイ酸二カルシウム，硫酸カルシウム(硬化遅延剤)，酸化ビスマス(造影剤)であり，これにアルミン酸三カルシウムが少量含まれている．液体は水と粘性の水溶性ポリマーである．

物性

ProRoot Endo Sealerの耐変色性は，とりわけ疑似体液(SBF)に浸漬した後ではAH PlusやPulp Canal Sealerよりも有意に高い(Huffmanら 2009)．封鎖性については，リン酸を含んだ溶液に浸漬した後では酸化亜鉛ユージノールをベースにしたシーラー(Pulp Canal Sealer)よりも高く，エポキシレジンをベースにしたシーラー(AH Plus)と同等であったことが報告されている(Wellerら 2008)．ProRoot Endo Sealerを合成組織液に浸漬したところ，生物活性が発揮されたことが報告されている(Wellerら 2008；Huffmanら 2009)

結論として，この材料に関して適切な評価を下すには，さらなる生体内外の研究や臨床的な調査が必要である．

MTA PLUS

化学成分

メーカーによると，MTA Plus(Prevest-Denpro, Jammu City, IndiaおよびAvalon Biomed Inc., Bradenton, FL, USA)はProRoot MTAやAMTAと似た成分で構成されているが，粒子の大きさはより小さい．

耐流失性を高めるために水溶性ジェルで混和するタイプと水で混和するタイプの2種類が市販されている(Formosaら 2013)．

物性

調査の結果，MTA Plusはどちらの混和方法(水溶性ジェルまたは水)であってもAMTAよりも耐流失性は有意に高い．MTA Plusを水溶性ジェルで混ぜることで水で洗い流されにくくなる．このように混和したMTA Plusは改良流失試験では耐流失性が向上したことが認められている(Formosaら 2013)．MTA

Plusが象牙質強度に与える影響に関する研究では象牙質の曲げ強さは低下したことが報告されている．これは，おそらく3か月の保存期間でコラーゲン線維が部分的に劣化したことによるものと考えられている(Leiendeckerら 2012；Sawyerら 2012)．

結論として，初期の研究で良好な結果がでてはいるが，さらなる効能を分析するために生体内外の研究や臨床的な研究がさらに必要である．

ORTHO MTA

Ortho MTA(BioMTA, Seoul, Korea)は，近年，根管充填材として発売された．メーカーによると生物活性を有しており，Ortho MTAが根管壁に機械化学的に接着することで封鎖性を高めるとしている．粒子サイズは2μm以下であるので，象牙細管内に入り込むことができ，根管充填材の耐漏洩性を向上させることができる(http://www.biomta.com)．

化学成分

ProRoot MTAのヒ素含有量は1.16ppm(ISO 規格の9917-1の要件である2ppm以下であることは満たしている)ではあったが，Ortho MTAからヒ素は検出されなかった．ProRoot MTAとOrtho MTAのどちらも，六価クロムと鉛は構成成分に含まれていない．Ortho MTAのクロム含有量はProRoot MTAよりも有意に少ない(Changら 2011)．また，WMTAと比べてカドミウム，銅，鉄，マグナム，ニッケルの含有量は有意に少ないが，亜鉛の量は有意に高いレベルにある(Kumら 2013)．

生体親和性

細胞培養研究

ProRoot MTAとOrtho MTAを用いたMG-63細胞活性化に関する最近の研究で，24時間後では両材料間には有意差はなかった．しかし，4日後および7日後では，Ortho MTAはProRoot MTAと比較して細胞活性が有意に低くなっていた(Lee B.Nら 2012)．Ortho MTAは，MDPC23細胞の培養で象牙質シアロリンタンパクの発現を促進させた(Lee Wら 2012)．

結論として，ProRoot MTAと比較してOrtho MTAに含まれる微量元素の量は少ないが，封鎖性，硬組織誘導性，伝導性については*in vivo*の研究および臨床研究が必要である．

MTA BIO

化学成分

　　MTA Bio(Angelus；Londrina, or Angelus Solucoes Odontologicas, PR, Brazil)は，80％のPCと20％の酸化ビスマスで構成されている(Gonçalvesら 2010；Borgesら 2011)．メーカーによるとMTA Bioは成分内にヒ素が混入しないように研究施設で生産されている(Vivanら 2010)．しかし，De-Deusと共同研究者らは，成分内に3型のヒ素が8.6±0.85ppm含まれていることを報告しており，そのヒ素量はWMTAやGMTA，そしてWAMTA，GAMTAよりも多いことがわかった(De-Deusら 2009a)．ところが，別の報告ではWMTAと比べてヒ素イオンの量に有意差はないことが示されている(Gonçalvesら 2010)．

物性

　　MTA Bioの初期および最終の硬化時間は，それぞれ11分と23.33分であったことが報告されている(Vivanら 2010)．MTA Bioの溶解性は，AMTAと同程度である．MTA Bioは，WMTAと類似したアルカリ性のpHを示す(Gonçalvesら 2010)．保存液に浸漬した場合，MTA BioのpH値はLight-Cured MTAよりも有意に高かった(Vivanら 2010)．また，MTA Bioのエックス線不透過性はAMTAよりも有意に低かったが，これとは対照的に光重合型のMTA(Vivanら 2009)やGPCとWPC(Borgesら 2011)よりは有意に高かった．MTA Bioのエックス線不透過性は，3.93±0.22 mm アルミ当量に等しい．MTA Bioの不透過性に関してWMTAまたはGMTAとの間に有意差はなかった．MTA BioはANSI/ADA規格の57/2000(Borgesら 2011)とISO規格の6876/2001(Camilleriら 2011a)にある根管充填用シーラー材のエックス線不透過性の要件を満たしている．PBSに保存した場合のMTA Bioの押し出し接着力は，ProRoot MTAおよびAMTAと有意差はなかった．またPBSに浸漬した場合，すべての種類のMTAの押し出し接着力がPCよりも有意に高くなったことが報告されている(Reyes-Carmona 2010)．歯科材料の物性の1つに培地内での電導性があり，これにはイオン放出量が直接的に関係してくる．イオンの放出量は，その材料の溶解性と比例関係にある．MTA BioをPCおよびWMTAと比較したところ，電導性に関して有意差はなかった(Gonçalvesら 2010)．MTA Bioの硬化後24時間および168時間のカルシウムイオンの放出量は，AMTAと比べて有意に多かった(Vivanら 2010)．また，WMTAと比較して有意に多くのカルシウムイオンを放出することが示されている(Gonçalvesら 2010)．

生体親和性

細胞培養研究

　MTA Bioの表層は，AMTAと比べるとより多孔性で表面の均質性が低い．MTA BioとWAMTAおよびコントロールでは，象牙芽細胞様細胞の培養に関して有意差はなかった(Lessaら 2010)．

皮下埋入

　*in vivo*の研究では，生物活性があり，AMTAと同様に象牙細管内を石灰化させる効果を有している．そして，PCよりもこれらの点で有意に優れている．

　皮下に埋入したところ，AMTAと同様に埋入から30日後と60日後で石灰化物が生成されたことが確認されている(Dregerら 2012)．

　結論として，MTA Bioはアルカリ性で，生物活性があり，毒性のない材料である．そして，初期および最終硬化時間が短いのが特徴である．生物活性や細胞生活性に関する研究結果は有望ではあったが，この材料をさらに評価をするためには*in vivo*および臨床研究がもっと必要である．

MTA シーラー(MTAS)

化学成分と物性

　MTA シーラーとして，2 種類のシーラーが発売されている．1 つがCamilleriと共同研究者ら(2011a)により開発されたMTASで，80％のWPC(Aalborg White, Aalborg, Denmark)と20％の酸化ビスマス(Fischer Scientific, Leicester, UK)で構成されている．MTASも生物活性を備えた材料であり，PBSに浸漬するとカルシウムの放出があるため，リン酸カルシウム結晶がシーラー上に形成される可能性がある．封鎖性はパルプキャナルシーラーと同程度である．

　もう 1 つのMTA シーラーはブラジル製で，PC，酸化ジルコニア(造影剤として)，塩化カルシウム，そして媒体としてのレジンで構成されている．粉液比は重量比で5：3である．また，初期および最終の硬化時間は，それぞれ535±29.5分および982.5±53.46分であったと報告されている．pHは硬化後48時間までアルカリ性であり，WAMTAよりも高い数値を示した．硬化後28日までのカルシウム放出量は，WAMTAと比較して多かった(Massiら 2011)．皮下に埋入した場合のMTASに対する反応はWAMTAやPCと同様であったことが報告されている(Violaら 2012)．

　MTASの安全性や効能を評価するには，さらなる生体内外の研究と臨床的

な研究が必要である．

FLUORIDE-DOPED MTA CEMENT

Fluoride-doped MTA（FMTA）は，他とは違う変わった根管充填用シーラーである．

化学成分

FMTAはフッ化ナトリウムをWPC，硬石膏，そして酸化ビスマスに混和させたものである．FMTAの構成成分にフッ化ナトリウムが含まれることで維持力と膨張率が向上する（Gandolfi & Prati 2010）．フッ化ナトリウムおよび塩化カルシウムがMTAに添加されると，カルシウムの放出量や生物活性，そしてリンを含んだ環境下でのフルオロアパタイトの形成量が上昇する．

物性

FMTAは28日間の実験期間を通してアルカリ性のpH値を示した（Gandolfiら 2011）．

封鎖性

アルチカイン麻酔薬と混和（粉液重量比2.8）させたFMTAの封鎖性は，6か月間の液体浸透試験においてAH PlusとGPを加熱充填した場合と同等であったことが報告されている（Gandolfi & Prati 2010）．

FMTAの効能を確かめるためには，さらなる生体外研究と臨床的な研究が必要である．

CAPASIO

化学成分と物性

Capasio（Primus Consulting, Bradenton, FL）も特殊なケイ酸カルシウム系セメントで，他のタイプのカルシウムセメントを取り入れて耐酸性を高め（感染部が酸性になるとMTAが硬化しなくなるので），また硬化時間を短くするために独特な硬化反応を起こすようにさせている（Porterら 2010）．Capasioはアルミノケイ酸・リン酸カルシウム系のセメントで，液体と混和して硬化するようになっている．粉末には造影剤として酸化ビスマスとヒドロキシア

パタイトが含まれている(Washingtonら 2011)．Capasioは硬化後，アルカリ性のpH値を示し，操作性に優れ，WMTAと比べて耐流失性は高い．硬化時間は2.5時間である．エックス線不透過性はWMTAよりも低いが，ISO規格の6876/2001の要件を満たしている．圧縮強さはWMTAよりも若干高くなっている．また硬化後において，WMTAよりも接着性があるようである．pH値はWMTAよりも低い(Porterら 2010)．Capasioは生物活性を有しており，WMTAと同様に合成組織液に浸漬するとアパタイト結晶が観察されている．走査型電子顕微鏡画像から，CapasioのほうがProRoot MTAと比較して有意に象牙細管への浸透性が高いことが観察された(Birdら 2012)．細胞培養研究では，Capasioによる骨芽細胞の増殖は観察できなかった(Washingtonら 2011)．

結論として，いくつかの良好な物性があるものの，Capasioの生体親和性には疑問が残る．

GENEREX A

化学成分と物性

Generex A(Dentsply Tulsa Dental Specialties, Tulsa, OK)はケイ酸カルシウム系の材料で，WMTAよりも粒子の大きさが小さい．混和にはジェルが使用されるため操作性が良くなっており，作業時間は短縮されている(Porterら 2010)．Generex Aはヒドロキシアパタイトと酸化ビスマスを含有している(Washingtonら 2011)．硬化後のpH値はアルカリ性で(しかし，WMTAよりもpH値は低い)，WMTAと比較すると耐流出性は高い．硬化時間は75分である．エックス線不透過性はWMTAよりも低いが，ISO規格の6876/2001の要件は満たしている．圧縮強さはWMTAよりも高くなっている(Porterら 2010)．

生体親和性

細胞培養研究

Generex Aは，WMTAと同様に細胞培養研究で骨芽細胞の増殖を促進させることが認められた．近年発売されたGenerex Bは，初期には骨芽細胞の増殖が認められたが，3日後には骨芽細胞の増殖は止まり，6日後では骨芽細胞はほとんど存在していなかった(Washingtonら 2011)．

結論として，この材料の効能を正しく分析するには，さらなる生体外研究と臨床的な研究が必要である．

CERAMICRETE-D

化学成分と物性

　Ceramicrete-D(Tulsa Dental Specialties/Argonne National Laboratory, Argonne, IL)は，ヒドロキシアパタイトの粉末，リン酸ケイ酸セラミック，そして造影剤として酸化ビスマス(Washingtonら 2011)が含まれている可能性もあるが基本的には酸化セリウム造影フィラー(Tay & Loushine 2007)が含まれる自硬性の材料である．2つの研究により異なるpH値が報告されている．TayとLoushine（2007）はCeramicrete-DのpH値はアルカリ性であると報告しているが，一方でPorterと共同研究者ら(Porterら 2010)は強酸値(pH2.2)であったことを報告している．Ceramicrete-Dのエックス線不透過性は，象牙質と同等(Tay & Loushine 2007)で，WMTAより低くはなっているがISO規格の6876/2001の要件を満たしている．操作性と耐流失性はWMTAよりも優れている．硬化時間は150分である．圧縮強さはWMTAよりも有意に低い(Porterら 2010)．

　Ceramicrete-Dはリン酸含有溶液に浸漬すると，生物活性が生じる可能性があるとされている．またWMTAと比べて封鎖性は有意に優れている(Tay & Loushine 2007)．ところが，細胞培養の研究でCeramicrete-Dを骨芽細胞と接触させても細胞の増殖は観察できなかったことから，Ceramicrete-Dの生物活性は懐疑的である(Washingtonら 2011)．

　結論として，Ceramicrete-Dの生体親和性は疑わしい．

NANO-MODIFIED MTA(NMTA)

化学成分と物性

　WMTAをナノ技術で改良したNMTA(Kamal Asgar Research Center, US patent #13/211.880)は，WMTAと類似した成分で構成されている．しかし，より細かい粒子を採用しているため，オリジナルのMTAと比べて速やかに，かつより良好な水和反応が起こるとされる．これに加えて，耐酸性を高めるために構成成分にストロンチウムが少量含まれている．酸性と中性のpH値ではNMTAの表面微小硬度はWMTAよりも有意に高かった．NMTAの硬化時間は6±1分で，WMTAと比べると微小硬度は有意に高く，表面積はより広く，多孔性は表面全体的に低くなっていた．NMTAの押し出し接着強さはAMTAやBAよりも有意に高いことが報告されている(Saghiriら 2013)．

　NMTAはまだ発売に至ってはない．結論として，この材料の物性について

は少数の研究しか行われていないので，生体内外の研究および臨床的研究が必要である．

Light-Cured MTA

化学成分と物性

　Light-Cured MTA（Bisco, Itasca, IL）はエーロシル（8.0％），レジン（42.5％），MTA（44.5％），そして酸化ビスマス（5.0％）を含有する試験的な材料である（Gomes-Filhoら 2008）．

　Light-Cured MTAの初期および最終硬化時間は，MTA Bioと比較すると有意に長い（Vivanら 2010）．Light-Cured MTAのエックス線不透過性は，AMTAやMTA Bioおよび硬質煉瓦用（クリンカー）ポルトランドセメントよりも有意に低く，ISO規格6876/2001の要件を満たしていない（Vivanら 2009）．

生体親和性

皮下埋入

　AMTAと比較して，皮下埋入後30日で強い慢性的な炎症反応が生じたものの，60日後では炎症反応はMTAと同程度になった．しかし，AMTAとは対照的に，光重合型MTAは埋入後60日まで石灰化物の形成は認められなかった（Gomes-Filhoら 2008）．光重合型MTAを抜歯直後の抜歯窩に挿入するとAMTAと同程度の骨の反応が観察された（Gomes-Filhoら 2010, 2011）．

　Theracal（Bisco Inc, Schamburg, IL, USA）という特殊な光重合型MTAには，3型ポルトランドセメント，造影剤，親水性増粘剤（ヒュームドシリカ），そしてレジンが含まれており，覆髄材として発売されている．保存液に浸漬した場合，アルカリ性のpH値を示し，溶解性は低く，ProRoot MTAやDycalと比較してカルシウム放出量は多い．驚くことに，TheracalはWMTAと比較して混和に必要な水の量は有意に少ない．エックス線不透過性はWMTAよりも低く，ISO規格6876/2001の要件を満たしていない（Gandolfiら 2012）．

　結論としては，さまざまな用途で臨床応用した場合の評価を行うために，さらなる研究が必要である．

ケイ酸カルシウム(CS)

化学成分と物性

　CSは試験的な根管充填用シーラーであり，粉末にはケイ酸三カルシウム，ケイ酸二カルシウム，硫酸カルシウム(硬化遅延剤として)，酸化ビスマス(造影剤として)，アルミン酸三カルシウムが含まれており，液体は水溶性ポリマーの粘性溶液で構成されている．このシーラーから水酸化カルシウムが生成され，硬化するとカルシウムイオンと水酸化物イオンが放出され，合成組織液の中でこの材料の表層にアパタイト結晶が形成されるとされている．細胞培養研究では，硬化後1週間の細胞毒性はごくわずかであり，AH Plusよりも低くなっている．CSはWMTAと同様にアルカリフォスファターゼを活性化させることが認められている(Bryanら 2010)．

ENDOCEM

　Endocem(Maruchi,Wonju, Korea)は新たに発売されたMTAの類似セメントである(Choiら 2013)．

化学成分と物性

　Endocemの重量比率上の構成成分は，CaO(46.7％)，Al_2O_3(5.43％)，SiO_2(12.8％)，MgO(3.03％)，Fe_2O_3(2.32％)，SO_3(2.36％)，TiO_2(0.21％)，H_2O/CO_2(14.5％)，Bi_2O_3(11％)である．初期および最終硬化時間は，それぞれ120±30秒と240±30秒である．これらの硬化時間は，ProRoot MTAと比較して有意に短くなっている．耐流失性は，ProRoot MTAよりも高い．硬化時間が短いのは，ポゾランセメントの粒子の大きさが小さいためである(Choiら 2013)．

生体親和性

細胞培養研究

　EndocemとProRoot MTAは，MG63細胞の培養において同じような細胞増殖と細胞形態が認められ，両者に有意差はなかった．アリザリンレッドS染色の結果，EndocemおよびProRoot MTAが培地に添加されると，細胞内に石灰化した小結が有意に増加したことが確認されている．さらには，同研究ではオステオポンチンのmRNAと骨シアロタンパク質が，ProRoot MTAおよび

Endocemが存在することで増加したことも確認されている(Choiら 2013).

結論として，EndocemはMTAに類似した新たな材料であることから，さまざまな環境下での物性，抗菌効果，生体親和性，*in vivo*および臨床的な応用に関して広い範囲の研究が必要である.

他の試験的MTA類似セメント

Aureoseal MTA(Giovanni Ogna and Figli, Muggiò, Milano, Italy)(Taschieriら 2010)のような他のMTA類似セメントを扱った論文数はごくわずかであることから，他材料の効能は不明である.

結論

数多くのケイ酸カルシウム系セメント(MTA類似セメント)が発売されているが，それらのほとんどが十分に調査研究されていない．将来的に効能，安全性，生体親和性に関して生体内外の研究が必要である.

参考文献

Abbasipour, F., Akheshteh, V., Rastqar, A., *et al*. (2012) Comparison the cellular effects of mineral trioxide aggregate and calcium enriched mixture on neuronal cells: An electrophysiological approach. *Iranian Endodontic Journal* **7**, 79–87.

Akbari, M., Rouhani, A., Samiee, S., *et al*. (2012) Effect of dentin bonding agent on the prevention of tooth discoloration produced by mineral trioxide aggregate. *International Journal of Dentistry* **563**, 203.

Al-Hezaimi, K., Salameh, Z., Al-Fouzan, K., *et al*. (2011a) Histomorphometric and microcomputed tomography analysis of pulpal response to three different pulp capping materials. *Journal of Endodontics* **374**, 507–12.

Al-Hezaimi, K., Al-Tayar, B.A., Bajuaifer, Y.S., *et al*. (2011b) A hybrid approach to direct pulp capping by using emdogain with a capping material. *Journal of Endodontics* **37**, 667–72.

Alanezi, A.Z., Jiang, J., Safavi, K.E., *et al*. (2010) Cytotoxicity evaluation of endosequence root repair material. *Oral Surgery Oral Medicine Oral Pathology Oral Radiology Endodontics* **109**, e122–5.

Amin, S.A., Seyam, R.S., El-Samman, M.A. (2012) The effect of prior calcium hydroxide intracanal placement on the bond strength of two calcium silicate-based and an epoxy resin-based endodontic sealer. *Journal of Endodontics* **38**, 696–9.

Amini Ghazvini, S., Abdo Tabrizi, M., Kobarfard, F., *et al.* (2009) Ion release and pH of a new endodontic cement, MTA and Portland cement. *Iranian Endodontic Journal* **4**, 74–8.

Asgary, S. (2009) Autogenous transplantation of mandibular third molar to replace vertical root fractured tooth. *Iranian Endodontic Journal* **4**, 117–21.

Asgary, S. (2010) Furcal perforation repair using calcium enriched mixture cement. *Journal of Conservative Dentistry* **13**, 156–8.

Asgary, S. (2011) Management of a hopeless mandibular molar: A case report. *Iranian Endodontic Journal* **6**, 35–8.

Asgary, S., Ahmadyar, M. (2012) One-visit endodontic retreatment of combined external/internal root resorption using a calcium-enriched mixture. *General Dentistry* **60**, e244–8.

Asgary, S., Eghbal, M.J. (2007) Root canal obturation of an open apex root with calcium enriched mixture. *International Journal of Case Reports and Images* **3**, 50–2.

Asgary, S., Eghbal, M.J. (2010) The effect of pulpotomy using a Calcium-Enriched Mixture cement versus one-visit root canal therapy on postoperative pain relief in irreversible pulpitis: a randomized clinical trial. *Odontology* **98**, 126–33.

Asgary, S., Eghbal, M.J. (2012) Root canal obturation of an open apex root with calcium enriched mixture. *International Journal of Case Reports and Images* **3**, 50–2.

Asgary, S., Eghbal, M.J. (2013) Treatment outcomes of pulpotomy in permanent molars with irreversible pulpitis using biomaterials: A multi-center randomized controlled trial. *Acta Odontologica Scandinavica* **71**, 130–6.

Asgary, S., Ehsani, S. (2009) Permanent molar pulpotomy with a new endodontic cement: A case series. *Journal of Conservative Dentistry* **12**, 31–6.

Asgary, S., Kamrani, F.A. (2008) Antibacterial effects of five different root canal sealing materials. *Journal of Oral Science* **50**, 469–74.

Asgary, S., Parirokh, M., Eghbal, M.J., *et al.* (2004) A comparative study of mineral trioxide aggregate and white Portland cements using x-ray analysis. *Australian Endodontic Journal* **30**, 86–9.

Asgary, S., Parirokh, M., Eghbal, M., *et al.* (2005) Chemical differences between white and grey mineral trioxide aggregate. *Journal of Endodontics* **31**, 101–3.

Asgary, S., Eghbal, M.J., Parirokh, M., *et al.* (2006a) Sealing ability of three commercial mineral trioxide aggregates and an experimental root-end filling material. *Iranian Endodontic Journal* **1**, 101–5.

Asgary, S., Parirokh, M., Eghbal, M.J., *et al.* (2006b) SEM evaluation of pulp reaction to different pulp capping materials in dog's teeth. *Iranian Endodontic Journal* **1**, 117–22.

Asgary, S., Akbari Kamrani, F., Taheri, S. (2007) Evaluation of antimicrobial effect of mineral trioxide aggregate, calcium hydroxide, and CEM cement. *Iranian Endodontic Journal* **2**, 105–9.

Asgary, S., Eghbal, M.J., Parirokh, M. (2008a) Sealing ability of a novel endodontic cement as a root-end filling material. *Journal of Biomedical Material Research Part A* **87**, 706–9.

Asgary, S., Eghbal, M.J., Parirokh, M., *et al.* (2008b) A comparative study of histologic response to different pulp capping materials and a novel endodontic cement. *Oral Surgery Oral Medicine Oral Pathology Oral Radiology Endodontics* **106**, 609–14.

Asgary, S., Eghbal, M.J., Parirokh, M., *et al.* (2009a) Effect of two storage solutions on surface topography of two root-end fillings. *Australian Endodontic Journal* **35**, 147–52.

Asgary, S., Eghbal, M.J., Parirokh, M., *et al.* (2009b) Comparison of mineral trioxide aggregate's composition with Portland cements and a new endodontic cement. *Journal of Endodontics* **35**, 243–50.

Asgary, S., Eghbal, M.J., Ehsani, S. (2010) Periradicular regeneration after endodontic surgery with calcium-enriched mixture cement in dogs. *Journal of Endodontics* **36**, 837–41.

Asgary, S., Nosrat, A., Seifi, A. (2011a) Management of inflammatory external root resorption using Calcium Enriched Mixture cement. *Journal of Endodontics* **37**, 411–3.

Asgary, S., Kheirieh, S., Soheilipour, E. (2011b) Particle size of a new endodontic cement compared to MTA and Portland cement. *Biointerface Research in Applied Chemistry* **1**, 83–8.

Asgary, S., Moosavi, S.H., Yadegari, Z., *et al.* (2012) Cytotoxic effect of MTA and CEM cement in human gingival fibroblast cells. Scanning electronic microscope evaluation. *The NewYork State Dental Journal* **78**, 51–4.

Asgary, S., Eghbal, M.J., Ghoddusi, J., *et al.* (2013) One-year results of vital pulp therapy in permanent molars with irreversible pulpitis: an ongoing multicenter, randomized, non-inferiority clinical trial. *Clinical Oral Investigation* **17**, 431–9.

Asgary, S., Shahabi, S., Jafarzadeh, T., *et al.* (2008c) The properties of a new endodontic material. *Journal of Endodontics* **34**, 990–3.

Assmann, E., Scarparo, R.K., Böttcher, D.E., *et al.* (2012) Dentin bond strength of two mineral trioxide aggregate-based and one epoxy resin-based sealers. *Journal of Endodontics* **38**, 219–21.

Bidar, M., Disfani, R., Gharagozlo, S., *et al.* (2011) Effect of previous calcium hydroxide dressing on the sealing properties of the new endodontic cement apical barrier. *European Journal of Dentistry* **5**, 260–4.

Bin, C.V., Valera, M.C., Camargo, S.E., *et al.* (2012) Cytotoxicity and genotoxicity of root canal sealers based on mineral trioxide aggregate. *Journal of Endodontics* **38**, 495–500.

Bird, D.C., Komabayashi, T., Guo, L., *et al.* (2012) In vitro evaluation of dentinal tubule penetration and biomineralization ability of a new root-end filling material. *Journal of Endodontics* **38**, 1093–6.

Borges, A.H., Pedro, .FL., Miranda, C.E., et al. (2010) Comparative study of physico-chemical properties of MTA-based and Portland cements. *Acta Odontológica Latinoamericana* **23**, 175–81.

Borges, A.H., Pedro, F.L., Semanoff-Segundo, A., *et al.* (2011) Radiopacity evaluation of Portland and MTA-based cements by digital radiographic system. *Journal of Applied Oral Science* **19**, 228–32.

Borges, R.P., Sousa-Neto, M.D., Versiani, M.A., *et al.* (2012) Changes in the surface of four calcium silicate-containing endodontic materials and an epoxy resin-based sealer after a solubility test. *International Endodontic Journal* **45**, 419–28.

Bortoluzzi, E.A., Arau´jo, G.S., Guerreiro Tanomaru, J.M., *et al.* (2007) Marginal gingiva discoloration by gray MTA: a case report. *Journal of Endodontics* **33**, 325–7.

Bryan, T.E., Khechen, K., Brackett, M.G., *et al.* (2010) In vitro osteogenic potential of an experimental calcium silicate-based root canal sealer. *Journal of Endodontics* **36**, 1163–9.

Camilleri, J. (2008) Characterization and chemical activity of Portland cement and two experimental cements with potential for use in dentistry. *International Endodontic Journal* **41**, 791–9.

Camilleri, J. (2010) Evaluation of the physical properties of an endodontic Portland cement incorporating alternative radiopacifiers used as root-end filling material. *International Endodontic Journal* **43**, 231–40.

Camilleri, J. (2011) Evaluation of the effect of intrinsic material properties and ambient conditions on the dimensional stability of white mineral trioxide aggregate and Portland cement. *Journal of Endodontics* **37**, 239–45.

Camilleri, J., Gandolfi, M.G., Siboni, F., *et al.* (2011a) Dynamic sealing ability of MTA root canal sealer. *International Endodontic Journal* **44**, 9–20.

Camilleri, J., Cutajar, A., Mallia, B. (2011b) Hydration characteristics of zirconium oxide replaced Portland cement for use as a root-end filling material. *Dental Materials* **27**, 845–54.

Camilleri, J., Kralj, P., Veber, M., *et al.* (2012) Characterization and analyses of acid-extractable and leached trace elements in dental cements. *International Endodontic Journal* **45**, 737–43.

Candeiro, G.T., Correia, F.C., Duarte, M.A., *et al.* (2012) Evaluation of radiopacity, pH, release of calcium ions, and flow of a bioceramic root canal sealer. *Journal of Endodontics* **38**, 842–5.

Carvalho, F.B., Gonçalves, P.S., Lima, R.K., *et al.* (2013) Use of cone-beam tomography and digital subtraction radiography for diagnosis and evaluation of traumatized teeth treated with endodontic surgery and MTA. A case report. *Dental Traumatology* **29**, 404–9.

Chang, S.W., Shon, W.J., Lee, W., *et al.* (2010) Analysis of heavy metal contents in gray and white MTA and 2 kinds of Portland cement: a preliminary study. *Oral Surgery Oral Medicine Oral Pathology Oral Radiology Endodontics* **109**, 642–6.

Chang, S.W., Baek, S.H., Yang, H.C., *et al.* (2011) Heavy metal analysis of ortho MTA and ProRoot MTA. *Journal of Endodontics* **37**, 1673–6.

Chedella, S.C., Berzins, D.W. (2010) A differential scanning calorimetry study of the setting reaction of MTA. *International Endodontic Journal* **43**, 509–18.

Choi, Y., Park, S.J., Lee, S.H., *et al.* (2013) Biological effects and washout resistance of a newly developed fast-setting pozzolan cement. *Journal of Endodontics* **39**, 467–72.

Ciasca, M., Aminoshariae, A., Jin, G., *et al.* (2012) A comparison of the cytotoxicity and proinflammatory cytokine production of EndoSequence root repair material and ProRoot mineral trioxide aggregate in human osteoblast cell culture using reverse-transcriptase polymerase chain reaction. *Journal of Endodontics* **38**, 486–9.

Cutajar, A., Mallia, B., Abela, S., *et al.* (2011) Replacement of radiopacifier in mineral trioxide aggregate; characterization and determination of physical properties. *Dental Materials* **27**, 879–91.

D'Antò, V., Di Caprio, M.P., Ametrano, G., *et al.* (2010) Effect of mineral trioxide aggregate on mesenchymal stem cells. *Journal of Endodontics* **36**, 1839–43.

da Silva, G.F., Guerreiro-Tanomaru, J.M., Sasso-Cerri, E., *et al.* (2011) Histological and histomorphometrical evaluation of furcation perforations filled with MTA, CPM and ZOE. *International Endodontic Journal* **44**, 100–10.

Damas, B.A., Wheater, M.A., Bringas, J.S., *et al.* (2011) Cytotoxicity comparison of mineral trioxide aggregates and EndoSequence bioceramic root repair materials. *Journal of Endodontics* **37**, 372–5.

Dammaschke, T., Gerth, H.U., Züchner, H., *et al.* (2005) Chemical and physical surface and bulk material characterization of white ProRoot MTA and two Portland cements. *Dental Materials* **21**, 731–8.

De-Deus, G., de Souza, M.C., Sergio Fidel, R.A., *et al.* (2009a) Negligible expression of arsenic in some commercially available brands of Portland cement and mineral trioxide aggregate. *Journal of Endodontics* **35**, 887–90.

De-Deus, G., Canabarro, A., Alves, G., *et al.* (2009b) Optimal cytocompatibility of a bioceramic nanoparticulate cement in primary human mesenchymal cells. *Journal of Endodontics* **35**, 1387–90.

De-Deus, G., Canabarro, A., Alves, G.G., *et al.* (2012) Cytocompatibility of the ready-to-use bioceramic putty repair cement iRoot BP Plus with primary human osteoblasts. *International Endodontic Journal* **45**, 508–13.

de Vasconcelos, B.C., Bernardes, R.A., Cruz, S.M., *et al.* (2009) Evaluation of pH and calcium ion release of new root-end filling materials. *Oral Surgery Oral Medicine Oral Pathology Oral Radiology Endodontics* **108**, 135–9.

dos Santos, C.L., Saito, C.T., Luvizzuto, E.R., *et al.* (2011) Influence of a parafunctional oral habit on root fracture development after trauma to an immature tooth. *Journal of Craniofacial Surgery* **22**, 1304–6.

Dreger, L.A., Felippe, W.T., Reyes-Carmona, J.F., *et al.* (2012) Mineral trioxide aggregate and Portland cement promote biomineralization in vivo. *Journal of Endodontics* **38**, 324–9.

El Sayed, M., Saeed, M. (2012) In vitro comparative study of sealing ability of Diadent BioAggregate and other root-end filling materials. *Journal of Conservative Dentistry* **15**, 249–52.

Fallahinejad Ghajari, M., Asgharian Jeddi, T., Iri, S., *et al.* (2010) Direct pulp-capping with calcium enriched mixture in primary molar teeth: a randomized clinical trial. *Iranian Endodontic Journal* **1**, 1–4.

Fayazi, S., Ostad, S.N., Razmi, H. (2011) Effect of ProRoot MTA, Portland cement, and amalgam on the expression of fibronectin, collagen I, and TGFβ by human periodontal ligament fibroblasts in vitro. *Indian Journal of Dental Research* **22**, 190–4.

Formosa, L.M., Mallia, B., Bull, T., *et al.* (2012) The microstructure and surface morphology of radiopaque tricalcium silicate cement exposed to different curing conditions. *Dental Materials* **28**, 584–95.

Formosa, L.M., Mallia, B., Camilleri, J. (2013) A quantitative method for determining the antiwashout characteristics of cement-based dental materials including mineral trioxide aggregate. *International Endodontic Journal* **46**, 179–86.

Gandolfi, M.G., Prati, C. (2010) MTA and F-doped MTA cements used as sealers with warm gutta-percha. Long-term study of sealing ability. *International Endodontic Journal* **43**, 889–901.

Gandolfi, M.G., Taddei, P., Tinti, A., *et al.* (2010) Kinetics of apatite formation on a calcium-silicate cement for root-end filling during ageing in physiological-like phosphate solutions. *Clinical Oral Investigation* **14**, 659–68.

Gandolfi, M.G., Taddei, P., Siboni, F, *et al.* (2011) Fluoride-containing nanoporous calcium-silicate MTA cements for endodontics and oral surgery: early fluorapatite formation in a phosphate-containing solution. *International Endodontic Journal* **44**, 938–49.

Gandolfi, M.G., Siboni, F., Prati, C. (2012) Chemical-physical properties of TheraCal, a novel light-curable MTA-like material for pulp capping. *International Endodontic Journal* **45**, 571–9.

Ghoddusi, J., Tavakkol Afshari, J., Donyavi, Z., *et al.* (2008) Cytotoxic effect of a new endodontic cement and mineral trioxide aggregate on L929 line culture. *Iranian Endodontic Journal* **3**, 17–23.

Ghorbani, Z., Kheirieh, S., Shadman, B., *et al.* (2009) Microleakage of CEM cement in two different media. *Iranian Endodontic Journal* **4**, 87–90.

Gomes-Filho, J.E., de Faria, M.D., Bernabé, P.F., *et al.* (2008) Mineral trioxide aggregate but not light-cure mineral trioxide aggregate stimulated mineralization. *Journal of Endodontics* **34**, 62–5.

Gomes-Filho, J.E., Watanabe, S., Bernabé, P.F., *et al.* (2009a) A mineral trioxide aggregate sealer stimulated mineralization. *Journal of Endodontics* **35**, 256–60.

Gomes-Filho, J.E., Rodrigues, G., Watanabe, S., *et al.* (2009b) Evaluation of the tissue reaction to fast endodontic cement (CER) and Angelus MTA. *Journal of Endodontics* **35**, 1377–80.

Gomes-Filho, J.E., Watanabe, S., Gomes, A.C., *et al.* (2009c) Evaluation of the effects of endodontic materials on fibroblast viability and cytokine production. *Journal of Endodontics* **35**, 1577–9.

Gomes-Filho, J.E., de Moraes Costa, M.T., Cintra, L.T., *et al.* (2010) Evaluation of alveolar socket response to Angelus MTA and experimental light-cure MTA. *Oral Surgery Oral Medicine Oral Pathology Oral Radiology Endodontics* **110**, e93–7.

Gomes-Filho, J.E., de Moraes Costa, M.M., Cintra, L.T., *et al.* (2011) Evaluation of rat alveolar bone response to Angelus MTA or experimental light-cured mineral trioxide aggregate using fluorochromes. *Journal of Endodontics* **37**, 250–4.

Gomes-Filho, J.E., Watanabe, S., Lodi, C.S., *et al.* (2012) Rat tissue reaction to MTA FILLAPEX(®). *Dental Traumatology* **28**, 452–6.

Gonçalves, J.L., Viapiana, R., Miranda, C.E., *et al.* (2010) Evaluation of physico-chemical properties of Portland cements and MTA. *Brazilian Oral Research* **24**, 277–83.

Grech, L., Mallia, B., Camilleri, J. (2013) Characterization of set IRM, Biodentine, Bioaggregate and a prototype calcium silicate cement for use as root-end filling materials. *International Endodontic Journal* **46**, 632–41.

Han, L., Okiji, T. (2011) Uptake of calcium and silicon released from calcium silicate-based endodontic materials into root canal dentine. *International Endodontic Journal* **44**, 1081–7.

Hansen, S.W., Marshall, J.G., Sedgley, C.M. (2011) Comparison of intracanal EndoSequence Root Repair Material and ProRoot MTA to induce pH changes in simulated root resorption defects over 4 weeks in matched pairs of human teeth. *Journal of Endodontics* **37**, 502–6.

Hashem, A.A., Wanees Amin, S.A. (2012) The effect of acidity on dislodgment resistance of mineral trioxide aggregate and bioaggregate in furcation perforations: an in vitro comparative study. *Journal of Endodontics* **38**, 245–9.

Hasheminia, M., Loriaei Nejad, S., Asgary, S. (2010) Sealing ability of MTA and a new endodontic cement as root-end fillings of human teeth in dry, saliva or blood-contaminated conditions. *Iranian Endodontic Journal* **5**, 151–6.

Hess, D., Solomon, E., Spears, R., *et al.* (2011) Retreatability of a bioceramic root canal sealing material. *Journal of Endodontics* **37**, 1547–9.

Hirschman, W.R., Wheater, M.A., Bringas, J.S., *et al.* (2012) Cytotoxicity comparison of three current direct pulp-capping agents with a new bioceramic root repair putty. *Journal of Endodontics* **38**, 385–8.

http://www.biomta.com (accessed 31 January 2014).

http://www.technomedics.no/Produkter/Endo/obturasjon/images/pdf/bcsealer/Bioceramic %20brosjyre.pdf. (accessed 3 February 2014)

http://www.ibioceramix.com/iRootSP.html (accessed 31 January 2014).

http://www.ibioceramix.com/products.html (accessed 31 January 2014).

Huffman, B.P., Mai, S., Pinna, L., *et al.* (2009) Dislocation resistance of ProRoot Endo Sealer, a calcium silicate-based root canal sealer, from radicular dentine. *International Endodontic Journal* **42**, 34–46.

Hungaro Duarte, M.A., Minotti, P.G., Rodrigues, C.T., *et al.* (2012) Effect of different radiopacifying agents on the physicochemical properties of white Portland cement and white mineral trioxide aggregate. *Journal of Endodontics* **38**, 394–7.

Ioannidis, K., Mistakidis, I., Beltes, P., *et al.* (2013) Spectrophotometric analysis of coronal discolouration induced by grey and white MTA. *International Endodontic Journal* **46**, 137–44.

Kangarlou, A., Sofiabadi, S., Yadegari, Z., *et al.* (2009) Antifungal effect of Calcium Enriched Mixture (CEM) cement against *Candida albicans*. *Iranian Endodontic Journal* **4**, 101–5.

Kangarlou, A., Sofiabadi, S., Asgary, S., *et al.* (2012) Assessment of antifungal activity of Proroot mineral trioxide aggregate and mineral trioxide aggregate-Angelus. *Dental Research Journal (Isfahan)* **9**, 256–60.

Kazem, M., Eghbal, M.J., Asgary, S. (2010) Comparison of bacterial and dye microleakage of different root-end filling materials. *Iranian Endodontic Journal* **5**, 17–22.

Krastl, G., Allgayer, N., Lenherr, P., *et al.* (2013) Tooth discoloration induced by endodontic materials: a literature review. *Dental Traumatology* **29**, 2–7.

Kum, K.Y., Zhu, Q., Safavi, K., *et al.* (2013) Analysis of six heavy metals in Ortho mineral trioxide aggregate and ProRoot mineral trioxide aggregate by inductively coupled plasma–optical emission spectrometry. *Australian Endodontic Journal* **39**, 126–30.

Kvinnsland, S.R., Bårdsen, A., Fristad, I. (2010) Apexogenesis after initial root canal treatment of an immature maxillary incisor - a case report. *International Endodontic Journal* **43**, 76–83.

Laurent, P., Camps, J., About, I. (2012) Biodentine(TM) induces TGF-β1 release from human pulp cells and early dental pulp mineralization. *International Endodontic Journal* **45**, 439–48.

Leal, F., De-Deus, G., Brandão, C., *et al.* (2011) Comparison of the root-end seal provided by bioceramic repair cements and White MTA. *International Endodontic Journal* **44**, 662–8.

Lee, B.N., Son, H.J., Noh, H.J. *et al.* (2012) Cytotoxicity of newly developed ortho MTA root-end filling materials. *Journal of Endodontics* **38**, 1627–30.

Lee, W., Oh, J.H., Park, J.C., *et al.* (2012) Performance of electrospun poly(ε-caprolactone) fiber meshes used with mineral trioxide aggregates in a pulp capping procedure. *Acta Biomaterialia* **8**, 2986–95.

Leiendecker, A.P., Qi, Y.P., Sawyer, A.N., *et al.* (2012) Effects of calcium silicate-based materials on collagen matrix integrity of mineralized dentin. *Journal of Endodontics* **38**, 829–33.

Lenherr, P., Allgayer, N., Weiger, R., *et al.* (2012) Tooth discoloration induced by endodontic materials: a laboratory study. *International Endodontic Journal* **45**, 942–9.

Lenzi, R., Trope, M. (2012) Revitalization procedures in two traumatized incisors with different biological outcomes. *Journal of Endodontics* **38**, 411–4.

Lessa, F.C., Aranha, A.M., Hebling, J., *et al.* (2010) Cytotoxic effects of White-MTA and MTA-Bio cements on odontoblast-like cells (MDPC-23). *Brazilian Dental Journal* **21**, 24–31.

Loushine, B.A., Bryan, T.E., Looney, S.W., *et al.* (2011) Setting properties and cytotoxicity evaluation of a premixed bioceramic root canal sealer. *Journal of Endodontics* **37**, 673–7.

Lovato, K.F., Sedgley, C.M. (2011) Antibacterial activity of endosequence root repair material and proroot MTA against clinical isolates of *Enterococcus faecalis*. *Journal of Endodontics* **37**, 1542–6.

Ma, J., Shen, Y., Stojicic, S., *et al.* (2011) Biocompatibility of two novel root repair materials. *Journal of Endodontics* **37**, 793–8.

Malekafzali Ardekani, B., Shekarchi, F., Asgar,y S. (2011) Treatment outcomes of pulpotomy in primary molars using two endodontic biomaterials: A 2-year randomized clinical trial. *European Journal of Paediatric Dentistry*, **12**:189–193.

Marão, H.F., Panzarini, S.R., Aranega, A.M., et al. (2012) Periapical tissue reactions to calcium hydroxide and MTA after external root resorption as a sequela of delayed tooth replantation. *Dental Traumatology* **28**, 306–13.

Massi, S., Tanomaru-Filho, M., Silva, G.F., et al. (2011) pH, calcium ion release, and setting time of an experimental mineral trioxide aggregate-based root canal sealer. *Journal of Endodontics* **37**, 844–6.

Milani, A.S., Rahimi, S., Borna, Z., et al. (2012) Fracture resistance of immature teeth filled with mineral trioxide aggregate or calcium-enriched mixture cement: An ex vivo study. *Dental Research Journal (Isfahan)* **9**, 299–304.

Min, K.S., Kim, H.I., Park, H.J., et al. (2007) Human pulp cells response to Portland cement in vitro. *Journal of Endodontics* **33**, 163–6.

Modareszadeh, M.R., Di Fiore, P.M., Tipton, D.A., et al. (2012) Cytotoxicity and alkaline phosphatase activity evaluation of endosequence root repair material. *Journal of Endodontics* **38**, 1101–5.

Monteiro Bramante, C., Demarchi, A.C., de Moraes, I.G., et al. (2008) Presence of arsenic in different types of MTA and white and gray Portland cement. *Oral Surgery Oral Medicine Oral Pathology Oral Radiology Endodontics* **106**, 909–13.

Moore, A., Howley, M.F., O'Connell, A.C. (2011) Treatment of open apex teeth using two types of white mineral trioxide aggregate after initial dressing with calcium hydroxide in children. *Dental Traumatology* **27**, 166–73.

Morgental, R.D., Vier-Pelisser, F.V., Oliveira, S.D., et al. (2011) Antibacterial activity of two MTA-based root canal sealers. *International Endodontic Journal* **44**, 1128–33.

Mozayeni, M.A., Salem Milani, A., Alim Marvasti, L., et al. (2012) Cytotoxicity of calcium enriched mixture (CEM) cement compared with MTA and IRM. *Australian Endodontic Journal* **38**, 70–5.

Nagas, E., Uyanik, M.O., Eymirli, A., et al. (2012) Dentin moisture conditions affect the adhesion of root canal sealers. *Journal of Endodontics* **38**, 240–4.

Nair, U., Ghattas, S., Saber, M., et al. (2011) A comparative evaluation of the sealing ability of 2 root-end filling materials: an in vitro leakage study using *Enterococcus faecalis*. *Oral Surgery Oral Medicine Oral Pathology Oral Radiology Endodontics* **112**, e74–7.

Nekoofar, M.H., Aseeley, Z., Dummer, P.M. (2010) The effect of various mixing techniques on the surface microhardness of mineral trioxide aggregate. *International Endodontic Journal* **43**, 312–20.

Nosrat, A., Asgary, S. (2010a) Apexogenesis of a symptomatic molar with Calcium Enriched Mixture: a case report. *International Endodontic Journal* **43**, 940–4.

Nosrat, A., Asgary, S. (2010b) Apexogenesis treatment with a new endodontic cement: a case report. *Journal of Endodontics* **36**, 912–4.

Nosrat, A., Asgary, S., Eghbal, M.J., et al. (2011a) Calcium-enriched mixture cement as artificial apical barrier: A case series. *Journal of Conservative Dentistry* **14**, 427–31.

Nosrat, A., Asgary, S., Seifi, A. (2011b) Regenerative endodontic treatment (revitalization) for necrotic immature permanent molars: A review and report of two cases using a new biomaterial. *Journal of Endodontics* **37**, 562–7.

Nosrat, A., Asgary, S., Homayounfar, N. (2012) Periapical healing after direct pulp capping with calcium-enriched mixture cement: A case report. *Operative Dentistry* **37**, 571–5.

Nosrat, A., Seifi, A., Asgary, S. (2013) Pulpotomy in caries-exposed immature permanent molars using calcium-enriched mixture cement or mineral trioxide aggregate: a randomized clinical trial. *International Journal of Paediatric Dentistry* **23**, 56–63.

Oliveira, I.R., Pandolfelli, V.C., Jacobovitz, M. (2010) Chemical, physical and mechanical properties of a novel calcium aluminate endodontic cement. *International Endodontic Journal* **43**, 1069–76.

Orosco, F.A., Bramante, C.M., Garcia, R.B., *et al*. (2008) Sealing ability of grar MTA AngelusTM, CPM TM and MBPc used as apical plugs. *Journal of Applied Oral Sciences* **16**, 50–4.

Orosco, F.A., Bramante, C.M., Garcia, R.B., *et al*. (2010) Sealing ability, marginal adaptation and their correlation using three root-end filling materials as apical plugs. *Journal of Applied Oral Sciences* **18**, 127–34.

Oskoee, S.S., Kimyai, S., Bahari, M., *et al*. (2011) Comparison of shear bond strength of calcium-enriched mixture cement and mineral trioxide aggregate to composite resin. *Journal of Contemporary Dental Practice* **12**, 457–62.

Parirokh, M., Torabinejad, M. (2010a) Mineral trioxide aggregate: a comprehensive literature review- Part I: Chemical, Physical, and antibacterial properties. *Journal of Endodontics* **36**, 16–27.

Parirokh, M., Torabinejad, M. (2010b) Mineral trioxide aggregate: a comprehensive literature review- Part III: Clinical applications, drawbacks, and mechanism of action. *Journal of Endodontics* **36**, 400–12.

Parirokh, M., Asgary, S., Eghbal, M.J., *et al*. (2005) A comparative study of white and grey mineral trioxide aggregate as pulp capping agent. *Dental Traumatology* **21**, 150–4.

Parirokh, M., Asgary, S., Eghbal, M.J., *et al*. (2007) The long-term effect of saline and phosphate buffer solution on MTA: an SEM and EPMA Investigation. *Iranian Endodontic Journal* **3**, 81–6.

Parirokh, M., Askarifard, S., Mansouri, S., *et al*. (2009) Effect of phosphate buffer saline on coronal leakage of mineral trioxide aggregate. *Journal of Oral Science* **51**, 187–92.

Parirokh, M., Mirsoltani, B., Raoof, M., *et al*. (2011) Comparative study of subcutaneous tissue responses to a novel root-end filling material and white and grey mineral trioxide aggregate. *International Endodontic Journal* **44**, 283–9.

Park, J.W., Hong, S.H., Kim, J.H., *et al*. (2010) X-ray diffraction analysis of white ProRoot MTA and Diadent BioAggregate. *Oral Surgery Oral Medicine Oral Pathology Oral Radiology Endodontics* **109**, 155–8.

Porter, M.L., Bertó, A., Primus, C.M., *et al*. (2010) Physical and chemical properties of new-generation endodontic materials. *Journal of Endodontics* **36**, 524–8.

Rahimi, S., Mokhtari, H., Shahi, S., *et al*. (2012) Osseous reaction to implantation of two endodontic cements: mineral trioxide aggregate (MTA) and calcium enriched mixture (CEM). *Medicina Oral, Patología Oral y Cirugía Bucal* **17**, e907–11.

Rekab, M.S., Ayoubi, H.R. (2010) Evaluation of the apical sealability of mineral trioxide aggregate and portland cement as root canal filling cements: an in vitro study. *Journal of Dentistry (Tehran)* **7**, 205–13.

Reyes-Carmona, J.F., Felippe, M.S., Felippe, W.T. (2010) The biomineralization ability of mineral trioxide aggregate and Portland cement on dentin enhances the push-out strength. *Journal of Endodontics* **36**, 286–91.

Saghiri, M.A., Asgar, K., Lotfi, M., *et al*. (2012) Nanomodification of mineral trioxide aggregate for enhanced physiochemical properties. *International Endodontic Journal* **45**, 979–88.

Saghiri, M.A., Garcia-Godoy, F., Gutmann, J.L., *et al*. (2013) Push-out bond strength of a nano-modified mineral trioxide aggregate. *Dental Traumatology* **29**, 323–7.

Sağsen, B., Ustün, Y., Demirbuga, S., *et al*. (2011) Push-out bond strength of two new calcium silicate-based endodontic sealers to root canal dentine. *International Endodontic Journal* **44**, 1088–91.

Sağsen, B., Ustün, Y., Pala, K., *et al*. (2012) Resistance to fracture of roots filled with different sealers. *Dental Materials Journal* **31**, 528–32.

Sahebi, S., Nabavizadeh, M., Dolatkhah, V., *et al*. (2012) Short term effect of calcium hydroxide, mineral trioxide aggregate and calcium-enriched mixture cement on the strength of bovine root dentin. *Iranian Endodontic Journal* **7**, 68–73.

Sakai, V.T., Moretti, A.B., Oliveira, T.M., *et al*. (2009) Pulpotomy of human primary molars with MTA and Portland cement: a randomised controlled trial. *British Dental Journal* 207,E5.

Salles, L.P., Gomes-Cornélio, A.L., Guimarães, F.C. *et al*. (2012) Mineral trioxide aggregate-based endodontic sealer stimulates hydroxyapatite nucleation in human osteoblast-like cell culture. *Journal of Endodontics* **38**, 971–6.

Samara, A., Sarri, Y., Stravopodis, D., *et al*. (2011) A comparative study of the effects of three root-end filling materials on proliferation and adherence of human periodontal ligament fibroblasts. *Journal of Endodontics* **37**, 865–70.

Samiee, S., Eghbal, M.J., Parirokh, M., *et al*. (2010) Repair of furcal perforation using a new endodontic cement. *Clinical Oral Investigation* **14**, 653–8.

Santos, A.D., Moraes, J.C., Araújo, E.B., *et al*. (2005) Physico-chemical properties of MTA and a novel experimental cement. *International Endodontic Journal* **38**, 443–7.

Santos, A.D., Araújo, E.B., Yukimitu, K., *et al*. (2008) Setting time and thermal expansion of two endodontic cements. *Oral Surgery Oral Medicine Oral Pathology Oral Radiology Endodontics* **106**, e77–9.

Sawyer, A.N., Nikonov, S.Y., Pancio, A.K., *et al*. (2012) Effects of calcium silicate-based materials on the flexural properties of dentin. *Journal of Endodontics* **38**, 680–3.

Scarparo, R.K., Haddad, D., Acasigua, G.A., *et al*. (2010) Mineral trioxide aggregate-based sealer: analysis of tissue reactions to a new endodontic material. *Journal of Endodontics* **36**, 1174–8.

Scelza, M.Z., Linhares, A.B., da Silva, L.E., *et al*. (2012) A multiparametric assay to compare the cytotoxicity of endodontic sealers with primary human osteoblasts. *International Endodontic Journal* **45**, 12–8.

Schembri, M., Peplow, G., Camilleri, J. (2010) Analyses of heavy metals in mineral trioxide aggregate and Portland cement. *Journal of Endodontics* **36**, 1210–5.

Shahi, S., Rahimi, S., Hasan, M., *et al*. (2009) Sealing ability of mineral trioxide aggregate and Portland cement for furcal perforation repair: a protein leakage study. *Journal of Oral Science* **51**, 601–6.

Shahi, S., Rahimi, S., Yavari, H.R., *et al*. (2010) Effect of mineral trioxide aggregates and Portland cements on inflammatory cells. *Journal of Endodontics* **36**, 899–903.

Shahi, S., Yavari, H.R., Rahimi, S., *et al*. (2011) Comparison of the sealing ability of mineral trioxide aggregate and Portland cement used as root-end filling materials. *Journal of Oral Science* **53**, 517–22.

Shetty, P., Xavier, A.M. (2011) Management of a talon cusp using mineral trioxide aggregate. *International Endodontic Journal* **44**, 1061–8.

Shokouhinejad, N., Gorjestani, H., Nasseh, A.A., *et al*. (2013) Push-out bond strength of gutta-percha with a new bioceramic sealer in the presence or absence of smear layer. *Australian Endodontic Journal* **39**, 102–6.

Shokouhinejad, N., Nekoofar, M.H., Razmi, H., *et al*. (2012a) Bioactivity of EndoSequence Root repair material and bioaggregate. *International Endodontic Journal* **45**, 1127–34.

Shokouhinejad, N., Razmi, H., Fekrazad, R., *et al*. (2012b) Push-out bond strength of two root-end filling materials in root-end cavities prepared by Er,Cr:YSGG laser or ultrasonic. *Australian Endodontic Journal* **38**, 113–7.

Silva, E.J., Herrera, D.R., Almeida, J.F., *et al.* (2012) Evaluation of cytotoxicity and up-regulation of gelatinases in fibroblast cells by three root repair materials. *International Endodontic Journal* **45**, 815–20.

Silva, E.J.L., Rosa, T.P., Herrera, D.R., *et al.* (2013) Evaluation of cytotoxicity and physicochemical properties of calcium silicate-based endodontic sealer MTA Fillapex. *Journal of Endodontics* **39**, 274–7.

Soheilipour, E., Kheirieh, S., Madani, M., *et al.* (2009) Particle size of a new endodontic cement compared to Root MTA and calcium hydroxide. *Iranian Endodontic Journal* **4**, 112–6.

Tabarsi, B., Parirokh, M., Eghbal, M.J., *et al.* (2010) A comparative study of dental pulp response to several pulpotomy agents. *International Endodontic Journal* **43**, 565–71.

Tabarsi, B., Pourghasem, M., Moghaddamnia, A., *et al.* (2012) Comparison of skin test reactivity of two endodontic biomaterials in rabbits. *Pakistan Journal of Biological Sciences* **15**, 250–4.

Tanalp, J., Dikbas, I., Malkondu, O., *et al.* (2012) Comparison of the fracture resistance of simulated immature permanent teeth using various canal filling materials and fiber posts. *Dental Traumatology* **28**, 457–64.

Tanomaru-Filho, M., Chaves Faleiros, F.B., Saçaki, J.N., *et al.* (2009) Evaluation of pH and calcium ion release of root-end filling materials containing calcium hydroxide or mineral trioxide aggregate. *Journal of Endodontics* **35**, 1418–21.

Taschieri, S., Tamse, A., Del Fabbro, M., *et al.* (2010) A new surgical technique for preservation of endodontically treated teeth with coronally located vertical root fractures: a prospective case series. *Oral Surgery Oral Medicine Oral Pathology Oral Radiology Endodontics* **110**, e45–52.

Tavares, C.O., Bottcher, D.E., Assmann, E., *et al.* (2013) Tissue reactions to a new mineral trioxide aggregate–containing endodontic sealer. *Journal of Endodontics* **39**, 653–7.

Tay, K.C., Loushine, B.A., Oxford, C., *et al.* (2007) In vitro evaluation of a Ceramicrete-based root-end filling material. *Journal of Endodontics* **33**, 1438–43.

Torabinejad, M., Parirokh, M. (2010) Mineral trioxide aggregate: a comprehensive literature review- Part II: Sealing ability and biocompatibility properties. *Journal of Endodontics* **36**, 190–202.

Torabzadeh, H., Aslanzadeh, S., Asgary, S. (2012) Radiopacity of various dental biomaterials. *Research Journal of Biological Science* **7**, 152–8.

Tuna, E.B., Dinçol, M.E., Gençay, K., *et al.* (2011) Fracture resistance of immature teeth filled with BioAggregate, mineral trioxide aggregate and calcium hydroxide. *Dental Traumatology* **27**. 174–8.

Ulusoy, Ö.İ., Nayır, Y., Darendeliler-Yaman, S. (2011) Effect of different root canal sealers on fracture strength of simulated immature roots. *Oral Surgery Oral Medicine Oral Pathology Oral Radiology Endodontics* **112**, 544–7.

Vallés, M., Mercadé, M., Duran-Sindreu, F., *et al.* (2013) Color stability of white mineral trioxide aggregate. *Clinical Oral Investigation* **17**, 1155–9.

Vier-Pelisser, F.V., Pelisser, A., Recuero, L.C., *et al.* (2012) Use of cone beam computed tomography in the diagnosis, planning and follow up of a type III dens invaginatus case. *International Endodontic Journal* **45**, 198–208.

Viola, N.V., Guerreiro-Tanomaru, J.M., da Silva, G.F., *et al.* (2012) Biocompatibility of an experimental MTA sealer implanted in the rat subcutaneous: quantitative and immunohistochemical evaluation. *Journal of Biomedical Material Research B Applied Biomaterials* **100B**, 1773–81.

Vivan, R.R., Ordinola-Zapata, R., Bramante, C.M., *et al.* (2009) Evaluation of the radiopacity of some commercial and experimental root-end filling materials. *Oral Surgery Oral Medicine Oral Pathology Oral Radiology Endodontics* **108**, e35–8.

Vivan, R.R., Zapata, R.O., Zeferino, M.A., *et al.* (2010) Evaluation of the physical and chemical properties of two commercial and three experimental root-end filling materials. *Oral Surgery Oral Medicine Oral Pathology Oral Radiology Endodontics* **110**, 250–6.

Wälivaara, D.Å., Abrahamsson, P., Isaksson, S., *et al.* (2012) Periapical tissue response after use of intermediate restorative material, gutta-percha, reinforced zinc oxide cement, and mineral trioxide aggregate as retrograde root-end filling materials: a histologic study in dogs. *Journal of Oral & Maxillofacial Surgery* **70**, 2041–7.

Washington, J.T., Schneiderman, E., Spears, R., *et al.* (2011) Biocompatibility and osteogenic potential of new generation endodontic materials established by using primary osteoblasts. *Journal of Endodontics* **37**, 1166–70.

Weller, R.N., Tay, K.C., Garrett, L.V., *et al.* (2008) Microscopic appearance and apical seal of root canals filled with gutta-percha and ProRoot Endo Sealer after immersion in a phosphate-containing fluid. *International Endodontic Journal* **41**, 977–86.

Yan, P., Yuan, Z., Jiang, H., *et al.* (2010) Effect of bioaggregate on differentiation of human periodontal ligament fibroblasts. *International Endodontic Journal* **43**, 1116–21.

Yavari, H.R., Samiei, M., Shahi, S., *et al.* (2012) Microleakage comparison of four dental materials as intra-orifice barriers in endodontically treated teeth. *Iranian Endodontic Journal* **7**, 25–30.

Yilmaz, H.G., Kalender, A., Cengiz, E. (2010) Use of mineral trioxide aggregate in the treatment of invasive cervical resorption: a case report. *Journal of Endodontics* **36**, 160–3.

Yuan, Z., Peng, B., Jiang, H., *et al.* (2010) Effect of bioaggregate on mineral-associated gene expression in osteoblast cells. *Journal of Endodontics* **36**, 1145–8.

Zarrabi, M.H., Javidi, M., Jafarian, A.H., *et al.* (2010) Histologic assessment of human pulp response to capping with mineral trioxide aggregate and a novel endodontic cement. *Journal of Endodontics* **36**, 1778–81.

Zarrabi, M.H., Javidi, M., Jafarian, A.H., *et al.* (2011) Immunohistochemical expression of fibronectin and tenascin in human tooth pulp capped with mineral trioxide aggregate and a novel endodontic cement. *Journal of Endodontics* **37**, 1613–8.

Zeferino, E.G., Bueno, C.E., Oyama, L.M., *et al.* (2010) Ex vivo assessment of genotoxicity and cytotoxicity in murine fibroblasts exposed to white MTA or white Portland cement with 15% bismuth oxide. *International Endodontic Journal* **43**, 843–8.

Zhang, H., Pappen, F.G., Haapasalo, M. (2009a) Dentin enhances the antibacterial effect of mineral trioxide aggregate and bioaggregate. *Journal of Endodontics* **35**, 221–4.

Zhang, H., Shen, Y., Ruse, N.D., *et al.* (2009b) Antibacterial activity of endodontic sealers by modified direct contact test against *Enterococcus faecalis*. *Journal of Endodontics* **35**, 1051–5.

Zhang, W., Li, Z., Peng, B. (2010) Ex vivo cytotoxicity of a new calcium silicate-based canal filling material. *International Endodontic Journal* **43**, 769–74.

Zmener, O., Martinez Lalis, R., Pameijer, C.H., *et al.* (2012) Reaction of rat subcutaneous connective tissue to a mineral trioxide aggregate-based and a zinc oxide and eugenol sealer. *Journal of Endodontics* **38**, 1233–8.

Zoufan, K., Jiang, J., Komabayashi, T., *et al.* (2011) Cytotoxicity evaluation of Gutta Flow and Endo Sequence BC sealers. *Oral Surgery Oral Medicine Oral Pathology Oral Radiology Endodontics* **112**, 657–61.

Index

あ
足場 152, 164
圧縮強さ 49, 50, 51, 52, 53, 54
 試作セメントの圧縮強さ 50
 試作ポルトランドセメント 49, 50
 市販されているMTA 49
 市販セメントの圧縮強さ 50
 ボンディング剤 57
 GMTA 51
 MTA 50
 MTA Angelus 54
 ProRoot MTA 53, 54
 WMTA 50, 51
 white MTA Angelus 53
圧縮強さの算出 49
アクセス形成 184, 185
アパタイト形成 80
アパタイト様の沈殿物 31, 32
アペキシフィケーション（apexification） 116, 120, 121, 122, 123, 144, 159, 225
アマルガム 181, 182, 256, 257, 263, 264

い
遺伝子産物 83
意図的再植法 270, 272

色と審美性 61
インターロイキン-1β 83

う
う窩 72
う蝕 5, 6, 89
う蝕の除去 97, 98

え
永久歯 113, 114
炎症性細胞 6
炎症性細胞の浸潤 6
エックス線不透過性 45, 46, 47, 49
エックス線不透過値 48
エトリンガイト 24
エポキシレジン系シーラー 239

お
押出し接着強さ 64, 65
押出し強さ 56, 57, 58, 59
 異なるpH値 58, 59
 BioAggregate 58
 Biopure® MTAD® 抗生剤入り洗浄剤 57
 Glyde™ FilePrep 56
 MTA 58
 ProRoot MTA 57
 ProRoot WMTA 58

SuperEBA　56
WMTA　58, 59

か
加圧充填　225
外傷による脱臼　143
外傷による脱落　143
外部吸収　186, 188
改良型MTAの強さ　53
改良型セメントの組成　44
可逆性歯髄炎　95, 114, 115
仮封材　94
幹細胞　162, 170
感染失活歯　147, 154
完全断髄　90, 92, 94
ガッタパーチャ（GP）　208
カルシウム放出量　43

き
逆根管窩洞形成　268
逆根管充填　13, 268
逆根管充填材　13, 14, 254, 255, 262
　　酸化亜鉛ユージノール系　256
　　目的　254
　　理想的な逆根管充填材に必要な条件
　　　259
　　アマルガム　256
　　レジン系　257
　　MTA　258
　　MTAの欠点　261
　　MTAの利点　260
逆根管充填材としてのMTA　262
　　抗菌作用　267
　　硬組織形成　265
　　細胞毒性　262
　　細胞の増殖　266
　　歯根膜の再生　263
　　生体親和性　262

生物学的活性　265
封鎖性　267
アパタイト層の形成　266
セメント質の添加　264
*in vitro*の細胞培養　262
強度　49
キャリアー　202, 268

く
グラスアイオノマー系シーラー　239

け
外科処置前の根管充填　219
血液　166, 169, 232
血管再生（revascularization）　145
ケイ酸カルシウム（CS）　322
ケイ酸カルシウム系シーラー　240
ケイ酸カルシウム系セメント　286
ケイ酸カルシウム水和物　30, 31, 32
ケイ酸三カルシウム　23
ケイ酸二カルシウム　23

こ
硬化完了まで　26
硬化時間　26
硬化時の環境の違いによる相互作用　28
硬化反応　26
硬化反応領域　29
硬化膨張　43
硬組織形成　75, 125
硬組織層　75
硬組織層形成　124
硬度　60, 61
骨造成　167
骨の増殖　153
骨様組織　167, 168
根管系　12

根管形成　188, 189, 192, 195, 197, 232
根管系と歯根外側を結ぶ通路を塞ぐ材料　14
根管系と歯周組織への通路を塞ぐ材料　12
根管充填　208, 225, 226
根管充填時の穿孔封鎖　223
　　根管全体を充填　224
根管充填法　228
根管清掃　188, 189, 192, 195, 197
根管清掃・形成中の穿孔　192
根管穿孔　8
根管側方の穿孔　195, 196
　　原因　195
　　予兆　195
根管長測定　119
根管内穿孔封鎖術　201
　　経過観察時の評価　202
　　穿孔封鎖後の処置　202
　　穿孔部の形成　201
　　予後　203
　　MTAの運び方　201
根管内組織の発生　162
根管内に形成された組織像　168
根管内バイオフィルム　216
根管封鎖材　42
根尖孔　2, 3
　　象牙質の添加　2, 3
　　単根歯　3
　　歯の萌出　2
　　複根歯　3
　　セメント質の添加　2, 3
根尖硬組織層　121
根尖歯周組織　11, 12
根尖歯周組織の病変　7
根尖歯周組織の崩壊　11
根尖歯周病変　11, 12

炎症機序　11
　　進行　12
　　発生　12
根尖周囲の炎症　123
根尖性歯周炎　147, 148, 152, 154, 155, 156
根尖切除術　270, 272, 273, 274
根尖側根管充填　125
根尖側根管の穿孔　197, 198
　　原因　197
　　治療　197
　　予後　197
　　予兆　197
根尖膿瘍　154, 157
根尖病変　3
根尖封鎖材　14
根尖閉鎖　122, 225
根尖閉鎖法による根尖の閉鎖　123
根尖閉鎖を誘導させるための処置方法　116
根中央部穿孔　195
　　治療　195
　　予後　197
根分岐部　63
根分岐部の穿孔　182
根分岐部の穿孔封鎖　13, 192
根未完成　122
混和したMTA　232
混和直後のpH　39
混和方法　268
混和方法や充填方法がMTAの圧縮強さに与える影響　53
コラーゲン　152
コラーゲンマトリックス　166

さ

再活性化　147, 154, 163, 164, 166
再活性化処置　156

細菌　5, 6, 218
細菌感染　6, 7
細菌の歯髄への到達　6
細菌の侵入　72
再植歯の血管再生　144
再植と自家移植後の血管再生　145
再生された仮想歯髄　165
再生歯内療法　163
再治療　218
作業長　225
作業長の決定　225
殺菌　98
酸化亜鉛ユージノール系シーラー　238
酸化亜鉛ユージノールセメント　256
酸化亜鉛ユージノールセメントの物理的
　　特性　256
酸化ビスマス　20
サイトカイン　85
3点曲げ試験　53, 54

し
次亜塩素酸ナトリウム（NaOCl）溶液
　　（SH）　86
自家移植　146
歯科用顕微鏡（DOM）　180, 223
歯科用シーラントのエックス線不透過性
　　46
歯冠側根管　234
歯冠側根管の穿孔　192
　　原因　192
　　治療　193
　　予後　194
　　予兆　192
　　予防　192
歯冠の形態異常　228
歯冠破折　89
止血　86, 87, 91, 94, 100
自己再生　163

歯根吸収　186
歯根周囲の組織の崩壊　3
歯周組織　165
歯周組織様組織　167
歯髄壊死　120, 121, 143, 144, 156
歯髄腔の穿孔　189, 191
　　原因　189
　　治療　191
　　認識　191
　　予防　189
歯髄再生　160, 167
歯髄組織の反応　74, 75, 76
歯髄と根尖歯周組織への通路　2
歯髄の再活性化　144, 170
　　初回の治療　170
　　臨床的およびエックス線写真的経過観察
　　　　172
　　2回目の治療　171
歯髄の生活性　113
歯髄の病変　7
歯髄反応テスト　114
失活歯髄療法　123
湿気の影響　27
修復象牙質　149
手用プラガー　229
症候性永久歯　92
症状のある歯　72
症状のない歯　72
針状粒子　25
シーラー　237
　　酸化亜鉛ユージノール系　238
　　水酸化カルシウム系　238
　　分類　238
　　理想的なシーラーの具備すべき条件
　　　　238
　　エポキシレジン系　239
　　グラスアイオノマー系　239
　　ケイ酸カルシウム系　240

シリコン系　239
モノブロックシーラーシステム　239
シリコン系シーラー　239
シリンジ型のキャリアー　268

す
水酸化カルシウム（CH）　39, 75, 84, 85, 95, 116, 117, 118, 121, 122, 123, 126, 159
水酸化カルシウム系シーラー　238
水酸化カルシウム混濁液のpH値　77
水酸化カルシウム貼薬　119, 219
水酸化カルシウムによるアペキシフィケーションとMTAによる根尖根管充填の予後比較　132, 133
水酸化カルシウムによるアペキシフィケーション　121
　欠点　123
髄床底　8
垂直性歯根破折　10
　垂直性歯根破折の特徴　11
　垂直性歯根破折の発生要因　10
水分の影響　27
水和　30
水和反応　23, 24
ストリップパーフォレーション　186, 187
スメア層　228
シリンジ型の器材　268

せ
生活歯髄療法　72, 73, 74, 75, 90, 100
生活歯髄療法材　14
生活歯髄療法の利点　74
生体親和性　80
成長因子　164, 166, 167, 170
生物学的活性　27, 78
生物学的修復　181, 182

生理活性　29, 30
石膏　20, 21
穿孔　7, 184, 186, 187, 189, 191, 192, 195, 197, 199, 200
　根管形成・清掃中の穿孔　9
　根管穿孔　10
　根管側壁への穿孔　9
　根尖側根管の穿孔　8
　根分岐部の穿孔　8
　歯冠側での穿孔　9
　歯冠側の根管穿孔　9
　歯根の穿孔　7
　髄腔開拡中の穿孔　7
　側壁の穿孔　8
　側方の根管穿孔　9
　アクセスキャビティー形成中の穿孔　7
　ポスト形成中の穿孔　10
穿孔した位置：単根歯　190
穿孔した位置：複根歯　190
穿孔した場所　188
穿孔してからの経過時間　199
穿孔の種類　184
穿孔封鎖　180, 181, 187, 192, 193, 199, 201, 223
穿孔封鎖材　14
剪断接着強さ　56, 59
　何も添加されていないポルトランドセメント　56, 57
　ボンディング剤　56
　レジン系修復材　56
前駆細胞　82
剪断強さ　55
セメント芽細胞　149
セメント材　39
セメント質の形成　182
セメント質の添加　265
セメント質や象牙質の形成　225
セメント質様および骨様組織　150

そ

象牙芽細胞層　72
象牙芽細胞突起　4, 5
象牙芽細胞様細胞　73
象牙細管　4, 5
　　直径　4
象牙質片を用いた根尖側根管の充填
　　124
側枝　4
側枝(髄管)　4
促進剤　27
側壁面の穿孔　191

た

第三象牙質の形成　72, 79
耐破折性　213
多血小板血漿(PRP)　145, 166
多血小板フィブリン(PRF)　167
多孔性　42, 55
断髄　86, 88
ダイヤモンドラウンドバー　90

ち

中間層　29, 80
中心結節の破折　155
長期間にわたる細菌のコロニー形成
　　219
直接覆髄　75, 78, 85, 86, 95, 97, 98
　　下顎右側第二大臼歯　79
　　下顎第二大臼歯　77
　　出血のコントロール　98
　　水酸化カルシウム製剤の短所　76
　　充填　98
　　MTA　85

つ

通院　123, 124
通常の根管充填　215

　　根尖歯根吸収　215
　　根尖病変　216

て

添加剤　27, 50
電気的根管長測定器　233, 234
テナシン　83
デンティンブリッジ　73

と

動物における感染失活歯の再活性化
　　147
　　殺菌　147
　　歯根の成長　151
　　洗浄　147
　　象牙質様の組織　148
　　組織学検査　150
　　組織増殖　150
　　機械化学的根管形成　149
　　機械化学的清掃　148
　　根尖病変の治癒　151
　　イヌの幼若歯　151
　　エックス線検査　150

な

内部吸収　186, 188
軟組織治癒　167
難治性の感染根管　218

に

乳歯　88
乳歯の断髄　86
　　薬剤　87
　　MTA　87

ぬ

粘膜の創傷治癒　167

ね

熱伝導性　66
　　加圧充填時の温度や湿度　66
　　歯根表面　66

は

白色ポルトランドセメント　42
白色ポルトランドセメントの溶解率　44
歯の色のMTA　18
歯の特殊な解剖学的形態に合わせた根管
　　充填　226
半定量測定による主要元素　62

ひ

微小硬度　60, 61
微生物の役割　6
標準的な根管充填法　228
病的および医原性に生じた通路　5
微量元素と混合物　23
フッ化ケイ酸ナトリウム　51, 52

ふ

不可逆性歯髄炎　154, 155
複根歯　186, 187, 189
複雑な歯の形態　226
覆髄　98
覆髄材　74
覆髄処置（1回法）　96
覆髄と断髄の作用機序　82
　　in vitro　82, 83
　　in vivo　83
部分断髄　89, 90, 92, 94
粉液比　40, 41, 42, 45, 48, 49
粉末粒子の形態　21
ヒトの感染失活歯の再活性化　154
　　外傷による歯髄壊死　155
　　外傷を受けた幼若中切歯　159
　　継続的成長　154

硬組織の継続的形成　160
根管壁の厚みの増加　156
歯根の成長　156
歯髄の感染と根尖周囲にエックス線透過
　　像をともなう幼若下顎第二小臼歯　158
失活歯髄　158
脱落した中切歯　159
慢性根尖性歯周炎　158
慢性根尖膿瘍を生じた幼若下顎小臼歯
　　157
幼若下顎小臼歯　154, 157
幼若上顎中切歯　155
サイナストラクト　155
ヒドロキシアパタイト結晶　181, 183
フィブリンの構造的および生物学的な特
　　徴　169
フィブロネクチン　83
プラガー　229
ブラジル製のMTA　38, 39

へ

ヘルトヴィッヒ歯根上皮鞘（HERS）
　　118, 119

ほ

ポスト形成　200
ポスト形成中の根管穿孔　198
　　治療　199
　　予後　199
ポスト形成による穿孔　199
ポルトランドセメント（PC）　19, 20, 21,
　　209, 287
　　化学成分　287
　　原材料　19
　　抗菌効果　289
　　細胞培養研究　290
　　弱点　291
　　生体親和性　290

生体内調査　291
　　製造工程　19
　　製造方法　19
　　皮下埋入　290
　　封鎖性　290
　　物性　288
　　臨床応用　291
ポルトランドセメントのエックス線不透
　　過性　45，46
ボンディング剤　56

ま
曲げ強さ　54，55
マーカー　164
マスターアピカルファイル（MAF）　225

も
モノブロックシーラーシステム　239

よ
溶解性　40
　　根管封鎖材の重量減　42，43
　　根管封鎖材の重量減率　43
　　部分的溶解　40
　　カルシウムの放出　41
　　カルシウムイオンの放出　40
　　MTA　40
　　0.2%ゼオライトナトリウム MTA　43
　　2.0%ゼオライトナトリウム MTA　43
溶解度　42
溶解率　43，44
幼若永久歯　89
幼若歯　113，118
　　根尖の根管径　116
幼若歯の感染予防　118
　　感染除去　118
　　抗生物質　120
　　根管清掃　118

　　幼若歯の診断　113
　　　頬舌的な根管径　115
　　　血流を測定　115
　　幼若歯の治療　116
　　　根尖成長のさまざまな形態　117

り
理想的な逆根管充填材の具備すべき条件
　　260
立方体状粒子　25

る
累積溶解率　43

れ
冷刺激テスト　95
レジン強化型グラスアイオノマーセメン
　　ト（RMGI）　98，225

ろ
露髄　79，89，95
露髄面の細菌感染　73

A

AAPDのガイドライン　90
AH Plus　46
　エックス線不透過性　46
Auger 法　234, 235
Aureoseal MTA　323

B

BC Sealer　313
　化学成分　313
　生体親和性　313
　物性　313
BioAggregate(BA)　297
　化学成分　297
　抗菌効果　298
　物性　297
Biodentine(BD)　299
　化学成分　299
　生体親和性と臨床応用　299
　物性　299
BMMSCs　162

C

Calcium enriched mixture(CEM)セメント　301
　化学成分　301
　抗菌効果　303
　骨内埋入　304
　細胞培養研究　303
　生体親和性　303
　生体内調査　304
　皮膚テストと皮下埋入　304
　封鎖性　303
　物性　302
　臨床調査　304
Capasio　318
Ceramicrete-D　320
　化学成分と物性　320

Cimento Endodontico Rapido(CER)　310
　化学成分　310
　生体親和性　310
　物性　310

D

DPSCs　162, 163, 164

E

Endocem　322
　化学成分と物性　322
　生体親和性　322
Endo-CPM シーラー　308
　化学成分　309
　抗菌効果　309
　細胞培養研究　309
　生体親和性　309
　生体内調査　310
　皮下埋入　309
　封鎖性　309
　物性　309
EndoSequence　311
　化学成分　311
　抗菌効果　312
　生体親和性　312
　封鎖性　312
　物性　311

F

Fluoride-doped MTA(FMTA)　318
　化学成分　318
　物性　318

G

Generex A　319
　生体親和性　319
　化学成分と物性　319

Geristore　257
GMTAと象牙質の水平断面　63
GP　208, 209
gray MTA(GMTA)　38, 45, 50, 78
　　硬化膨張率　45
　　エックス線不透過性　45
　　pH値　38
Gray MTA vs White MTA　259

I
IRM　256
iRoot　300
　　化学成分　300
　　生体親和性　301
　　物性　300

K
Kファイル　233

L
Lawaty法　232
　　余分な水分　232
Lee MTAペレット形成用ブロック　269, 270
Light-Cured MTA　321
　　化学成分と物性　321
　　生体親和性　321

M
MAF　229
MDPC-23細胞　83
Mineral Trioxide Aggregate(MTA)　20, 41, 50, 61, 77, 85, 86, 87, 88, 89, 255, 258, 260, 262, 268
　　欠点　14, 99
　　硬化時間　13, 14
　　根管充填時の作用機序　210
　　細胞毒性　13

"自動封鎖"特性　63
　　種類　37
　　水酸化カルシウムと比較した場合の長所　80
　　水酸化カルシウムとの比較　85
　　水和生成物とpH　211
　　成分　125
　　組織検査の結果　84
　　組成　18, 77
　　中間層の形成　212
　　直接覆髄　77
　　物理化学的特性　62, 77
　　粉末形状　21
　　粉末粒子の大きさ　21
　　粉末粒子の形態　21
　　粒子の大きさ　210
　　リン酸溶液への浸漬　29
　　pH　38, 39
mm Al　46
MTAから象牙質にまたがる水平断面　63
MTAによる完全断髄　91
MTAによる逆根管充填　268
　　混和方法　268
　　充填法　268
　　臨床成績　270
MTAによる根管充填　208, 209, 219, 226, 228, 236
　　欠点　236
　　硬化膨張　213
　　根尖病変　214
　　根尖部の歯根吸収　217
　　止血不能な出血　217
　　修復処置を行う時の考慮　236
　　耐破折性　213
　　封鎖性　213
　　イヌの歯　215, 216

MTAによる根尖側根管充填　125, 126, 132
　　経過観察　129, 130, 132
　　根尖歯周組織の治癒　125, 126
　　根尖周囲透過像　128
　　歯髄壊死　129, 130
　　失活永久上顎切歯　128
　　充填方法　126
MTAによる断髄　88
　　症候性永久歯　92
　　症候性の根未完成永久歯　92
　　乳歯の断髄　88
　　幼若永久歯の断髄　89
MTAによる覆髄処置　97
MTAによる部分断髄　90, 92
MTA 類似セメント　259
MTAを運ぶための器具　271
MTAを用いた直接覆髄の方法　97
MTA シーラー（MTAS）　317
MTA ペレット形成用ブロック　268
MTA Angelus（AMTA）　38, 39, 292
　　化学成分　293
　　抗菌効果　295
　　骨内埋入　296
　　細胞培養研究　295
　　生体親和性　295
　　生体内調査　296
　　皮下埋入　296
　　物性　293
　　臨床応用　296
MTA Bio　316
　　化学成分　316
　　細胞培養研究　317
　　生体親和性　317
　　皮下埋入　317
　　物性　316
MTA Fillapex　46, 306
　　化学成分　306
　　抗菌効果　307
　　細胞培養研究　307
　　生体親和性　307
　　皮下埋入　308
　　物性　306
　　エックス線不透過性　46
MTA Plus　314
　　化学成分　314
　　物性　314

N
Nano-Modified MTA（NMTA）　320
NaOCl 溶液（SH）　98

O
Ortho MTA　315

P
PBS　29
pHの変化　39
pH 値　79
PRF　169
ProRoot Endo Sealer　314
　　化学成分　314
　　物性　314
PRP　160, 166, 167, 169

R
Retroplast　257
RMGI　99

S
SCAP　163, 164
SH　86, 87
SuperEBA　256, 258, 263, 265

W
white MTA(WMTA)　18，19，38，42，
　　45，50，78
　　硬化膨張率　45
　　添加剤　51
　　粒子の大きさ　232
　　累積溶解率　43
　　溶解率　44
　　エックス線不透過性　45
　　pH 値　38
　　1日あたりの溶解率　43

[監訳者略歴]

寺内吉継 DDS, Ph.D
神奈川県大和市開業
米国歯内療法学会(AAE)会員，AAE認定講師，日本顕微鏡歯科学会指導医，東京医科歯科大学大学院歯髄生物学分野非常勤講師，医療法人社団インテリデント(CT＆米国式根管治療センター)理事長

クインテッセンス出版の書籍・雑誌は，歯学書専用通販サイト『歯学書.COM』にてご購入いただけます．

PCからのアクセスは…
歯学書　検索

携帯電話からのアクセスは…
QRコードからモバイルサイトへ

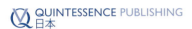

MTA全書
その特性から臨床テクニックまで

2017年9月10日　第1版第1刷発行

編　著		Mahmoud Torabinejad（マモウド トラビネジャッド）
監　訳		寺内吉継（てらうちよしつぐ）
発 行 人		北峯康充
発 行 所		クインテッセンス出版株式会社

　　　　　東京都文京区本郷3丁目2番6号　〒113-0033
　　　　　クイントハウスビル　電話(03)5842-2270(代表)
　　　　　　　　　　　　　　　(03)5842-2272(営業部)
　　　　　　　　　　　　　　　(03)5842-2275(編集部)
　　　　　web page address　http://www.quint-j.co.jp/

印刷・製本　サン美術印刷株式会社

Ⓒ2017　クインテッセンス出版株式会社
Printed in Japan
ISBN978-4-7812-0577-9　C3047

禁無断転載・複写
落丁本・乱丁本はお取り替えします
定価はカバーに表示してあります